The Dream Drugstore
Chemically Altered States of Consciousness
J. Allan Hobson

意識変容の脳科学

アラン・ホブソン【著】
村松 太郎【訳】

ドリームドラッグストア

創造出版

THE DREAM DRUGSTORE : CHEMICALLY ALTERED STATES OF
CONSCIOUSNESS by Allan Hobson
Copyright©2001 J.Allan Hobson

All rights reserved. No part of this book may be reproduced in any form by any
electronic or mechanical means (including photocopying, recording, or information
storage and retrieval) without permission in writing from the publisher.

First Japanese edition 2007 by Sozo shuppan Ltd., Tokyo
This edition published by arrangement with Massachusetts Institute of Technology
through its department The MIT Press, Cambridge, Massachusetts via Tuttle-Mori
Agency, Inc., Tokyo

まえがき

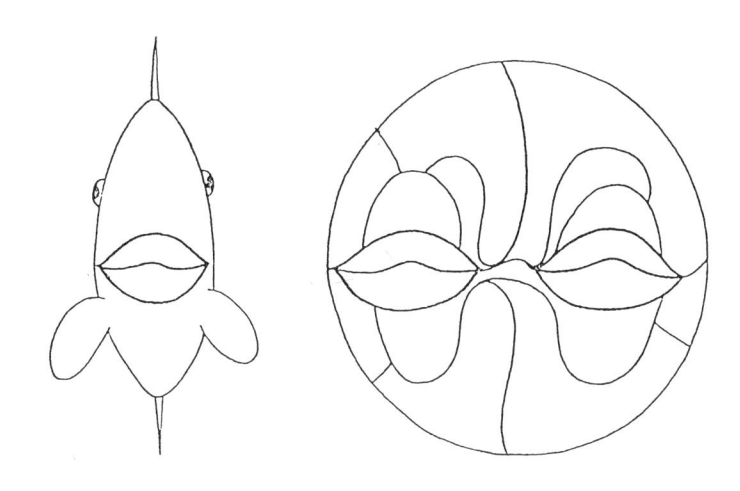

　夢。幻覚剤体験。精神病。この三者に共通するものは何だろうか。「脳内の化学バランスの変化」だ。それはその通りである。だがこれではあまりに漠然としている。現代では，そこからさらに1歩も2歩も進んだ具体的データが得られている。目が覚めている時，眠っている時，夢を見ている時，それぞれの時の脳内の化学物質の変化が明らかになり，意識についての統一された理論が得られつつあるのだ。それを元にして，幻覚剤体験だけでなく，うつ病や統合失調症における脳内変化の解明も進んでいる。さらには，精神科で処方される薬が，脳内の化学バランスを正常化するメカニズムも見えてきている。

　本書は，脳内の化学バランスについての本である。人間の意識は24時間のうちに周期的に変化する。そこには脳内の化学物質の動きがある。この化学物質は「神経調整物質」と呼ばれている。神経調整物質は，過去25年間において，睡眠と夢の研究の主役になった。神経調整物質を通して1960年代の大流行時をはじめとする幻覚剤体験を見れば，意識を変容させる薬は例外なく，脳内の意識を変容させる化学物質に作用していることがおのずと明らかになる。

まえがき

　さらに，精神病の脳の化学を鳥瞰すれば，神経調整物質と意識の密接な結びつきは疑う余地がない。また，精神病も正常な脳機能と連続するものとして把握可能になる。人間の脳の化学物質を直接研究することは難しい。どうしても曖昧で不完全なデータしか得られない。しかし，近年のニューロイメージングの技術は，睡眠と夢の科学を革命的に変化させた。その結果，動物実験のデータが，人間の脳に直接関連づけられることになった。データ同士の間に存在したギャップが埋められてきたのだ。その意義はいくら強調してもし過ぎることはない。

　本書では，夢・幻覚剤体験・精神病の三者の類似点について述べている。どれも意識の変容である。どれも脳内の神経調整物質のバランスの変化である。

　第Ⅰ部と第Ⅱ部には，脳の化学と意識変容の関係についての科学的知見を紹介した。第Ⅰ部「意識のかたち」では，意識という現象の，いわば解剖を試みた。1章では，主観的体験を科学している。脳と心という二元論の問題についても触れた。2章では，意識変容の研究の重要性について論じた。意識は，人工的にも自然的にも変容する。3章では，覚醒と夢について，その研究測定方法とともに述べた。

　フロイトは，心を科学的に分析することを欲していた。しかし精神分析学はそこまで到達することができなかった。現代の脳科学が，これを行っている。第Ⅱ部は，精神分析学の二大テーマである夢（4章）と解離（5章）を扱っている。それによって，心と，脳と，幻覚剤の作用を，統一的に理解できることを述べた。そのためにはパラダイムシフトが必要である。これを示すため私は，「神経力動」という言葉を用いることにした。過去の精神分析から，脳の解剖学・生理学へのシフトを，この言葉で表現したのだ。

　脳こそが意識の元である。それが第Ⅲ部のテーマである。脳の部位，細胞，分子が，意識変容に関与している。6章は，これらを個々に検討したうえで，その相互作用が，いかに正常な意識と異常な意識を生み出しているかを述べた。7章には，ここに関与する神経調整物質についてやや詳しく記した。

　脳機能の変化によって，意識はその量も質も変化する。睡眠と夢の障害がその好例で，これを8章に述べた。9章では，神経学と精神医学の間の曖昧なラインを超え，夢やその周辺の意識を変容させる脳の病気について述べた。

そして第Ⅳ部「医薬品と意識」ではドラッグのテーマに立ち入る。

不安と不眠を克服する薬の進歩は目をみはるものがある（10章）。うつ状態や躁状態のような気分の変動も薬で治療できる（11章）。統合失調症の幻覚や妄想も例外ではない（12章）。こうした薬の価値を，私は認めているし，称賛さえしている。しかしリスクもある。特に長期間にわたって薬を連用した場合のリスクについて，私は本書で警告した。

第Ⅴ部「幻覚剤と意識」は，幻覚剤によるトリップについてから始まる（13章）。痛みの神経メカニズムと鎮痛薬についても述べた（14章）。結びは自然界から得られる薬である（15章）。その中には，宗教的儀式での使用から，ストリートで売られるようになり，さらには医薬品として使用されるようになった。合法・非合法のドラッグの区別の問題についても触れた。

第Ⅵ部「こころと薬」では，主観的体験と意識についての問題に立ち戻る。ただしここでは「こころ」そのものも変化するものであるという立場に立つ。この最終章で私は，こころといえども脳の機能の一つであるという観点をはっきりと支持する。私が本書を通じて「脳-心」という言葉を用いている理由はここにある。脳-心という言葉によって，心理学は再構築される。精神分析学の進歩が停滞しているのは，いまだに誤った前提に基づいているからである。フロイトの誤った夢理論が根底にあるからである。本書はそれを批判し，修正し，精神分析学を生まれ変わらせんとする。夢の科学によって，心理学に革命をもたらす。それが本書である。

謝　辞

　本書が誕生したきっかけは，1960年代と70年代に遡る。当時，私は，薬理学の研究者と多くの交流があった。私自身は，薬理学にあまり関心はなかったが，ドラッグという異常な文化現象には，傍観者として強い興味を持っていた。

　人間の精神へのドラッグの作用。60年代と70年代には，その実例には事欠かなかった。ちょうど同じ時期に，私は睡眠の神経薬理学的研究を行っていた。特にレム睡眠と夢がテーマだった。そして私は，ドラッグの作用と睡眠には共通点があることに気づいた。その共通点が，本書のテーマとなった。

　本書は，MIT pressのMichael Rutterの熱心な勧めによって結実した。同じMIT pressのSara Meirovitzには，多くの図版の転載許可の取得をはじめとして，大変なお世話になった。本書に欠かせない内容である，自らの幻覚剤体験を綴った過去の偉人にかかわる図版である。こうした体験の記載をした先達に，私は畏敬の念さえ持っている。彼らのお蔭で，幻覚のメカニズムを知る端緒が得られたからである。その一人はClaude Rifatである。彼の体験メモは，本書のヒントになった。そして彼の描画は本書に豊富に記載させていただいた。

　理論は科学的データで裏付けられなければならない。そこには私の神経生理学研究室があった。研究室の科学者の個人名を挙げることはいつも躊躇される。重要な人物名を落とす可能性があるからだ。それを承知で何名かを挙げてみたい。第一はBob McCarleyである。研究開始以来の16年間（1968-1984），われわれは脳内の双方向性の相互作用と起動統合モデルについての研究に専念していた。Bobの退職の時期に，研究は薬理学に移行しつつあった。Jim Quatrocchi, Subimal Datta, Jose Calvoが新たに研究室に加わった。この3人は，Tom Amatruda, Tom Mackennaの系譜を継ぐ，優れた研究者だった。Helen Baghodyan, Ralph Lydic, Ken-Ichi Yamamoto, Marga Rodrigo-Anguloらの貢献も大きかった。

　われわれの研究は，NIHのgrant MH 13293を得て行われた。担当者はIzja Lederhendlerだった。その後，テーマが認知科学の分野に移行し，grant MH

48832 を得た。こちらは Howard Kurtzman が担当だった。薬理学的な研究については，NIDA の grant R01 DA11744 を得た。NIDA の Harold Gordon に感謝している。彼が睡眠研究とそれに関連した認知科学に興味を持っていたことで，われわれの研究は強力な支持を得ることができた。

　認知科学の分野のリーダーは Bob Stickgold だった。夢の分析には Roar Fosse の力を借りた。NIDA の grant によるプロジェクトの，最重要部分は Ed Pace-Schott が行った。彼は本書の編集にもはかりしれない貢献をしてくれた。もちろん内容についての責任は私自身にある。

　夢，幻覚剤体験，精神病の統合。この大胆な内容の本書には，二つの源泉がある。一つは Solomon Snyder の『薬と脳 Drugs and the Brain』である。私はこの本を繰り返し読み，大いに執筆の参考にした。『薬と脳』は名著である。Snyder の明晰な頭脳によって，現象の観察と基礎科学の見事な融合が生み出されている。

　最後に，MacArthur Foundation の Mind-Body Network からの支持を挙げねばならない。それは物心両面で，きわめて重要なものだった。人生で初めて私は，夢，幻覚剤，精神病を統一する研究に没頭する気になったのだ。その結果を形にしたのが，本書である。

目　次

まえがき　*iii*
謝辞　*vi*

I　意識のかたち ——— 1

  1　意識の脳科学　*3*
  2　意識を変容させる　*19*
  3　覚醒と夢：意識宇宙の両極　*33*

II　精神分析を超えて：精神の脳科学 ——— 49

  4　夢の脳科学　*51*
  5　解離，催眠，自己暗示の脳科学　*65*

III　意識変容の正常と異常 ——— 87

  6　脳‐心と意識　*89*
  7　意識空間モデル　*102*
  8　睡眠と夢の障害　*118*
  9　脳機能障害と意識変容　*137*

IV　医薬品と意識 ——— 159

  10　日常の精神薬理学：抗不安薬と睡眠薬　*161*
  11　心のコントロール：抗うつ薬　*172*
  12　精神病と抗精神病薬　*181*

V 幻覚剤と意識 ──── 195

13 LSD のトリップ　*197*
14 鎮痛薬の蠱惑　*213*
15 カルトからラボへ：マッシュルーム，サボテン，コカ　*226*

VI こころと薬 ──── 241

16 脳を動かす。心を動かす。　*243*

訳者あとがき　*255*

文献　*259*
索引　*260*

訳者略歴　*265*

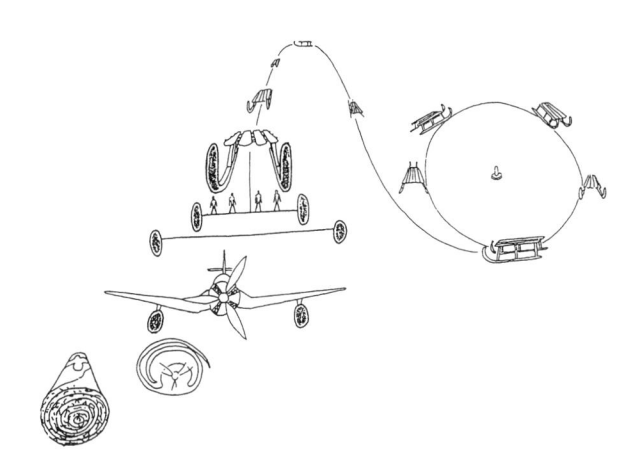

第Ⅰ部　意識のかたち

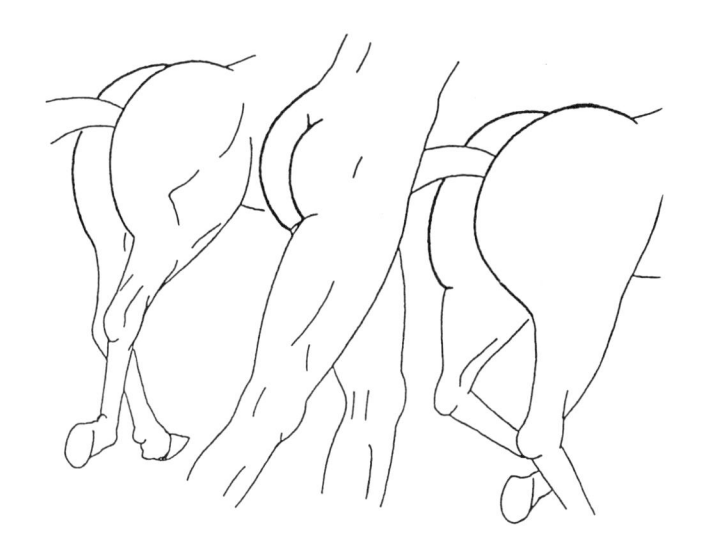

1 意識の脳科学

　人間の意識は，豊かである。自然な起伏に富んでいる。だから人工的に意識状態を変えようなどとするのは，一見するとひねくれた行為に見えないこともない。しかし，人間は決して現状に満足しないのである。人々は毎日，本来の意識の境界を超えよう超えようとしている。

　なぜか。理由は3つある。第一に，自然のままの意識が常に快適とは限らない。たとえば，精神疾患で生ずる幻覚やうつ。これを薬によって変化させ治療することに反対する人はあまりいないであろう。また，健康な多くの人々が，マティーニやワインやビールで意識状態を変化させるのもごく普通のことである。

　第二に，自然の意識の中でも，稀ではあるが強い恍惚感の体験をすることがあり，人はそれを忘れられない。だから次にはさらに強い恍惚感を求める。そのためには薬を使うことも辞さない。創造力。性的快感。学習能力。どれも，脳の持っている能力を極限まで発揮させることによって，最大限の力が得られるのである。

　第三に，幻覚を見たり，不可能なことを信じたり，妄想を持ったりすることは，健康な人でも体験することで，そこに熱情的な興奮が加われば，この体験はそのまま宗教的なものになる。宗教的体験も，人は薬を使ってでも求めるのが常である。

　薬によって得られる意識の変容。それは精神病状態であるともいえる。人はそれを求める。そこには超越への渇望がある。人は古代からこの渇望を持っている。そして1960年代に幻覚剤が登場し，この渇望を満たすことが可能になった。超越への渇望こそが，意識を変容させようという動機の中心なのだ。

　いま現在そこにある現実，物事の表相，人の思考・感覚能力は，どれも完全ではない。もっと何かがあるに違いない。人は表面の裏にある真実を求める。自然界を越えた神秘的なものを求める。運命を司る神を，存在の本質を求める。

　たとえば1960年代後半には，LSDを常用していた人々が，次第にヒンズー教に傾倒するようになるという現象が起きている。また，1980年代のいわゆる「ニューエイジ」には，MDMA（エクスタシー）を使用している人々の中に神秘主

義がよみがえっている。MDMA による情動の変化が基になったものだ。このように人は意識変容を求める。その目的や帰結がどうあれ，意識変容の脳内メカニズムを理解することはきわめて重要である。

　私は夢を意識変容と呼ぶ。これは何も奇をてらっているのではない。夢という自然の意識変容と，幻覚剤による人工的な意識変容の比較。それが私の目指すものである。そこで本書では，幻覚剤の脳への作用と，覚醒から睡眠への意識変容の脳内メカニズムを対比してみていく。さらに，夢の脳内メカニズムを，夢に類似した現象である催眠とも対比してみていく。夢と催眠の類似，そこには未知の神経生物学的現象があると私は考えている。それが解明されればフロイトの精神分析を書き改めることになるはずである。

精神病者か聖者か

　幻覚が求められ，歓迎されることがある。幻視や幻聴に，本人も社会も価値があると認めることがあるのだ。しかし，幻聴が脅迫するような内容であれば，それはとても恐ろしい体験である。悪魔や，火星人やFBIによって迫害されているという妄想につながる。そして精神病の診断が下されることになる。その帰結は，本人が求めるものでないのはもちろん，社会が歓迎するものでもない。

　遠い昔には，幻覚や妄想を持っている人々は，その内容によっては，聖者とみなされることがあった。1980年代の「ニューエイジ」の運動でも，多くの「ポジティブな」幻視が，真実を映し出すものであるとして歓迎された。これは現在でも一部の集団の中（たとえば，アメリカの映画スター）には根強く残っている。しかしふつう今日では，幻視の内容がたとえ神からの恩寵のようなものであっても，やはり精神病の症状とみなされる。幻覚妄想の内容が被害的であった場合と変わるところはない。

　幻覚妄想が，自分の意図によって生じさせたり消したりできるかどうかも重要な点である。預言者は，自分の意図で神とのコミュニケーションをコントロールすることができる（少なくともできると主張する）。精神病者はそれができない。聖者になろうとする人々は，しばしば自分の意志で，食物や，現世の快楽や，そして特に，睡眠を断つ。それによって，神からの啓示を受け取るのである。エマヌエル・スウェデンボルグ Emanuel Swedenborg は断眠を利用して宗教的な改革を行った。断眠は政治団体や宗教団体による洗脳にも利用されている。断眠によって幻覚や妄想が生じても，精神病になったとみなされることはまずないが，

現象としては精神病と完全に一致している。

　生化学が進歩した現代では，人は錠剤によって精神を変容させ，意のままに精神病状態になることができるようになった。幻覚剤を求める人々は，精神病状態を求めているのだ。幻覚剤がどこまで安全かは，医者が処方する薬の安全性も含めて，後に検討するとしよう。それよりいま私が言いたいのは，それが夢であれ何であれ，精神病状態になるということは，真の精神病と本質は同じだということである。精神病の発症メカニズムを理解するための最も良いアプローチ方法は，正常人の精神病とも言うべき夢の神経生理学的メカニズムを知ることである。

意識の基本形としての覚醒

　意識状態にはいろいろあるが，その中で覚醒以外は科学的研究の対象にはならないという考え方もある。それは，（1）外界を正しく認識できるのは覚醒している時だけである（2）自己の意識状態を正しく認識できるのは覚醒している時だけである（3）自己の認識内容を客観的に認識できるのも覚醒している時だけである，という3つの理由による。

　覚醒以外の意識状態が科学的研究の対象にならないというのはいささか極論だが，少なくとも覚醒を意識の基本形とすることは正当であるようにも思える。基本形とはすなわち，他の意識状態を研究する場合の基準になるという意味である。

　しかし，覚醒を基準とする場合，2つの点に注意しなければならない。第一は，覚醒とひとことで言っても，その意識状態にはかなりの幅があるということである。ほとんど無限に細分化できるといってもよい。その中でどれが典型的であるとか，安定したものであるとかを定めることは容易ではない。これは意識の研究ではとても重要なことだが，心理学者も，生理学者も，哲学者も，覚醒とは膨大な種類の意識状態が含まれているということを無視したまま，意識について論じてきたということは強調しておかなければならないだろう。

　第二は，夢をはじめとする覚醒以外の意識状態は，基本形である覚醒の解体によって生ずると考えがちだが，これは誤りである。覚醒は，決して他の意識状態の上位にあるのではない。夢には独自の意味があって，それがまだ明らかにされていないのかもしれないのである。実際，夢は，ヴァーチャル・リアリティーを創るという点では覚醒より優れた機能を持っている。夢という意識状態は，豊かな想像力と，自動的な独創性に満ちている。夢を研究すれば，精神病状態を理解し，さらには科学や芸術の本質に迫ることもできるかもしれない。覚醒時にも，何ら

1 意識の脳科学

かの方法で夢に見られるような自動的な創造性を最大にすることができるかもしれない。

脳と心を分離して，自然な活動に任せ，認知と情動を解放すれば，人は文学（物語を書くことである）から精神療法（自己についての物語を書くことといえるかもしれない）まで，多種多様なゴールを達成することができるはずである。

形式と内容

意識とは，何かについての意識でしかあり得ない。この「何か」が意識の「内容」である。意識には，この「内容」に加えて，「形式」という側面もある。たとえば，花が見えていることを自覚している。この「花」が意識の「内容」である。その見えている花が，本当に外界に存在するのか，それとも自分の脳の中で作り出したイメージなのか，これが「形式」である。

覚醒している時には，意識はその内容にかかわらず，あるべき道から逸れそうになると元に戻されるものである。意志によって，意識を外界の刺激から切り離して自分の内部に向けることは容易である。

たとえば，いまこの文章を書いている私の耳には，隣の部屋の話し声やキーボードを叩く音が聞こえている。それでも，ほんの少しだけ意志の力を使えば，会話の内容を無視して執筆の方に集中することができる。ただしもし「妊娠」という単語が聞こえれば，執筆に集中するのは少々余計なエネルギーがいる。なぜか。妊娠はピザより無視することが難しいのだ。意識の内容が情緒に響くかどうか，それによって意識の形式が影響されるのである。たったいま，私はピザに興味を持っていない。ハンバーガーを食べたばかりだから。しかし，妊娠には興味を持っている。妻が臨月だから。このように情動は，意識の重要なチャンネルの1つである。しかし情動は，チャンネルといっても微調整の役割しかないのが普通なので，無視されがちである。覚醒している時，意識の中で揺れ動いている情動には全く気づかないことが多い。それでも振り返ってみれば何らかの情動が常にあるのは明らかである。

意識といえば覚醒を基本形としがちなので，見える，聞こえるといった知覚が必ずしも外界を反映しているのではないことは忘れられやすい。しかし知覚は外界の刺激とは無関係にも生ずる。たとえば夢。このときには，意識の「内容」も「形式」もうつろいやすい。複雑な外界を忠実にコピーする通常の知覚よりも，複雑な外界をシミュレートして脳内に創り上げるほうがはるかに難しいからであ

る。夢や幻覚では，この難しい作業と，知覚という作業の2つを，脳は同時に行っている。だからまとまった思考が難しくなったり，不可能になったりしているのかもしれない。最近われわれが行った研究でも，脳内のイメージの量に反比例して，思考は難しくなるという結果が出ている。

なぜ形式と内容を区別するか

意識の内容は無限のバリエーションがある。対して，形式の種類は有限である。したがって形式のほうが内容より単純である。そして科学では単純さが重んじられる。しかも，形式はしばしば内容を規定するから，まずは形式について研究するのが至当である。

しかし，形式に着目する何より最大の理由は，心と脳の対応関係を明らかにできるとすれば，それは心という形式と脳という形式の対応関係でしかあり得ないということである。たとえば，単語の形式を分析する脳の部位は解明されているが，単語の意味（内容）がどのように分析されるかは解明されていない。形式を無視することは，文法を無視して言語学を研究するようなものである。

意識の変容でも，注目されるのは形式の側面であることが多い。たとえば，視覚イメージを持つためには，外界の刺激から離れ，精神内界の刺激が優勢にならなければならない。その視覚イメージが強烈であるためには，精神内界の刺激が強烈に優勢にならなければならない。強烈な視覚イメージは，エキゾチックである。神秘的である。超自然的である。別世界の物のようである。意識変容状態の視覚イメージを理解するためには，脳内の視覚処理の形式の解明が必要である。それなら可能である。しかし，内容の解明は不可能である。つまり，なぜエキゾチックな花を見るかという問いに答えられる可能性はない。

キノコからロウソクへ

視覚イメージ変換という現象がある。意識とは，知覚，感情，認知のダイナミックな相互作用によって生まれるということが，この現象をみるとよくわかる。脳-心の状態が変容した時にはっきりと表れる現象である。本書の13章から14章に，この現象について詳しく述べる。そこにはアルバート・ホフマン Albert Hofmann（LSDを発見した）やハインリッヒ・クリューバー Heinrich Klüver（メスカリンを用いて幻視を研究した）のような，慧眼を持った科学者が体験した，幻覚剤による視覚イメージ変換の自己観察を紹介する。その中で最も貴重なのは，

1 意識の脳科学

体験の形式の記述である。ホフマンもクリューバーも，内容よりむしろ形式を強調しているのである。

　幻覚剤を使わなくても，視覚イメージの変換が生じることがある。その証としてここに，私の同僚であるクロード・リファ Claude Rifat が描いた視覚イメージ変換の絵を示そうと思う。リファは，自分の意識を意図的に睡眠と覚醒の境界領域に持っていくという特技を持っている。意図的に脳内の化学物質のバランスを変える特技を持っていると言い換えることもできるだろう。その結果は，洗練された視覚イメージの誘発である。リファはそれを絵に描いた。視覚イメージの変換ではイソモルフィズム（等型性）の原理が知られているが，リファの絵にはこれが生き生きと描かれている。たとえば，下から見たキノコが，ロウソクを立てた灰皿になる（図1.1）。回転したそりが，四人の人が立つ車軸になる。さらにこちらに向かって飛んで来る戦闘機になる。さらには丸めたカーペットになる（図1.2）。

　図1.1，1.2のように，視覚イメージ変換は，形の類似性の影響が大きいが，機能の類似性の要素も含まれている。たとえば，そりも飛行機も乗り物で，しかも滑るように動くという共通点がある。また，図1.3の，ハサミから鳥の嘴への変換では，開いたり閉じたりして物を切るという機能が共通している。

　視覚イメージから生命がわき出てくることもある。図1.4では，ブドウの実に似た花の蕾が徐々に開いていくと，その中心に木の実が現れている。エッフェル塔のような雄しべを持つ花が開閉し，植物と建築物が入れ替わる図1.5は，塔の持つペニスの象徴との関連の暗示を感じさせる。もっと性的な要素がはっきりしたものとしては，人間と馬の尻のエロチックとも言える動きを伴う変換がある（図1.6）。

　その他の例として，ヤギの角からタイヤへ（図1.7），カニからワイングラスへ（図1.8），鍵穴からコルク栓へ（図1.9）といった変換もある。さらに，正面から見た魚から，花のパターンのステンドグラスへの変換もある（図1.10）。

　リファはサウジアラビアで牧歌的な幼年時代をおくった後にジュネーブで学び科学者となった。そして膨大なスケッチとメモを作った。彼はこれを基礎科学と心の理論を繋ぐ研究の一環として行ったのである。図1.1から1.10の絵は，そのスケッチをもとにジュネーブの自然史博物館のジル・ロス Gilies Ross が描いた物である。

　クロード・リファも当初は向精神薬の研究をしていた。しかしまもなく彼は薬

第Ⅰ部　意識のかたち

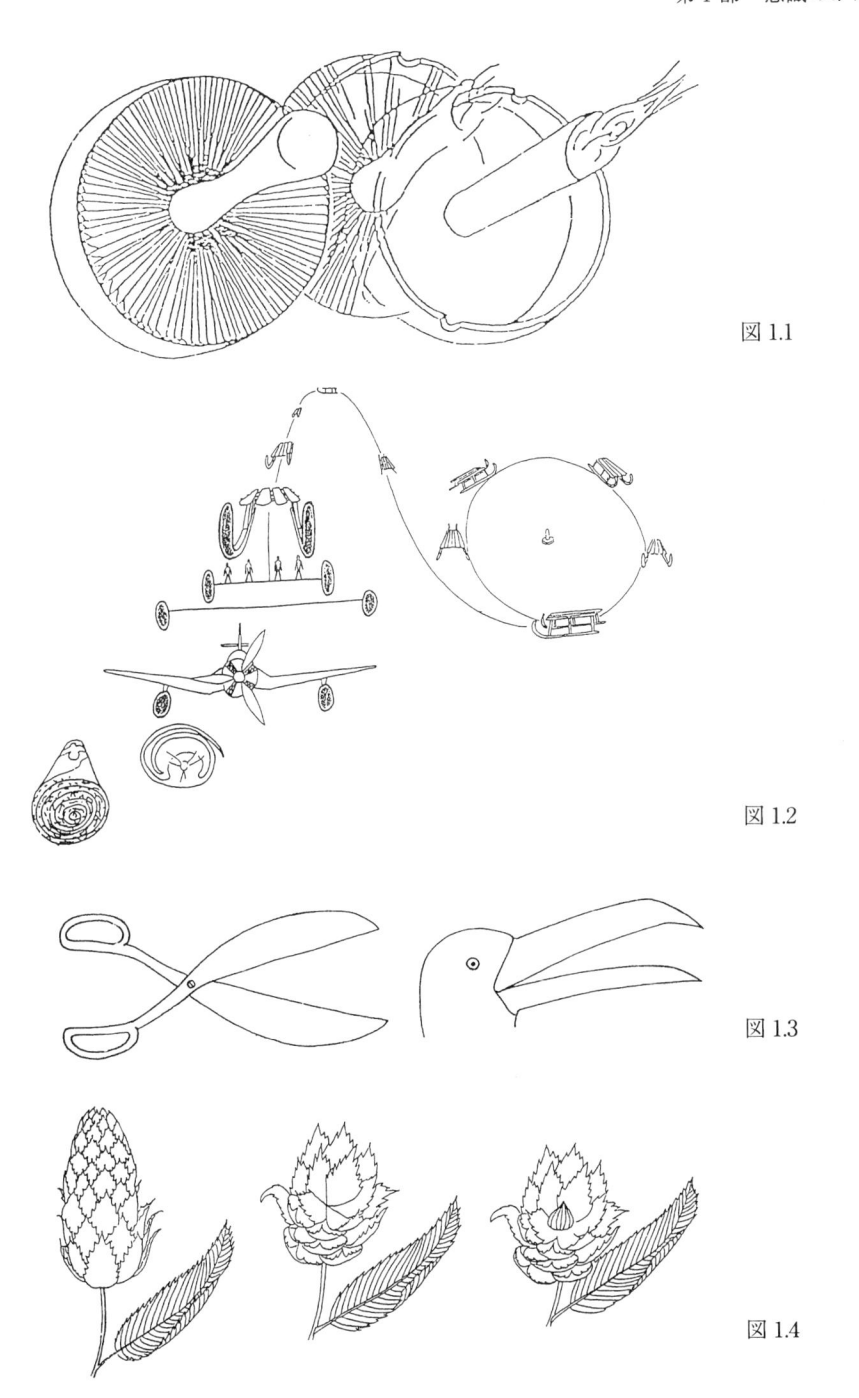

図 1.1

図 1.2

図 1.3

図 1.4

9

1　意識の脳科学

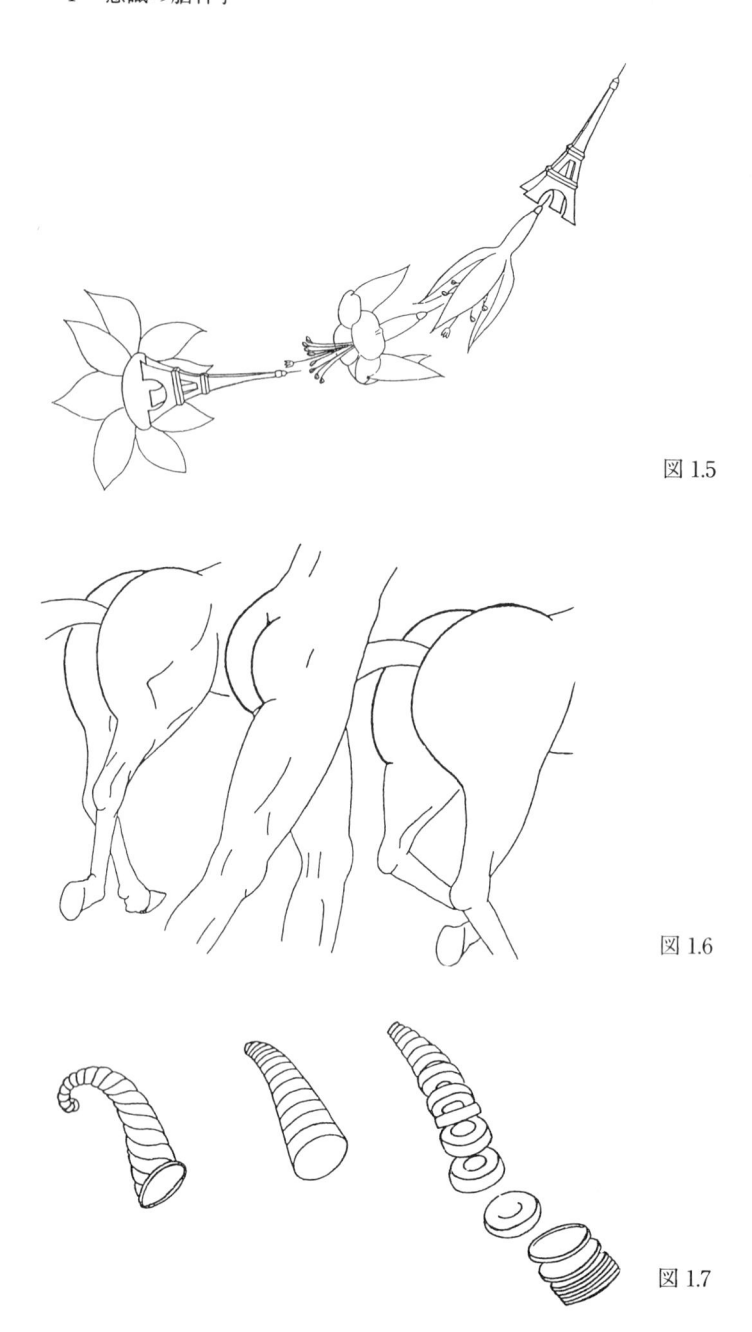

図 1.5

図 1.6

図 1.7

第 I 部　意識のかたち

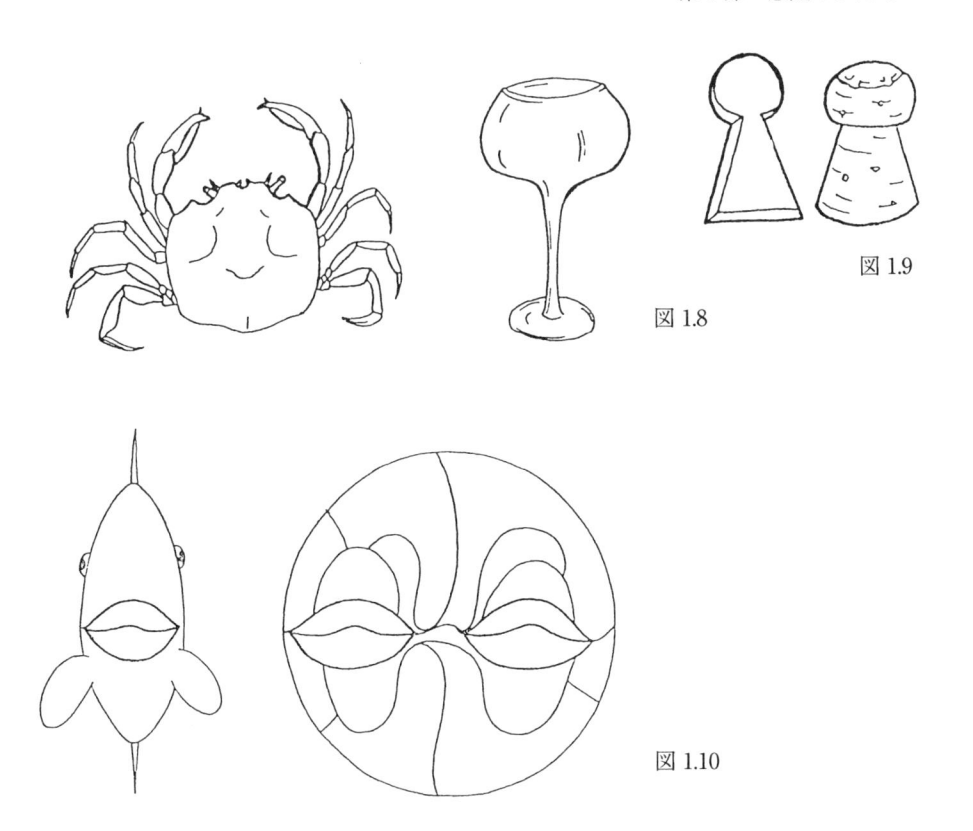

図 1.8

図 1.9

図 1.10

なしでも同様の効果を達成できることを知り，フランスの精神生物学者アンリ・ラボリ Henri Laborit と共同して，この視覚イメージ変換とセロトニンとの関係を詳しく研究した。これについては本書の 7 章で述べる。リファは現在では極東を家と定め，内省から生れた科学的な問いを追究している。

脳と心の概念

　意識とは主観的なものである。一方，脳の活動は客観的なものである。主観と客観を結び付けることははたしてできるのだろうか。もし脳が外界を把握し，その把握している主体が脳であることを脳が把握すれば，その把握が意識であり，そして脳の活動であるということができるだろう。ここでは，意識が「脳の活動にすぎない」という，よくある表現は避ける。無用な攻撃を避けるためである。しかし，この表現を否定するものではない。

11

1　意識の脳科学

　意識と脳についてはまだまだわからないことが多い。しかし，主観的な体験と脳の活動に密接な「相互関係」があることは認めておく必要がある。そこで私は暫定的に「脳‐心」という合成語を用いる。この用語は，心身二元論と一元論の妥協点である。私は心身二元論は認めない。しかし一元論を証明することもできない以上，妥協した用語を使わざるを得ない。

　ここで用いた「相互関係」という表現は重要である。意識が脳の状態に左右されることはもちろんだが，逆に脳の状態も意識の状態に左右されるからである。大部分の脳の機能は，自動的な活動である。しかし，一部は本人の意図によって活動の方向や内容が変化する。したがって，脳では意図的な活動と自動的な活動はダイナミックな平衡関係にあるといえる。

歴史的展望

　「意識変容」（altered state of consciousness ; ASC）という言葉は，現代のアメリカではLSDのような薬による，壮観な，そしてエキゾチックな視覚体験を表している。しかし，意識は薬なしでも変容させることができる。それは東洋でも西洋でも宗教の誕生と発展に大きく関係している。

　意識変容は，当初は生理学の射程外にあったが，その状況が変わったのは，1953年，ユージン・アセリンスキー　Eugne Aserinsky とナサニエル・クライトマン Nathaniel Kleitman によって，レム睡眠における脳の活動が幻覚や夢に関連していることが発見され，それまでの夢の理論が大きく揺らいでからである。この発見はあまり注目されることはなかったが，ドラッグカルチャー，心理学，精神医学，神経生物学が結びつく前兆であったといえる。

　振り返ってみると，この発見が注目されなかったことは驚くべきことである。なぜなら，それより以前にジグムント・フロイト（図1.11）とウィリアム・ジェイムズ（図1.12）によってなされた偉大な仕事から当然予測されたはずの発見だったからである。フロイトもジェームズも，20世紀初頭にすでに，夢，精神病の幻覚，宗教的な視覚体験のいずれもが，脳の機能の何らかの変容によると主張していた。彼らの仕事は本書の中心テーマを予感させるものであった。すなわち，意識変容は，脳の生理学的状態の変容が主観的に体験されたものであるということである。

　フロイトとジェームズは，どちらも時代の申し子であった。脳の科学の進歩に魅惑されていた。ジェームスは『心理学の原理』（1890）を著した。フロイトが

著した『Project for a Scientific Psychology』(1895) は，さらに先進的な内容だった．この本でフロイトは，神経細胞に焦点を当てている．脳の神経細胞の回路と，そこを流れる情報．これが，正常・異常にかかわらず，意識の基礎であると考えたのである．

図 1.11
ウィーンの精神科医ジグムント・フロイトは独創的な理論を発展させ精神分析を打ち立てた．そのきっかけは，脳科学を基盤とする科学的な心理学という彼の望みを断念した時であった．フロイトが精神分析で最初に説明しようとしたのは，夢という意識変容であった．これがフロイトの精神分析の基礎となり，大著『夢判断』が書かれた．この本は1895年の彼の達成できなかった『Project for a Scientific Psychology』の直接の続編ともいうべきものである．フロイトは夢形成の精神力動を，すべての神経症・精神病症状に適用した．フロイトは砂上に楼閣を建てたのである．その楼閣はいま，崩れ落ちた．現代の睡眠と夢の科学によって，精神分析学的な心理学は根本から立て直されつつある（アクロン大学，Archives of the History of American Psychology より許可を得て転載）

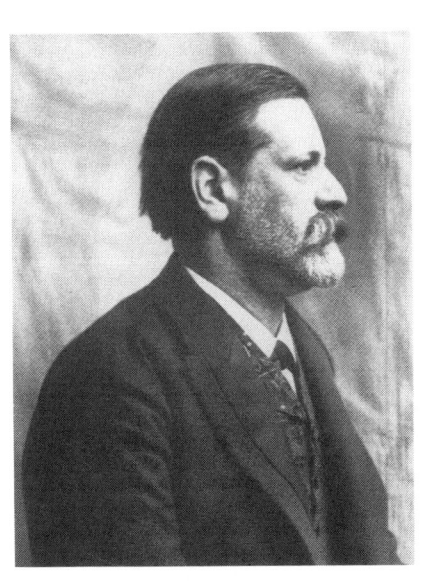

図 1.12
アメリカの心理学者，ウィリアム・ジェイムズには先見の明があった．彼は現象学にも生理学にも通じており，プラグマティズム哲学者として最もよく知られている．ジェームズは，意識変容を神経生物学的に厳密に説明しようと奮闘努力した．しかしその一方で，霊や魂やオカルトにまで寛大な姿勢を示した．比較的若い時期に，彼は14年間かけて『心理学の原理』という2巻から成る傑作を著した．1890年，彼が48歳の時であった．22年後には『多種多様な宗教体験』を著した．これこそは意識変容についての真の総説であり，これもまた脳機能の変容という観点から分析されている．（ハーバード大学，ホートン図書館から許可を得て転載）

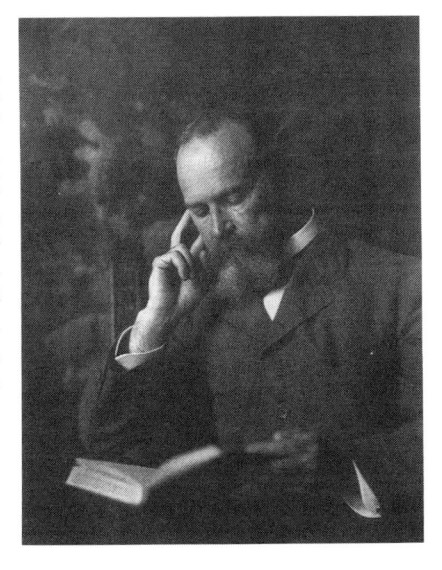

1　意識の脳科学

　二人が，1909年にマサチューセッツのウスターで会った時，フロイトもジェームスもすでに巨人であり，互いの名声を認めあっていたが，神経科学の役割についての意見は驚くほど対照的だった。フロイトは大学を卒業後は生理学を研究し，脳に基づいた心理学の開発を目指して日夜努力していたが，その機はまだ熟していないことを悟るに至った。こうして『Project for a Scientific Psychology』に失望したフロイトは，『夢判断』(1900)をはじめとする膨大な精神分析の書を著した。これらは無意識についての新しい心理学で，将来は神経生物学的に説明されるという含みはあったものの，当時は，神経生物学からは完全に独立したものであった。そしてこれ以後のフロイトの仕事は，神経生物からはかけ離れたものになっていったのである。

　ジェームズは神経学にもともと多くを期待していなかったから，失望することもなかった。しかし彼は，神経活動が心の活動の基礎にあるという考えは持ち続けていた。1912年の著書『多種多様な宗教的体験』においてさえジェームズは，最も興味深い現象は脳機能の変容がその基礎にあると主張している。ジェームズを悩ませたのは，フロイトが神経学を捨て，抑圧された無意識という考え方をどんどん推し進めるようになったことだった。フロイトはこれを夢の象徴と解釈の理論を通して強く主張した。ジェームズはこれらを科学的な根拠がなく，方法論的には危険であるとみなしていた。

　ジェームズとフロイトの間の溝は，心理学（ジェームズとフロイトのいずれにも賛同せず，行動主義に傾いた）と精神医学（神経学を断念し精神分析に傾いた）の溝となった。そして50年の間，多かれ少なかれ，精神医学，神経学，心理学は，それぞれが別々の道を歩むことになった。もっとも今日ではようやく，これらの道は認知心理学という名のもとに再び交わっている。

　20世紀前半には，主観的体験は心理学の対象にはならなかったが，1953年にレム睡眠が発見されたことが，夢と精神疾患における意識変容についての再考の契機となった。レム睡眠とは，急速眼球運動（Rapid Eye Movement；REM）と，筋肉の活動低下を特徴とする睡眠段階である。奇しくも同じ時期に，非合法な幻覚剤による意識変容がアメリカで流行したのである。

　これが精神薬理学の躍進の契機となった。1950年代には抗精神病薬が作られ，多くの精神病患者がこの薬によって改善したため，20世紀の終わりまでに，収容型の精神病院は激減した。また，製薬業界によって作られた薬の中には，思いもかけず向精神作用を有する物が続出した。

したがって，フロイトとジェームズは二人とも正しかったということになる。彼らは幻覚と妄想には化学的な基盤があると考えていた。しかし，化学的な状態の変化がいかにして意識変容につながるかは彼らの時代には特定されないままだった。そして1953年のレム睡眠とその夢との関係の発見が，その答につながることが強く期待された。正常な夢の中に見られる幻覚や妄想の化学的基盤が解明されれば，精神病の化学的基盤や幻覚剤による視覚体験の化学的基盤の解明への大きな一歩になるはずである。

夢。精神病。幻覚剤による視覚体験。この3つの現象を結びつけている脳メカニズムは，脳幹にある。この発見は1960年代に始まり，現在でもその神経生物学的な研究は盛んに進められている。私はヴァーノン・マウントキャスル Vernon Mountcastle の興奮気味の口調をいまでもよく覚えている。それは，1970年，ワシントンDCでの第1回神経科学会のフロイド・ブルーム Floyd Bloom の講演の前に，「脳内の脳」について私に語った時のことだった。この会にはおよそ350人が出席していた。どの出席者も，この会が存続するとは思っていなかった。ところが現在は28,000人の会員がいて，さらに会員は増加しつつあるのだ。

意識が解明されるところまで来ていると誰もが信じているわけではない。意識とは何か，まだ明らかではない。脳がどのようにして意識を作り出しているか，まだ正確にはわからない。しかし，意識を劇的に変容させることができ，その変化のメカニズムを説明できるということを，現代では疑う人はいない。

精神薬理学の夜明け

1960年代初頭のビーコンヒルディナーパーティーで，私はある女性からびっくりするような話を聞いた。彼女は重度の激しい躁病であったが，それが睡眠治療によって治癒したという話である。彼女の躁病相は周期的にやってきたので，予測可能であった。躁病相には彼女の判断力は著しく損なわれ，過剰な買い物に走り，社会的に逸脱した行為をしばしば行い，家族からもついに見放された。そこで彼女が試みたのは，躁病相が来る時期になると，かかりつけのクリニックを訪れ，セコナールの持続的な注射によって1カ月間眠り続けるという方法であった。いわば持続睡眠療法である。睡眠中に躁病相は通り過ぎてしまうと彼女は考えたのである。だとしても代価は高すぎる。テニスをする時に，マメができるのを防ぐために足にギプスをつけるようなものではないか。そうすればマメはできない。しかしテニスもできないのである。

1 意識の脳科学

その時私はすでにクロルプロマジンについての知識を持っていた。クロルプロマジンは，現代精神薬理学の原点ともいえる抗精神病薬である。フランスの精神科医ジーン・ドレイ Jean Delay が，風邪薬（抗ヒスタミン薬）の研究中に偶然この薬を発見したという経緯を，私は彼女に話して聞かせた。乗り物酔いやアレルギーのために抗ヒスタミン薬を飲んだことのある人なら誰でも知っているように，これは鎮静剤である。しかし，クロルプロマジンのようなフェノチアジン系の薬は，抗ヒスタミン作用に加えて，ドーパミンをブロックする作用も持っている。ドーパミンは思考と運動を調整する脳内化学物質である。ドーパミンをブロックすると，脳と体が静穏になる。といっても，催眠作用とは異なる。眠気を誘発することなく，不安を軽減させるのである。この発見によって，持続睡眠療法は一夜限りで消え去った。1955 年までは，精神科で処方される薬といえば，抱水クロラール，ブロム，バルビツレートなどで，いずれも脳を非特異的に抑制するものであった。脳の活動レベルを低下させることによって，意識にかかわる分子のすべてを同時にリセットするのである。クロルプロマジンの発見がこの状況を変え，精神薬理学が新たなステージに入ったのである。

そして現代では，精神に作用する薬の多くは，脳内の特定の化学システムに作用し，意識にかかわる活動過程を調整する。プロザックのようにセロトニン系に作用する薬もある。リタリンのようにドーパミン系に作用する薬もある。疾病のため変調をきたした系を調整することで，適切な意識状態にするのである。

サイケデリック革命

現代の精神薬理学が誕生する前の時代には，精神に影響する物質として利用されていたものは，偶然に発見されていたものばかりだった。植物の葉や茎や果物や種を調合することから作られるのが普通だった。化学的性質も脳への作用メカニズムも不明のまま作られていたのである。

LSD のような薬物は，意識を変容し，精神病類似の状態を作り出す。ただし（大部分が）可逆的である。だから薬物は禁じられた領域へ旅行するための往復切符である。この旅行にはグッドトリップとバッドトリップがある。グッドトリップでは，知覚が変容し，気分が高まる。バッドトリップでは，知覚の変容に加え，恐怖，不安，抑うつなどの気分が現れる。時には暴力的になることもある。幻覚剤の王様である LSD は，グッドトリップを引き起こすこともバッドトリップを引き起こすこともある。どちらになるかを決めるのは，個人の資質や期待感と，

LSDの量や純度である。

　LSDの精神作用はスイスの化学者アルバート・ホフマンによって発見された。サンド製薬の研究所に勤務していたホフマンは，1938年に麦角に類似した化学構造の薬を作っていた。麦角は血管系に強い効果を持つ天然物質である。そして1943年に，ホフマン自身がLSDの宗教的な多種多様な体験をした。これはグッドトリップであった。しかし，精神病症状も出た。これはバッドトリップであった。

　クロルプロマジンの発見と同じように，LSDの発見も偶然の幸運によるものであった。そして，神経調整物質に作用するという点もクロルプロマジンと同じであった。LSDはセロトニンをブロックするのである。さらに，ドーパミン系を活性化するという作用もあった。セロトニンとドーパミンの相互作用に関する最近の研究によれば，セロトニンはドーパミンの機能を抑制する。したがって，逆にセロトニンが低下すれば間接的にドーパミンの増強が生じる。LSDによるセロトニンの低下とドーパミンの増強は，まさにレム睡眠の夢における脳内の化学的変化に一致している。

　つまり正常な夢とLSDの作用は類似している。ここから生れる仮説として，LSDは，脳をレム睡眠の方向へ変化させるというメカニズムが考えられる。しかし私は失望した。1961年だった。LSDを動物に投与しても，脳はレム睡眠には向わないことがわかったのである。むしろ逆に，激しい覚醒と焦燥状態が生じたのである。ホフマンが体験したバッドトリップそのものであった。ただし，ノンレム睡眠からレム睡眠への自然な移行期にLSDを注射すれば，レム睡眠への移行を増強させることが可能であった。

　これらの研究結果を総合すると，LSD精神病とは覚醒状態における夢であり，夢とは睡眠状態におけるLSD精神病に相当するという結論になる。この意味においては，夢は意識変容であるといってよい。

夢，精神病，幻覚剤体験：類似か，同一か

　ここまで私は，夢と精神病と幻覚剤体験の類似性をとても強く主張してきたので，私がこの3つが同一であると考えていると思われるかもしれない。しかしそれは違う。ここで2つの点についてはっきりさせておきたい。第一は，夢と精神病と幻覚剤体験は，形式は似ているが，現象としてははっきり区別できるということである。第二は，そのメカニズムも，現在までにわかっている範囲でも，やはりはっきりと区別できるということである。

1　意識の脳科学

　現象としてはっきり区別できることは，幻覚剤体験と精神病はいずれも覚醒状態の変容であるのに対し，夢は睡眠状態の変容であるという点である。覚醒状態においては，認知機能，特に短時間の記憶であるワーキングメモリーが保たれている。したがって自分を客観的に見ることが可能である。だからこそ意図的な薬物摂取体験ができる。精神病と戦うこともできる。しかし，覚醒と睡眠の相違は質的なものだろうか。質的なこともある。通常は質的であるとも言える。しかし，夢の中でもワーキングメモリーが保たれていることが，稀ではあるが，ある。そのときは，夢の中なのにもかかわらず意識がすっきりしていると感じて，夢を幻想的で精神病的なショーのように鑑賞することができる。

　メカニズムの相違も重要である。幻覚剤は外部から脳内に入るものであるのに対し，夢と精神病にかかわる化学物質は脳内で生まれたものである。また，夢と精神病の基盤となる脳内化学物質は似ているかもしれないし，同一かもしれないが，その作用メカニズムは全く違うことは確かである。ここでも，その相違は時には質的かもしれない。大部分が質的かもしれない。それでも，一部でも量的なものがあれば，「類似」と「同一」の境界はなくなるものである。

　夢と精神病と幻覚剤体験がどこまで類似しているか。これが明らかになるまでにはまだ時間が必要であろう。その探究が本書のテーマである。探求のゴールは，あらゆる意識変容の統一的な説明である。あらゆる意識変容とは，人生において自然に体験されるものも，科学的実験によるものも，治療によるものも，薬物の不法使用によるものも，すべてを含むものである。

2　意識を変容させる

　ニューイングランドの農民の間では,「天気が悪いと思うのなら, 少し待てばいい」という言葉がよく交わされている。その意味はもちろん, ニューイングランドの天気はとても変わりやすいということである。脳と心も同じである。自分の意識を変容させようと思うのなら, 少し待てばいい。1分間待つ。あるいは1時間待つ。そうすれば, 微妙だが, しかし確実に意識は変容している。微妙な変容では不十分なら, 12時間待つ。真夜中までには, 意識は失われているに違いないのだ。
　つまり意識は自然に変容する。しかし, 人が通常求める意識変容に, 無意識は含まれない。求められるのは幻覚剤的な変容である。それも待っていれば得られる。それは夢である。たとえ記憶になくても, 人は1日に少なくとも1時間夢を見ている。
　今朝, 私は午前6時30分に目覚めた。その直前まで私は, それまでに見たこともないほど大きい, 見たこともないほど壮観な, 地下の石灰岩の巨大な洞窟の中を歩いていた。雷雨の直後に見られるような煌く光が空間を満たしていた。その光が何億も何兆もの鐘乳石を照らし出し, 洞窟のドームのような天井が美しい光を放っていた。めくるめく感覚があった。ずっと下の方に, 腹を空かせた湖が口をあけて私を待っているのだ。それは怖ろしいと同時に魅惑的であった。私は洞窟の出口に来た。一歩進めばはるか下の湖に落ちる。瞬間, 私は後ろに飛びのいて危険を逃れた。不安感と恍惚感の混合。そんなさなかに私は目覚めた。
　この壮観な展開は（思い出せる限りでは）, その前の夢の続きだった。私は2本の巨大な丸太が坂を転げ落ちないように必死に抑えようとしていた。しかし力及ばず, 2本の丸太は私の手を離れてすごい勢いで坂を転げ落ちていった。私の不安が高まる中, 2本の丸太は坂の下にある小さな池に吸いこまれた。だが私は安堵した。2本のうち1本が, 浅い池の端に勢いよくかかったのである。
　私が坂を下りようとすると, 驚いたことに池の水が揺れ動き始めた。そして,

2　意識を変容させる

　2本の丸太が，重力の法則を無視した形でぐんと立ち上がった。冷静に考えれば，これは私の意識が変容していたとしか考えられない。しかしそんな考えは全く頭に浮かばなかった。その代わりに，先の洞窟が出て来たのである。大地が開いたのだ。池の水と丸太は，その裂け目から巨大な洞窟の中に滑り落ちていった。「洞窟だ」と私は声が枯れるほど大きく叫んだ。坂を駆け下りて，その巨大さとエキゾチックさを確認しようとした。そして先の場面になったのである。

自然発生的な変化

　私が知る限り，私のこの意識変容は自然発生的に起きた。いま振り返ってみてもやはり私にはわからない。この夢が私の実際のどんな経験を反映しているのか。象徴的な解釈も思い浮かばない。私に唯一わかることは，夢の内容を書きとめようと思っている時はいつも，夢についての意識が高まるということである。本書は夢についての本である。夢の持つ幻想的な面がテーマである。だから私の脳 - 心がエキゾチックなイメージを作り出す方向に傾いていることは十分考えられる。これまで故意にそうしたことは確かにある。私の脳 - 心をレム睡眠から半ば切り離して覚醒させ，エキゾチックな夢を楽しもうとしたことがある。しかしこの洞窟の夢に関しては，私はそのようなことを故意にしてはいない。自然発生的な夢なのである。

意識変容を操作する

　上記のような，全く予測できない夢とは対照的に，意識的な自己プライミングによって，意図した内容の夢を見ることもできる。言い換えれば，自己暗示によって，自分の意識変容の方向性を決めることができるのだ。だから意識変容には確かに原因がある。自由意志というものは確かに存在する。ここには疑問の余地はない。

　しかし，自分の意志による意識のコントロールには限界がある。限界を超えるためには他力が必要である。他力とは，たとえば自分以外の人間である。セラピストや催眠術師の力を借りる。他力とは，あるいはナイトキャップである。睡眠を記録し，睡眠周期の特定の時期に覚醒させてくれる装置である。ナイトキャップについては本書3章で述べる。

　あるいはLSDやプロザックのような薬を飲むという方法もある。そうすれば意識の劇的な変容を期待できる。こうした薬は，脳内の化学物質に影響すること

で効果を発揮する。これが本書の中心テーマなのだが，だからといって私は薬を飲むことを勧めているわけではなく，むしろ反対である。しかし，薬理学的な実験から得られることは非常に豊富なので，好き嫌いにかかわらず，薬について知ることは必要である。そして本書自体が読者の意識を変容させることも，著者である私のささやかな希望である。

心理学的な操作

　自己暗示は，意識を変容させる最も有力なテクニックの1つである。そこにはプライミングと呼ばれるメカニズムが関与している。プライミングは，記憶研究で注目されている現象で，ある言葉から意味的に関連した言葉が想起される時に，脳内のネットワークに生じている変化を指す。文章の読解や会話に不可欠のメカニズムである。

　しかしプライミングにはもっと広い意味もある。それは，脳内の言葉や思考の，自動的な検索である。プライミングを利用すれば，夢を思い出しやすくなる。夢をリアルタイムで観察しやすくなる。夢の内容を意のままに選んだり変えたりしやすくなる。これは2つのシステムの相互作用によるものである。その1つは脳幹にある自動的な状態コントロールシステムで，これはいわば意識という劇場のステージをセットするものである。もう1つは，いわば演出家にあたるもので，脳幹よりもっと高次にあって，夢の内容を選び，配役を決め，演出をする。あるいはコンピューターにたとえることもできる。複雑な結果を達成するように脳をプライミングすることは，プログラムをインストールすることにも似たところがある。もちろん，夢では，脳は決してそれほどきちんとプログラムされるわけではない。たとえば夢の中で「空を飛ぶ」という場面を考えてみると，飛び方や，軌跡や，周囲の景色などが，偶然のように決定されていく。あたかも自動的なシステムが，もっと高次のシステムとせめぎ合っているかのようである。

　「夢」という言葉には心地良い響きがある。しかし実際には，夢は常に楽しい幻想というわけにはいかない。夢を見ている時でも，ネガティブな感情が鎖を外された悪魔のように，人々の幻想を破壊する。夢の研究から次々に得られたデータによれば，夢の内容の細部の方向性を決めるのは，不安や恐怖や怒りがほとんどで，ポジティブな感情は少ないことが明らかにされている。

　たとえば私は昨夜，戦慄するような迫力ある夢を見た。私は旅行するとよくそういう夢を見る。昨夜はなかなか寝付けなかったが，いったん眠ってからは，と

2　意識を変容させる

てもたくさんの夢を見た。3つの場面を覚えている。どの場面でも，私の感情は，痛いほどネガティブな方向に変化していた。第一の場面では，私は列車に乗っていた。私は通路側の席に座っていた。窓側には別の人が座っていた。列車は快適なスピードで走っていた。窓から見える景色は飛ぶように去り，私はゲームを楽しんでいるような感覚だった。しかし雰囲気はみるみる変わっていった。窓側の男が私にサディスティックな論争を仕掛けてきたのだ。

　私は2つの場面をぼんやりと覚えている。1つは，彼が言葉で攻撃するだけでなく，私にストレートパンチを浴びせてきた場面である。私も彼のボディへのパンチで応酬した。もう1つは，彼が外科手術に使うような道具で私に襲い掛かって来た場面である。

　いま振り返ってみれば，この夢は私の現在の学問的論争を反映していたことがわかる。私は本書でも主張している。夢は脳が生み出す意識状態であると。夢には，レム睡眠における脳内の神経細胞の選択的な活性化（または不活化）が反映されているのである。しかし一方で，夢は大脳生理学とは無関係であると主張する人もいる。あるいは，関係はあるにせよ，現時点では夢と脳の関係は何もわかっていないと主張する。この主張を押し通すため，強弁を使って夢の研究から私を追い出そうとする。ストレートパンチや道具を使って列車から私を追い出そうとする夢はこの現状に重なるものである。

　しかし私は動かない。あの夢の中でさえ私は，それが夢であることをある程度までは意識していた。だから，夢の中の外科手術の道具は確かに痛かったが，その一方で私は，その痛みが真の痛みではないことを知っていたのである。

　第二の夢の場面では，私と妻のライアはホテルにいた。どこの何というホテルかはわからない。実際には，私と妻は，夏休みの最初の夜はエオリア海のストロンボリ島にある ミラメールホテルに泊まったのだった。外は嵐だ。さかりがついた猫が何匹も気味悪い声で鳴いていた。ここでも現実と幻想が私の意識のコントロールを奪い合っていたのだ。そして幻想が勝つ。しかし，幻想の中にも現実の時間や場所が入り込む。嵐という天候も入り込む。

　私はホテルを出て予定通り旅を続けたかった。と，魔法のようにレンタカーが現れた。素晴らしい。これで足止めから逃れられるのだ。しかしそれにしても奇妙な自動車だった。1940年代のシボレーである。図体ばかりでかくて不恰好だ。アクセルを踏むと凄い音がする。そんな車を借りるために，私はひどい契約書にサインしなければならなかった。そこには何が起きても責任は私にあるという一

方的な文句が記されていたのだ。

　夢の中ではいつも緊急を要している。そこがどこで，いまがいつかも全くわからなくなっている。そんな状態で私はホテルを後にした。私にはわかりすぎるほどわかっていた。私はライアと一緒に旅はできない。ライアはまだロビーにいるのだ。ライアと一緒にいるのはレンタカー屋である。しかし彼は本当は保険屋なのだ。そんなばかげたことはあり得ないと私はわかっていたが，それが夢であるという明白な事実には気づかなかった。

　さらに悪いことに，ホテルを出た途端に私は道に迷ってしまった。道が迷路のように複雑なのだ。しかも降ったばかりの雪が深く積もっている。私は何回も車を降りて，雪の積もった坂道で車を押し上げなければならなかった。確かに私はどこかに向かっている。でもどこだろう。シジフォスのようである。不安，そして見当識の喪失。この2つは夢にはいつも現れる。私はこれをレム睡眠の生理学の特徴であると考えている。不安と失見当識はこの夢でも，旅行や嵐やホテルのそこここにまとわりついている。そして夢のうつろいを生んでいるのである。

　そして第三の場面になった。また奇跡が起きたのだ。私は豪邸に到着する。コミックの主人公が等身大でドアや壁に描かれている。生き生きとした色彩で，いまでも動き出しそうな絵だ。まさにサイケデリックだった。豪邸にいた夫人に私は賞賛の言葉を述べる。彼女は洗練された雰囲気で，ロングドレスを着ている。そして謎めいたことを言う。「あなたはいつも繊細で正確ですのね。だから深遠な真実を認識しておられるんですね」

　「一体何を言ってやがる？」私は不思議に思う。唐突にその答えがわかる。ここは精神病院なのだ。それも，巧みに前衛的な建築のホテルの外見をほどこした精神病院なのだ。そして私の周りにいる客と思っていたのはみな精神病患者なのだ。ロビーで私を昔からの友人のように迎えてくれたドアマンはメランコリーだ。私が実際に知っている患者もいて，私に長い手紙を書いている。その内容は典型的な強迫観念に満ちている。私は意味ありげに先ほどの夫人の顔を見てニヤリとし，ウインクする。「そうなんですね，わかってますよ。この夢のホテルは，本当は高級な脳病院なんですよね」

　この場面も，私の現実生活に重なっている。最近私と論争した相手は，友好的な態度でありながら，私の主張に真っ向から反対していたのだ。その私の主張とは，夢も幻覚剤使用も，脳の器質的な原因によるせん妄も，いずれも化学的なメカニズムは共通していて，神経調整バランスの変容とまとめることができるとい

うものである。

　というわけで，この夢の場面からも，他の夢からと同様の有力な仮説が生れる。すなわち，夢は一種の幻想である。それは精神病に似ている。愉快な脳病院である。その形式はどの夢にも共通している。内容は，夢によって多少の相違はあるものの，形式に規定されているのだ。

薬理学

　夢の形式を決めるのは，脳内の化学物質である。薬は，この化学物質と相互作用して効果を発揮する。薬によって脳内の化学バランスが夢の方向にシフトすれば，幻覚を見ることになる（ただし夢とは違って，目は開いている）。幻想的なストーリーを実体験することもある。そこに出て来る人物は，夢と同じように，アイデンティティが変化しやすい。このようなバランスのシフトはどのようにして起こるのだろうか？　その答えは，脳にはもともと1つの神経調整システムから別の神経調整システムにシフトする装置が備わっているということである。

　幻覚剤の薬理作用は夢に似ている。セロトニン，ノルアドレナリン，アセチルコリンなどの，合成・結合・分解の過程に作用する薬はどれも幻覚を引き起こす可能性がある。さらに言えば，精神に有害な可能性もある。今夜の夢が楽しいものか悪夢かを予測することが不可能であるのと全く同じように，薬がポジティブな感情を引き起こすかネガティブな感情を引き起こすかも予測することは不可能である。同じ薬でもどちらになるかわからないことは，薬物常用者がよく知っている。たとえば同じLSDでも，用量やその時の状況や期待感によって，「グッドトリップ」を引き起こしたり「バッドトリップ」を引き起こしたりするのである。

　「バッドトリップ」という言葉を用いることで私は，医療で合法的に用いられる薬と，コカインやヘロインのような非合法の薬の間の人工的な境界を取り除くことを意図している。私はもちろん依存性のある危険な薬を法で取り締まることの必要性を否定するものではない。しかしだからと言って，法律による薬の分類をそのまま受け入れることはできない。合法薬だからといって安全とはいえない。非合法薬と合法薬の脳内の作用部位が違うわけではないのだ。

　私の夢に出てきた列車，自動車の旅，ホテル。いずれも，グッドトリップとバッドトリップの特徴をあわせ持っている。幻覚剤の作用がどちらに傾くかも，用量やその時の状況や期待感によって決まるのである。旅行中，私のレム睡眠が抑制され，慣れない土地に不安を感じ戸惑うのは自然なことである。昨夜私が激し

第 I 部　意識のかたち

い夢を見ていた時，私の脳はコリン作動性のレム睡眠の抑制を代償しようとして，セロトニンとノルアドレナリンを備蓄する方向に活動していたのだ。だからこそ私は今朝起きることができ，混乱することなく，エネルギーを持って，本章を執筆できているのである。

　アセチルコリン，ドーパミン，ノルアドレナリン，セロトニンは神経調整物質と呼ばれる脳内化学物質である。神経調整物質そのものは意識の内容についての情報は持っていないが，意識の形式を変容させる。意識を変容させる薬は，神経調整物質と相互作用するのである。これらの神経調整システムは非常に重要で，意識の薬による変容と自然な変容についての統一的な理論のための神経生物学的基盤となるものである。図2.1〜2.5にその解剖学的・化学的構造を示した。

　もし私がいまLSDを飲めば，すぐに私の脳のセロトニン系に影響し，夢のような意識状態に戻るであろう。窓の外の藤の木のつるは，超現実的な，陰険なイ

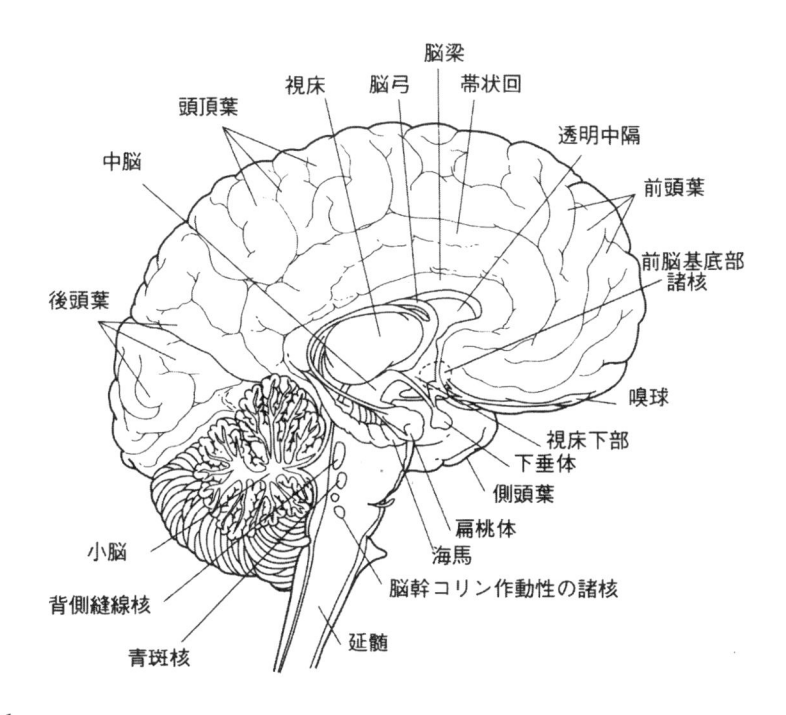

図2.1
人間の脳の矢状断。本書で論じられる脳の部位を示す。図2.2-2.5には，脳幹の神経調整システムを示す。解剖学的な構造はこの図2.1を参照。

2 意識を変容させる

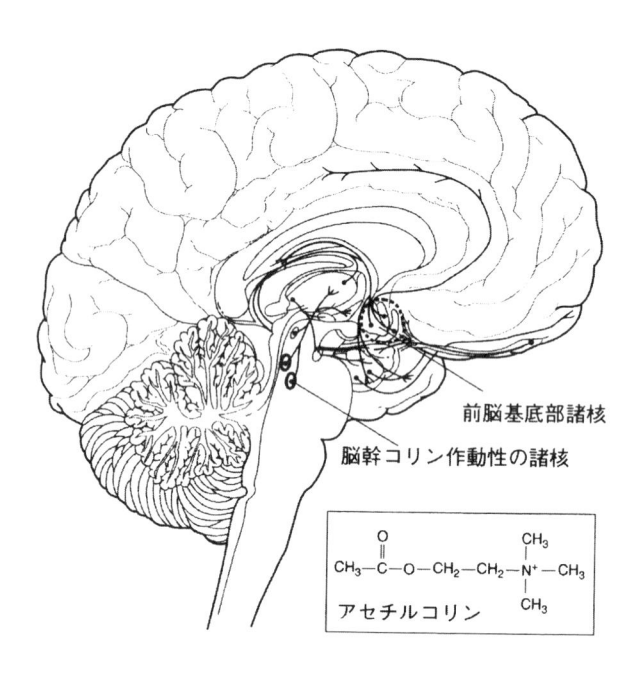

図 2.2
アセチルコリン神経調整システム。アセチルコリンを合成する神経細胞は，橋と前脳基底部に存在する。脳幹の核（Ch.5，6と呼ばれる）からの神経は，視床，視床下部，前脳基底部，辺縁系に投射する。前脳基底部の核（Ch.1-4）からの神経は，大脳皮質と辺縁系に投射する。

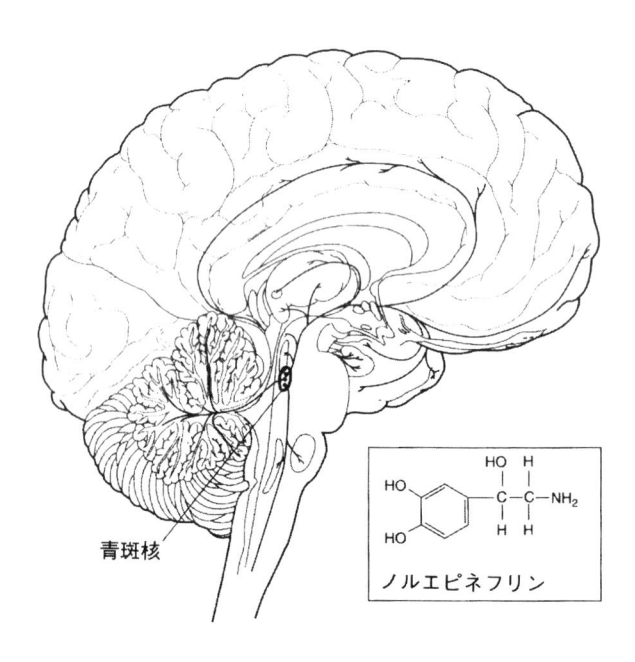

図 2.3
ノルアドレナリン神経調整システム。ノルアドレナリンを合成する神経細胞は，青斑核など，脳幹の複数の核に存在する。軸索は後方に伸び脊髄に達するもの，前方に伸び視床，視床下部，辺縁系，大脳皮質に達するもの，さらには脳幹と小脳に達するものがある。

第I部　意識のかたち

図2.4
セロトニン神経調整システム。セロトニンを合成する神経細胞は，脳幹の中央線上に存在する（縫線核）。セロトニン神経は，後方に伸び脊髄に達するもの，前方に伸び視床，視床下部，辺縁系，大脳皮質に達するもの，さらには脳幹と小脳に達するものがある。

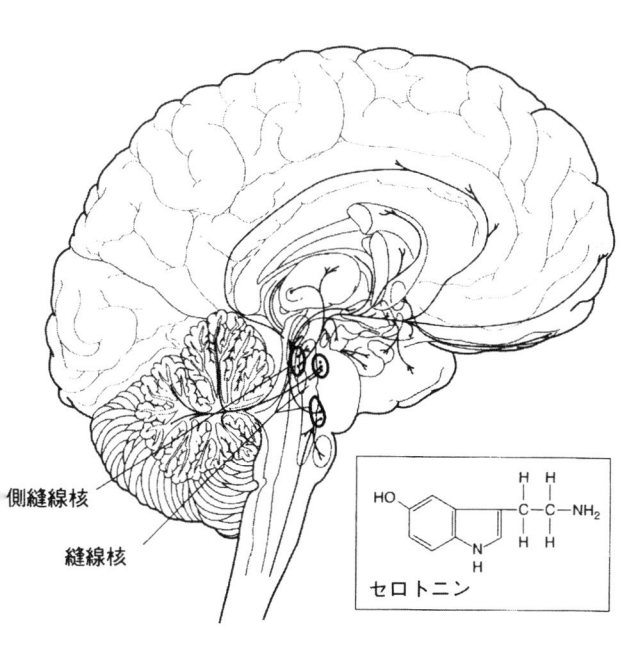

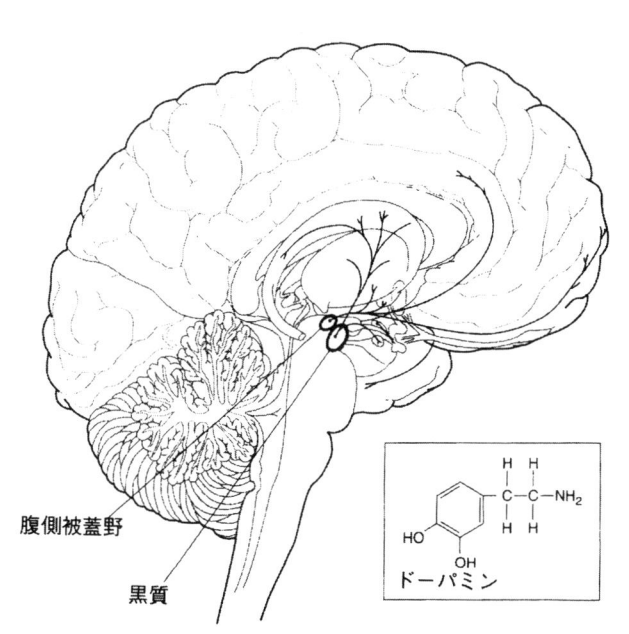

側縫線核
縫線核

セロトニン

図2.5
ドーパミン神経調整システム。ドーパミンを合成する神経細胞は，中脳に存在する。ドーパミン神経は，辺縁系（中脳辺縁経路），大脳皮質（中脳皮質経路），錐体外路系（中脳黒質経路）にある。

腹側被蓋野
黒質

ドーパミン

27

メージを帯びて見えるかもしれない。風を受けて優雅に揺れれば，別世界からのメッセージであると知覚するかもしれない。官能的で不吉なメッセージ。LSDを飲んでいなければ，こうした情景は嵐の名残りであるとわかる。昨夜は嵐のため一晩中窓ガラスががたがたいっていた。いまでもまだバルコニーの下の岸に不穏な波音が聞こえている。私の脳がLSDの影響下になければ，揺れている藤の木のつるから奇怪なメッセージを読み取ることはない。

　このように，意識という体験の形式は，薬理学と心理学と生理学によって決定される。そしてこの形式が意識の内容を規定する。このプロセスの多くは，偶然によって決まっているように見える。もしポジティブな感情が強ければ，夢もLSDによるトリップも幻想的なものになる。恍惚感が得られることさえある。逆にもしネガティブな感情が強ければ，夢なら悪夢になり，LSDのトリップならおぞましいものになるのである。

健康と病気

　LSDの発見と同時に，精神病との関係の研究が始められた。しかし，夢と精神病と幻覚剤体験の三者の関係が注目されることはなかった。実に不可解なことである。夢と精神病が似ているということは，1世紀以上前から言われていたのである。フロイト以前には，たとえばヴィルヘルム・ヴント Wilhelm Wundt のように，夢と精神病に共通する生理学的メカニズムがあると考える心理学者が多かった。LSDのような薬によって夢にも似た精神病状態が生じるという事実は，この仮説を支持するものである。しかも共通するメカニズムの分子レベルでの解明も期待できる。それなのに注目されなかったのは実に不可解である。

　現代では，向精神薬のメカニズムは，脳の皮質下の神経調整システムへの作用が中心であることが明らかにされている。キーワードは化学的バランスである。脳の多くの部分で，アセチルコリン，ドーパミン，ノルアドレナリン，セロトニンなどの相互作用による化学的バランスが，思考や感情や行動を生み出している。たとえばうつ病の治療は，ノルアドレナリン系やセロトニン系のシナプスの作用を増強することである。このとき同時にレム睡眠や夢が抑制される。このデータは，気分のコントロールと夢のコントロールの間に深い関係があることを強力に支持するものであり，現代の精神医学の最も偉大な発見の1つともいえる。

　統合失調症で注目されるのはドーパミンである。ドーパミンも神経調整物質の1つだが，夢には関係していないとされている。ドーパミンの過活動により精神

病症状が生れ，逆にドーパミンを抗精神病薬でブロックすることが精神病症状の治療になる。ドーパミンと統合失調症の関係は完全に解明されているわけではないが，その一歩手前までは来ている。今後，運動コントロールと思考の関係，さらに，セロトニン，ノルアドレナリン，ドーパミンなどの相互作用についての知見が深まるにしたがい，私の予測では，これらすべてに切れ目のない関係があることが証明され，意識との関係も明らかになると思われる。

　実例は1つで十分であろう。セロトニン系を増強すると，夢に強い影響が出る。それは耐えられる範囲のものであることも（プロザックのようなSSRIと呼ばれる薬の副作用としての悪夢），耐え難いものになることもある（エルトプラジンのようなセロトニン増強薬の離脱期の悪夢）。いずれも，夢が本来持っている精神病的特徴が強まる。これは，セロトニン系が気分の改善に専念しているため，コリン系のリバウンドへの抑制が効かなくなっていることによるものである。

　セロトニン系を増強する薬を飲んでいる患者は，レム睡眠が抑制されている。これはヨーロッパ旅行中の私の脳と同様の状態だが，私のケースなら自然に回復し，悪夢は一晩かせいぜい二晩しか続かない。しかしセロトニン系を増強する薬を飲んでいる患者は，毎晩毎晩悪夢を見たり（SSRIを飲んでいる場合），激しいレムのリバウンドに悩まされたり（エルトプラジンの離脱の場合），レム睡眠から覚醒した後も夢を見続けたりするのである。こうなるともはや精神病「類似」の夢とは言えない。正真正銘の精神病に一致した夢と言うべきであろう。

　ここでも最も重要な点は，夢と精神病と幻覚剤体験の三者の相違は，そのほとんどは量的なものであって，質的なものではないということである。脳それ自体の状態をコントロールするシステムは，限られた種類の分子を用いて覚醒と夢をプログラムしているのである。もう1つはっきりわかっていることがある。これらの化学システムのバランスが変化すれば，その原因が遺伝的なものであれ，幻覚剤のような人工的なものであれ，せん妄か，統合失調症か，気分障害が引き起こされるのである。

　つまるところ，健康と病気の境界は曖昧で一定しない。夢と精神病の境界も曖昧で一定しない。もちろん細部に違いはある。それも重要な違いである。これについてはまだまだ研究が必要である。しかし，夢と精神病の研究を通して，意識の本質が見えて来ているのも事実である。現代に生きるわれわれには，この本質がもっとはっきり見えてくることが期待できる。

2 意識を変容させる

意識の三次元空間モデル：AIM

　生理学や薬理学から得られた脳についての知見をもとに，意識の状態を三次元空間の一点にプロットすることができる。これが AIM 空間（意識空間）である。その第一次元 A は活動 Activation で，脳-心の活動の全般的なレベルを示し，機械でいえばボリュームコントロールにあたる。すなわち，「意識している」という主観的体験が強いほど，A の値は大きくなる。その意識が何に向けられているかは問わない。覚醒と夢はいずれも A の値が大きい（図2.6 では右寄りにプロットされる）。睡眠では小さいのが普通である。A の値は，脳波の定量によって知ることができる。

　AIM の第二の次元は I（情報源 Information）である。I は意識が向けられる方向を示す。外界に向けられていれば覚醒，内界に向けられていれば夢である。I は2つのプロセスによって決定されている。第一は，外界情報のインプット・アウトプット，第二は内的刺激の発生である。脳-心が外界の刺激を処理するためには，知覚入力と運動出力のゲートが開いていなければならない（開いた状態が覚醒である）。そして内的刺激は抑制されていなければならない。夢ではこのちょうど反対の状態で，インプット・アウトプットのゲートが閉じ，内的刺激の発生が強まっている。I の値は，筋肉緊張（EMG）と眼球運動（EEG）の測定によって知ることができる。

　AIM 空間の第三の次元は M（調整 Modulation，または様式 Mode）である。外界・内的情報の処理の仕方を決定するのが M である。M の値は，脳内化学物質システムの測定によって知ることができる。M は記憶 Memory にあたると考えることもできる。M の値が一定以上大きければ，意識されている体験を記憶できる（覚醒）が，小さいと記憶できない（夢）のである。思考の連合も M の大きさによって決定されるといえる。M が大きければ連合は緊密で論理的（覚醒）になり，小さければ緩くて論理より感情に左右される（夢）のである。

　A, I, M を三次元空間として図式化したものが図2.6 の意識空間である。正常な脳でも，意識は絶えず変化しており，それはこの空間内の点の動きとして表現できる。点の位置は，その時点での A, I, M の値によって決定される（図2.7）。したがって，時間が第四の次元になる。つまり，点の位置は，秒刻み，分刻み，時間刻み，日刻みで刻々と変化する。この変化は連続的な線として表すことができる（図2.8）。例えば，睡眠周期は，図2.8 の楕円形の軌跡として表される。

　これまで，この AIM 空間以外には，意識状態を三次元空間に図式化した試み

図 2.6
意識空間（AIM 空間）。説明は本文参照。

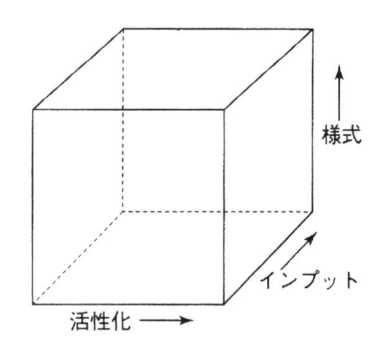

図 2.7
AIM 空間内に正常な意識を示した。覚醒では，活動（A）の値が高く，情報（I）のインプット・アウトプットは自由で，アミン系の調整（M）が高い状態にあるので，空間の右上にプロットされる。ノンレム睡眠では，A, I, M のどの次元も約 50% の値にあるので，空間の中央にプロットされる。レム睡眠では，活動の値は覚醒と同じように高く，しかし情報のインプット・アウトプットは遮断されていて，アミン系の調整はほとんどゼロなので，空間の右手前下方にプロットされる。

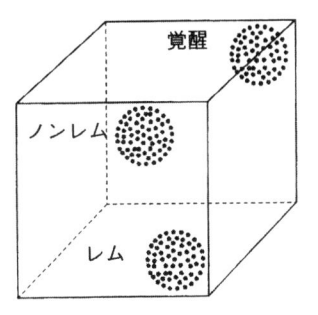

図 2.8
正常の睡眠周期。意識は AIM 空間内で楕円軌道を取る。この楕円の形は周期ごとにやや異なる。ノンレムからレムに移行するにつれて。領域から領域への変化速度も異なっている。また，覚醒からノンレムへの移行は遅く，ノンレムからレムへの移行は速く，レムから覚醒への移行は非常に速い。

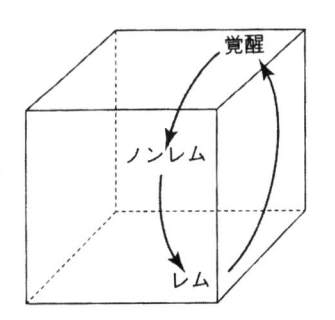

はない。3 つの次元があることは，覚醒，睡眠，夢の関係にも通じるモデルであるといえる。さらに，A, I, M のそれぞれの時間ごとの値を代入すれば，意識状態の経時変化を目で見ることができる。

意識の境界

意識には境界がある。それは正常な精神生活の範囲を定める境界でもある。この境界を移動させたり取り外したりする催眠などの心理的手段や薬物のメカニズ

ムを研究することが，意識の解明につながるはずである。こうした研究で手が届くのは，意識の物理的な境界であるが，それだけでも私にとっては一生かけて続けるのに十分な量がある。そしてその過程で，運が良ければ，読者の心に知的な閃光を投じることができると私は思う。しかし非常に多くの人々は，別の次元の境界に目を向けようとする。すなわち，身体，時間，知覚などの呪縛から逃れることを強く望む。人間以外の生命を発見したり，死者と再び交流したり，永遠に生き続けたりしたいと強く望んでいる。無視できない願望である。だから本書では，こうした願望に関係する現象が，生理学的にどのように説明できるかということも検討していきたい。

この時，現実世界の意識と別の世界の意識を結び付ける特に重要な概念がある。それは解離と呼ばれる現象である。ピエール・ジャネが催眠を鮮やかに説明した時に用いたのがこの解離の概念である。以来，解離は純粋に心理的な現象として精神分析の分野で扱われてきた。しかし，現在では解離の生理学が明らかになりつつある。そして解離は意識の科学的な理解に重要な概念になった。これについては本書5章で述べる。

解離は稀な現象ではあるが，見方によっては正常な現象である。日常的な，しかし意味深長な例を挙げよう。朝目覚めた瞬間，あなたはいつも完全に目覚めているだろうか。それとも完全に目覚めるまでには時間がかかるだろうか。部分的に目が覚めているが，自分の一部はまた眠っているということはないだろうか。朝目覚めてすぐ，しっかりした足取りで手洗いに行ったとしよう。しかしそこでまだぼんやりしていると感じて，また一眠りしたいと思ったことはないだろうか。たとえば私は，今朝目覚めた時，いつもとは違う場所にいて，そこがどこで今日が何日あったかわかるまでにしばし時間が必要だった。そういう経験はないだろうか。

もし上の質問のどれかへのあなたの答えがイエスであるなら，覚醒という意識状態であっても，その中に一部は睡眠という要素が入っている，という経験をしたことがあるということである。これは解離にほかならない。上のような経験は正常のものだが，このような状態の延長線上に，夢遊病や催眠幻覚がある。さらに，幽体離脱や，知覚外の知覚や，宇宙人に誘拐されたという体験。こういったエキゾチックな体験は，どれも寝室で自然な主観的体験として起こり得るのである。

3 覚醒と夢：意識宇宙の両極

　昨夜私は強烈な夢を少なくとも3つ見た。どの夢の中でも，私が実際に知っている建物が異様に変容していた。しかしその変容は何らかの意味が暗示されるものであった。

　第一の夢は，私の農場の改築中の納屋と関係があった。私は大工のボブと話をしていた。第二の夢も私の農場で，改築したばかりの家の水漏れと関係があった。農場はバーモントにあるのだが，夢の内容はボストンの私の老朽化したラボに結びついていた。第三の夢は，奇妙でユニークな1912年のオフィス家具に関係していた。これは私の病院の同僚が，マサチューセッツ精神衛生センターの閉院に際して持っていったものである。

　睡眠中に，このような生き生きした自覚を持っているというのはある意味で矛盾している。夢についての記憶がとても曖昧でうつろいやすいことから，記憶に残っている夢は目覚める直前に見たもので，目が覚めるまでの脳の活性化の過程の副産物として生まれたものであるというもっともらしい説がある。しかしこの仮説は正しくない。少なくとも不完全である。スリープラボで睡眠中の脳波をモニターすればそれがわかる。脳波には，目覚める30分か40分前，あるいは50分前から，低電圧の速いパターンが認められる。このパターンは通常は最もはっきりした覚醒の時のみに見られるものである。つまり，私の脳は電気的に活性化されていたということである。いわばスイッチが入り，一見すると睡眠中であっても，意識が生き生きとしていたのである。「一見すると」と言ったのは，注意深く観察すれば，私の指や顔の筋肉が，そして最も重要なのは，私の眼球が，小刻みに運動していたはずだからである。スリープラボでは，眼球運動に伴う電気的活動は，眼電位図 electrooculogram（EOG）によって増幅記録することができる。これが急速眼球運動 Rapid Eye Movement；REM である。レム（REM）睡眠は，睡眠周期中の，脳の活動が活発な時期にあたるのだ。

　レムもある意味で矛盾した現象である。矛盾とは，睡眠中に起こる活動という

3 覚醒と夢：意識宇宙の両極

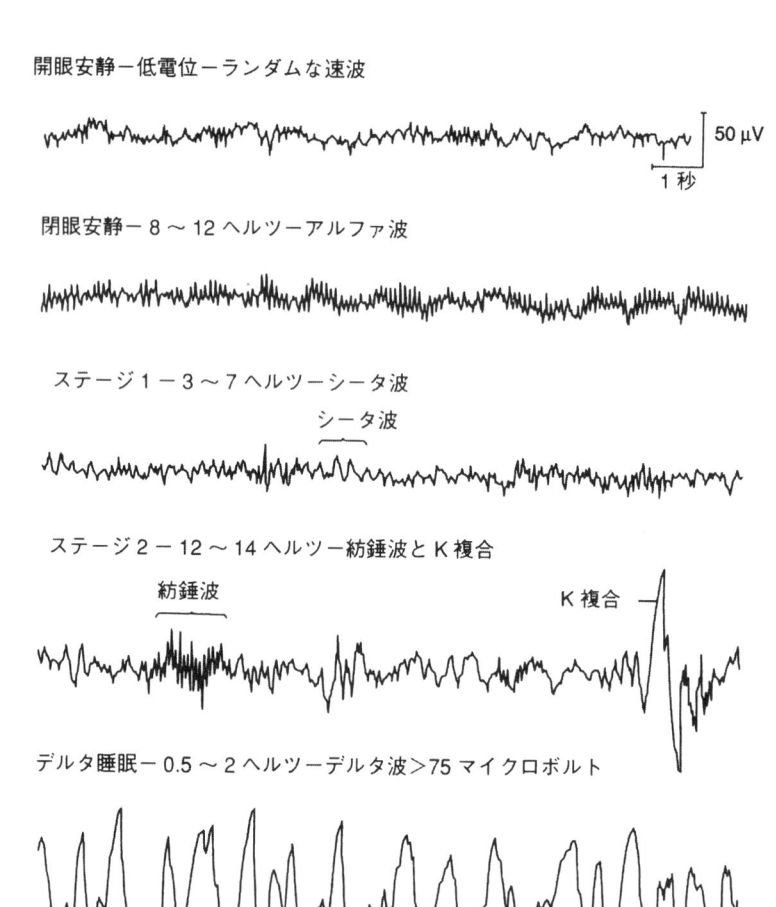

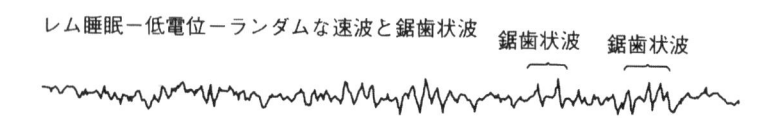

開眼安静－低電位－ランダムな速波

閉眼安静－8～12ヘルツ－アルファ波

ステージ1－3～7ヘルツ－シータ波

ステージ2－12～14ヘルツ－紡錘波とK複合

デルタ睡眠－0.5～2ヘルツ－デルタ波＞75マイクロボルト

レム睡眠－低電位－ランダムな速波と鋸歯状波

図3.1 ヒトの睡眠。各段階の脳波を示す。（ホブソン，1998より）

ことだけでなく，身体が生理的に非常に強く抑制されているのにもかかわらず活動が生じるからである。この抑制は，筋電図（EMG）を取れば明らかで，筋肉が完全に弛緩している。睡眠周期の各時期と覚醒における脳波を図3.1に示した。この脳波と，筋肉のトーン，眼球運動，意識状態（覚醒，睡眠，夢）の関係は図3.2に示した。これらの3つの電気的サインが睡眠中に同時に起こることが，私が昨夜見たような鮮明な夢に強く関係するのである。このサインが強ければ強いほど，それだけ夢は鮮明になる。私のケースでは，レム睡眠の強烈さの背景には次の3つの要因があると考えられる：（1）旅行準備期間中に，レム睡眠の剥奪があった；（2）そのような睡眠の損失は，旅行そのものによってさらに拍車がかかった。それにより私の脳のレム睡眠のサイクルが変化した。レム睡眠が足りなくなったともいえる；（3）昨夜の私は仕事の義務から解放されていて，無防備に好きなだけ深く睡眠を取ることができた。

　すなわち，私の夢の強烈さは，私のレム睡眠の強さに比例していたのである。そしてレム睡眠の強さは，直前の過剰な覚醒に比例していたのである。強烈な覚醒が，強烈な夢を生む。覚醒と夢は，意識という宇宙の両極にあるかのようである。それに対応する脳内の状態も明らかになりつつある。

　昨夜の私の3つの夢はどれも，私の現実生活のエピソードが，意外で，滑稽で，悩ましい方向に変容したものであると言える。奇妙だがそれでいて明白な意味のある変容から読み取れることは，内容のテーマが比較的一定であることと，常に強い情動がそこにあることである。

　一方で驚くべきことは，視覚のイメージの変換である。感情の増幅である。夢と現実の区別がつかなかったことである。これらは，夢という意識変容に共通する形式だが，同時に，脳の生理的な変化の形式でもある。薬によって脳を変化させた場合も同様である。私の仮説は，このような脳の変化が，直接的に意識状態の形式の変化を引き起こすというものである。

　この仮説を私はすでに科学的な事実であると考えている。その理由をこれから読者に示したい。この仮説から，脳と心が同質であることが導かれるのだが，その説明の概要を述べてみよう。

視覚的イメージ

　夢の中で何かをはっきりと見たとする。それは納屋でもいい。家の中のパイプでもいい。病院にあるアンティークな家具でもいい。その時に，脳の視覚を司る

3 覚醒と夢：意識宇宙の両極

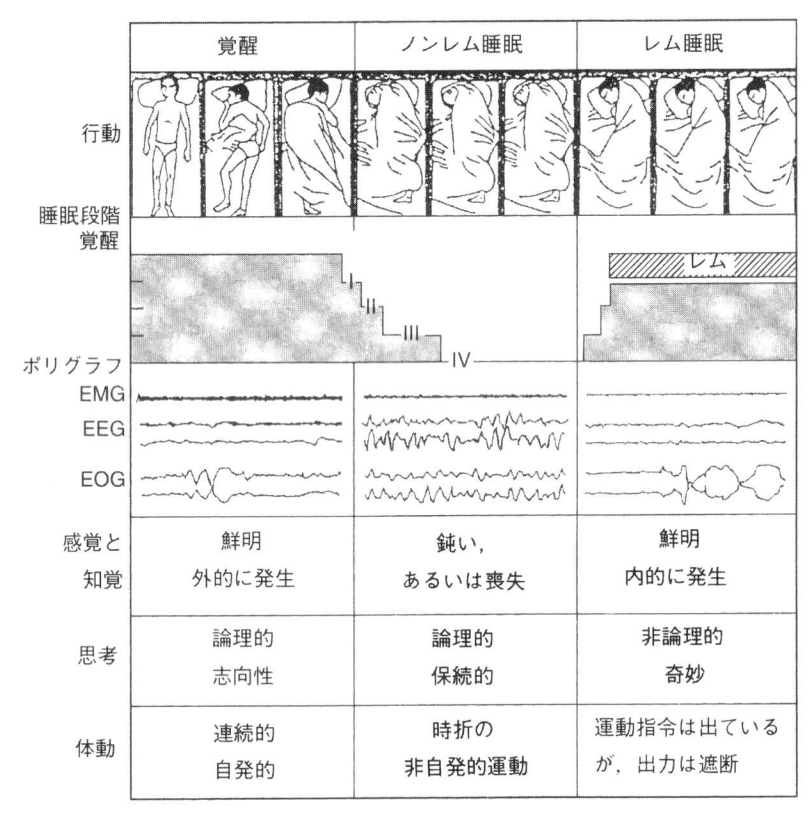

	覚醒	ノンレム睡眠	レム睡眠
行動			
睡眠段階 覚醒 ポリグラフ		I, II, III, IV	レム
EMG			
EEG			
EOG			
感覚と知覚	鮮明 外的に発生	鈍い，あるいは喪失	鮮明 内的に発生
思考	論理的 志向性	論理的 保続的	非論理的 奇妙
体動	連続的 自発的	時折の 非自発的運動	運動指令は出ているが，出力は遮断

図 3.2 人間の 24 時間
覚醒，ノンレム睡眠，レム睡眠の特徴を示す。
筋電図（EMG）は覚醒が最も活発，ついでノンレム睡眠，レム睡眠の順である。
脳波（EEG）と眼電位図（EOG）は覚醒とレム睡眠で活発だが，ノンレム睡眠では非活発である。図中の記録は約 20 秒間。(Hobson and Steriade, 1986 を改変)

部位は，覚醒している時の視覚とほぼ同じように活動しているに違いない。もちろん全く同じというわけにはいかない。目は閉じているし，網膜は何の光刺激も受けていないからである。それでも，夢はとにかく鮮明に目に見える。見えるイメージは現実の雑多な混合ではあるにしても，とにかく見える。ということは，脳の視覚を司る部位，たとえば視覚連合野が活動していなければならず，そして脳の内部から生まれたシグナルが高度に統合されていなければならない。

「高度に統合」という言葉の意味は，時間，空間，運動が，すべて緊密に結び

ついて，現実らしくなっているということである。私の夢で，ボブは，私がいない間に彼がした納屋の仕事を見せてくれた。膨大で，広範囲で，思い切った仕事であった。私がまず驚いたのは，納屋が以前の2，3倍の大きさになっていたことである。のみならず，内部が石の構造でいくつかに区切られていた。(ちょうど，私がこの夢を見ているときに滞在していた島にある遺跡によく似ていた)。

こうしてみると，「高度に統合」という言葉にはもう1つの意味がある。混合である。つまり，夢を見ている脳‐心では，前日に私が見た遺跡と，バーモントにおける私の未完成の仕事が混合しているのである。あたかも私の脳が，ばらばらの要素をひとつの全体に統合しようとしているかのようである。そして統合という目的のため，矛盾の検討は棚上げにしているかのようである。

さて，次の光景は，古い納屋の木製の壁であった。それはセメントの壁で周りが巧みに囲まれ隠されていた。私がこの壁を剥がすと，アコーディオンドアのように折り畳まってしまった。100フィートも長さがある壁が一気にである。私は，これでいいんだというようにボブを見て，互いの心が通じ合ったように感じて安堵した。

睡眠中には私の網膜は光の刺激を受けていない。しかしスリープラボの脳波記録を見れば，脳の視覚部位が活動していることがわかる。そしてEOGを見れば，視覚運動野も活動していることがわかる。これらを総合すれば，夢の中の視覚的イメージは，このような視覚機能の活動の結果であると考えることができる。

私はスリープラボで眠るのは好きではないので，苦労してナイトキャップという機器を開発した。これを使えば，自宅のベッドでレム睡眠の脳の活動を測定できるのである。もし私がバーモントの納屋の夢を見ている時にナイトキャップを装着していたなら，ボブが私に納屋の壁を示していたときには，眼球の激しい運動が記録されていたであろう。アコーディオンドアは，眼瞼のけいれん様の動きに対応していたのであろう。

ボストンに帰ってから，私は10夜連続してナイトキャップを装着して眠った。自然に目覚めた直後に夢の内容を想起するという研究のためである。今朝の私の3つの夢の報告がそのサンプルである。

ナイトキャップは，カントリー調のバンダナと，頭部の動きをモニターする額のセンサーと，上眼瞼のバンドエイドのようなセンサーから成る装置である（図3.3）。ナイトキャップを付けて眠ることに慣れないうちは，私の睡眠は浅く，すっきりせず，レムはほとんどなかった。夢も味気ないものだった。しかし3夜か

37

3 覚醒と夢:意識宇宙の両極

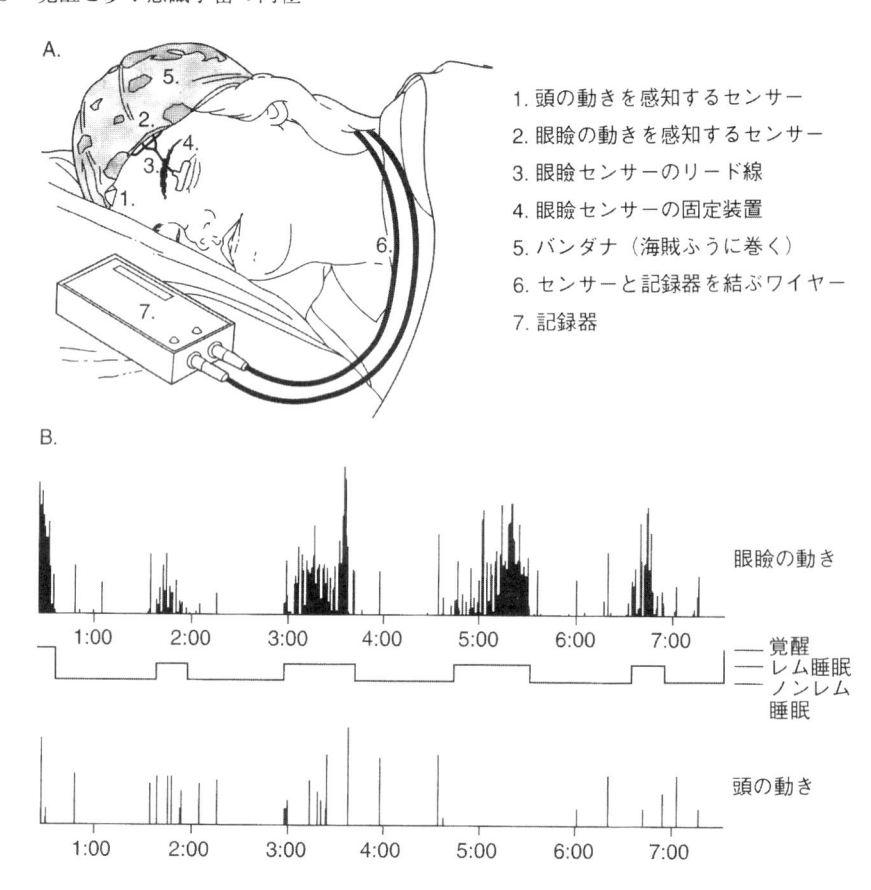

A.

1. 頭の動きを感知するセンサー
2. 眼瞼の動きを感知するセンサー
3. 眼瞼センサーのリード線
4. 眼瞼センサーの固定装置
5. バンダナ(海賊ふうに巻く)
6. センサーと記録器を結ぶワイヤー
7. 記録器

B.

眼瞼の動き

— 覚醒
— レム睡眠
— ノンレム睡眠

頭の動き

図3.3 ナイトキャップ
A:ナイトキャップ装着中の被験者。眼瞼運動センサー(4)が左眼瞼に付けられており,バンダナの下(2)に留められている。頭の動きセンサー(1)は,バンダナ(5)の下で,額の右側の上にある。2つのセンサーのリード(6)は,被験者の頭の後ろから,ベッドカバーの下の記録装置(7)につながっている。
B:ナイトキャップによる記録の例。上段:眼瞼運動。中段:ナイトキャップによる記録の分析に基づく睡眠周期。下段:頭部運動。これは標準的な記録の例で,339分のうちの295分(87%)である。(Ajilore et al., Psychophysiology 32:93, 1995より)

4夜目には,予期されたとおり,レムのリバウンドが来て,実に叙事詩的な夢を私は見た。こうした叙事詩的な夢を見ているときは,眼球が強く運動している。図3.3のレム期2,3に示したような運動である。私が大いに驚いたのは,こうした叙事詩的な夢のいくつかは,強いレム期の早期に見たものだということであ

38

った。このレム期は再開し長く強く続いた。ナイトキャップの記録計と連動しているテープレコーダーに私が夢の内容を録音した後までも続いていたのである。レム期の中には，4，5回の急峻なピークを持つレムが含まれていた。ということは，私は覚えていないだけで，4，5回の壮観な夢を見ていて，目を覚まさなかったからそのまま記憶に残らなかったのだろうか。

　私のナイトキャップ経験を，大規模で体系的な研究データから解釈すると，私の提唱する「等型の原則」が支持される。すなわち，夢の強さと夢の長さは，レム睡眠の強さと長さに比例する。レム睡眠の強さと長さは，それ以前の覚醒状態の精神内容，特に感情の色彩のある内容の強さと長さに比例するのである。

　私の夢の視覚的イメージが，モザイク状で奇異であるという事実そのものが，脳の視覚を司る部位の自動的な活性化と等型であると言える。

　また，視覚的ネットワークの中で，納屋一般，私の納屋，島の遺跡，セメントと石などがほぼ同時に活性化されていた。これらと私は昨夜「たわむれて」いたのである。

　夢を見ている時の視覚システムの活性化についてのデータを総合すると，等型という概念がキーワードであるという結論に達する。目覚めている時の視覚体験も，この等型という概念が重要であると言える。ここから導けることは，夢のような視覚的イメージを引き起こす幻覚剤は，夢と同じ視覚活性化の作用と覚醒状態の視覚を保つ作用の両方をあわせ持っているということである。覚醒と夢の生理学的な相違であると推定される点を表3.1に詳述した。意識の機能的側面は第一列に，相違は第二列に，その相違の生理学的基盤は第三列に，それぞれ記してある。本書ではこの推定の根拠について論じていくことになる。

　最初に，これらの推定のうち，脳-心等型の原則から導かれるものをチェックすることができる。視覚系が，PET，SPECT，fMRIなどの最新のニューロイメージングを開発した科学者に注目されているのはある意味で当然である。覚醒状態の視覚に関連する細胞レベル，脳の領野レベルの活動については非常にたくさんの知見がある。したがって，ニューロイメージングの基礎である血流測定によって，神経細胞レベルのマッピングを試みようとするのはごく自然な研究の流れである。このようなマッピングによって，夢や幻覚剤による意識の変化における視覚についての研究に必要な基礎的知見も得られる。

　すでに画期的な結果はいくつか得られている。今後はもっと多く得られるだろう。レム睡眠中の夢に関する初期のPET研究では，等型の原則によって予測さ

3 覚醒と夢：意識宇宙の両極

表3.1 夢の生理学：覚醒との相違

機能	相違	原因（仮説）
感覚のインプット	遮断	シナプス前抑制
知覚（外部）	減弱	感覚インプット遮断
知覚（内部）	増強	感覚表象を貯蔵しているネットワークの脱抑制
注意	喪失	アミン系調整の減少によるシグナルノイズ比の減少
近時記憶	減弱	アミン系の調整回復のため，活性化された表象が記憶に貯蔵されない。
遠隔記憶	増強	記憶表象を貯蔵するネットワークの脱抑制により，意識へのアクセスが増加。
見当識	不定	内的に首尾一貫しないシグナルがコリン系により生成される。
思考	理性は不定 論理は弱まる 過剰な連合	注意，記憶，意欲の喪失により，正しい順序と首尾一貫性が障害される。分析が類似に置換される。
洞察	内省は喪失	注意，論理，記憶の障害により，二次・三次表象が弱まる。
言語（内部）	作話	アミン系の調整回復のため，言語が論理の抑制から解放される。
感情	挿間的に強まる	扁桃体のコリン系の過剰刺激とこれに関連した側頭葉の部位が情動の嵐を引き起こす。これはアミン系の支配を脱している。
本能	挿間的に強まる	視床下部のコリン系の過剰刺激と辺縁系の前脳が固定された運動プログラム発動の引き金となる。ただし実際の活動には至らない。
意欲	弱まる	トップダウンの運動コントロールと前頭葉の遂行機能が，皮質下の脱抑制ネットワークの活性化を制御しきれない。
アウトプット	遮断	シナプス後抑制

J. Allan Hobson, Fundamental Neuroscience, May 8, 1995

れるように，大脳皮質の視覚野が選択的に活動していることが明らかにされている。しかし，視覚早期の段階である後頭葉のV1野とV2野の活動は示されなかった。より高次の視覚連合野に，覚醒よりレムにおいてより多くの血流が来ていることが観察された。われわれの最初の仮説では，夢の視覚体験は，覚醒と同様，網膜からの神経シグナル（外部の世界のコードする）が，視床の外側膝状体と一次視覚野（V1とV2）に送られて成立すると推定していたが，事実はそうではなかったようである。

レム睡眠では，V1もV2も必要としないし，実際に使われてもいない。なぜなら実際，夢の視覚には網膜も膝状体も無関係なのである。結局，夢の視覚の細かい部分は，覚醒の視覚と似ているというだけで，同一ではないということである。私が夢で見た納屋は，細部まで視覚的に描かれた物ではなかったのだ。実際のところ，夢の細部は視覚的に大きく変容している。そんな異様な納屋を私が納屋であると信じて疑わなかったのはむしろ驚くべきことである。夢の視覚内容についてはまだまだわかっていないことがたくさんあり，最新のPET研究によって過去の常識がどんどんくつがえされている。

視覚と他の感覚のモダリティとの統合については，研究結果はおおむね一致していて，頭頂葉弁蓋部の過剰な活動が大きな役割を持っている。この部位は，視覚，空間，運動が融合する部位である。この部位が損傷されれば夢を見ることができなくなるが，視覚中枢が損傷されても夢を見ることはできるのである。

情動が優位

私はボブが納屋を魔法のように変容させたことに満足だった（キメラのような建築を変だとは思わなかった）。しかしその一方で不満だったのは，農場の家の水漏れの場所がわからず直せないことだった。この夢はある意味で夢の典型である。混乱とネガティブな感情が表れている。特に，不安と怒りである。この夢では，認知のうえでの混乱と，情動のうえでの不快さが影響しあって双方が悪化している。良くはなっていない。その葛藤が異様な建築として表れている。これは私のラボの同僚のスティックゴールドとともに，いま実際に経験していることでもある。

スティックゴールドは，われわれのメインルームのベンチと流しとフードを外し，ラボのメンバーのためにデスクやキャビネットやコンピューターなど設置しようと計画している。しかしこの計画は金がかかるので，私は懸命に抵抗している。

3　覚醒と夢：意識宇宙の両極

スティックゴールドは言う。「パイプを切って，蓋をすればいいでしょう」私がスティックゴールドに，どういうふうにやるつもりかを尋ねた時のことである。

昨夜の2番目の夢は，バーモントだった。ボストンではなかった。しかし，スティックゴールドと彼の助手は皆そこにいた。私はリークを止めようとしている。水道を使おうとするとリークして天井と壁を濡らすのである。現実にも，水を出す前に蛇口のキャップを交換しないとそういうことは起きる。しかし夢では，パイプは両側が切断されてキャップをかぶせられている。つまりリークしないはずである。それでもリークしている。それも大量に。

私は階段を上ったり下りたりして何とかリークを止めようとしている。ボブたちは冷ややかにそこに立っているが苛立ちを隠さない。ふと，列をなしている無数のパイプが目に入る。絶望的にからみあっている。しかしなぜか魅力的である。なぜか暗示的である。私はしめたと思い，みんなに尋ねる。この家はアンティークでなかなかいいと思わないか。変だし，パイプはなってないけれど。

「お・も・わ・な・い」彼らは一斉に叫ぶ。

一瞬，息を飲んだ私は答える。「なら，どうして出ていかないんだい」

この夢のシナリオは，私の現実生活を反映している。私は，われわれの研究室内の対立の激化を予感していたのである。しかし，夢以外でそれを口にしたことはなかったのだ。

等型の原則に従えば，レム睡眠においては，私の脳の情動は，視覚と平行して活性化されていなければならない。また，第一の夢と第二の夢における脳の情動の活性化にははっきりした相違がなければならない。第一の夢では，私の納屋の変容に対して，不安感はあまりなく，悲しみもなく，むしろうきうきしていた。第二の夢では，パイプの水漏れがどこかわからず直せないことに途方に暮れていて，同僚の配慮のなさに怒っていたのである。

ニューロイメージングのテクニックが開発されるまでは，覚醒や夢のような正常の意識状態における脳内の活動について知る方法はなかった。側頭葉てんかん患者の脳波検査は，発作の焦点の同定には役に立ったものの，レム睡眠中の脳の情動に関連する部位の選択的な活性化を示すことはできなかった。しかしニューロイメージング研究によって，これが明らかにされた。ベルギーのピエール・マケ Pierre Maquet が，情動を司る辺縁系がレム睡眠中に活動していることを世界に示したのである。この日，フロイトは草葉の陰で驚愕したに違いない。プライマリーな過程思考（情動に駆動された認知という意味である）の生理学が，初

めて科学的に実証されたのである。さらには、レム睡眠中の人間で、脳幹が選択的に活性化されていることが示された。それはネコやラットでは既に示されていたのと同じ部位、橋と呼ばれる部位だった。すなわち、動物実験で示されていたレム睡眠コントロールの細胞・分子レベルの所見が、人間にも適用できるということであった。われわれの推測通りだったのである。

扁桃体は、恐怖の座と考えられている。マカクザルでは、この扁桃体が選択的に、両側性に、強く、レム睡眠中に活性化されることが確実な所見として示されている。扁桃体に加えて、前部帯状回も活性化される。扁桃体も前部帯状回も、情動と他のモダリティの意識の体験（知覚、思考、運動）との統合部位であると考えられている。

以上から言えることは、夢においては、フロイトが想定したように、情動が権力を握っているということである。しかしフロイトの説と異なるのは、レム睡眠で原始的な感情が激しくかき回されて変装していると仮定する必要はないことである。必要なのは統合だけである。現実生活の複雑で厄介な問題との統合である。そうすれば、そこから透けて見える意味が理解できる。私の夢の壊れたパイプが好例である。

不可解なのは、第一の夢では喜んだり満足したりしていたのに、第二の夢では怒りが前景だったのはなぜかということである。PETやfMRIがその回答を出してくれるかどうかはまだわからない。ポジティブな夢とネガティブな夢のニューロイメージングの比較は次のステップの研究である。すでに、サンディエゴのジリン Gillin のグループがFDG PET 研究のデータを出していて、夢の中の不安スコアは、外側頭頂葉と内側前頭葉の活動に相関することが示されている。

夢見る脳の化学バランス

夢についてのPETとfMRI研究からは画期的な所見が次々と得られている。その中で特に注目したいのは、認知機能の低下、すなわち、記憶力の低下、失見当識、意欲低下、判断力低下、洞察力の欠如などにかかわるデータである。これらの結果として、夢の特徴である生き生きとした幻視と強い情動が生まれている。そして確かに、PETやfMRIでは、脳の過活動が予期された通りの部位に認められている。すなわち、視覚連合野（夢の幻覚）と扁桃体（恐怖、高揚感、怒り）である。

上記の私の3つの夢のいずれにおいても、これらの特徴ははっきりしていた。

3　覚醒と夢：意識宇宙の両極

　それなのに私は，私のバーモントの納屋が実際とはあまりに異なっていて，とうてい自分の納屋とは思えないことに気づかなかった。ありえない変容についてさえも気づかなかった。私のバーモントの家のパイプは，ボストンのラボのパイプと混じりあった物であった。これらの明らかな矛盾は，夢の奇怪さのまさしくその本質である。目を覚ました状態では，このような知覚がもしあれば，早く精神科医にかかったほうがいいと言われるだろう。

　何が起きているかがきちんと把握できない。行動を統制できない。自分の体験が幻想かどうかもわからない。つまり，批判的な判断能力が欠如し，反省する能力も欠如し，洞察力もなくなっている。これらの能力は，覚醒している意識においては遂行機能として非常に重視されているもので，これらがなければ一人で途方に暮れた幼児のようになってしまう。夢の中がちょうどその状態である。

　たとえば考えてみよう。第三の夢で，なぜ私はその部屋が完全に想像上のものだとわからなかったのだろうか。あんな部屋は現実のマサチューセッツ精神衛生センターには存在しない。私はそこに38年も勤めているのだ。知らないはずがないではないか。私はなぜ疑いの気持ちを持たなかったのだろうか。アンティークな1912年の家具があるはずがない。なぜ夢見る脳が創り出した物だと思わなかったのだろうか。

　夢の中で私は，同僚（カール・シュワルツのように見えたが，実のところ全く違う人物だった）が自分のオフィスに年代物の戸棚を運び去るのを見ても何とも思わなかった。私は夢の中であっても泥棒や略奪者ではないつもりだ。それともそうだったのだろうか。私の良心は，自己批判力や自己指示力とともに溶けてしまうのだろうか。

　この第三の夢，建築的に奇異な夢が，他の2つの夢と比べて同じぐらい典型的で，そして有意義であることに疑いがない。考えてみよう。なぜ家具が実際とは違っていたのか。なぜカール・シュワルツがまだそこにいたか。なぜ彼が本物らしく見えなかったのか。そして何より，なぜ私はこれらの矛盾に気づかず，すべては夢であるという明白な事実にたどりつかなかったのか。

　PET研究が行われるようになるまでは，こうした矛盾についての唯一の生理学的な手がかりは，睡眠中にはセロトニン系とノルアドレナリン系が弱まっているという動物実験のデータのみだった。セロトニンとノルアドレナリンは近時記憶の成立に必須の化学物質だが，ノンレム睡眠では50％減少し，レム睡眠ではほぼ100％機能を失っている。すなわち脳は，電気的には活動していても，アミ

ン系は著しく低下しており，近時記憶がひどく損なわれているということになる。近時記憶が失われ，覚醒している意識に必要な知覚とストーリーの一貫さは失われてしまう。そこで次のような仮説が考えられる：

セロトニンがない。ノルアドレナリンもない。
↓
近時記憶もない（単に脳の不活発のためにほとんど思い出すことができないだけではない）。

　幻覚剤の話を持ち出さなくても，この原則から明らかに，ノルアドレナリンあるいはセロトニン（あるいはグルタミン酸とドーパミン）を妨げる何らかの内因性の化学物質があれば，覚醒していても，夢のような非連続性と非一貫性に満ちた意識状態になると予想できる。しかし，それでもまだ説明がつかないのは，なぜ夢の中では物事の矛盾に気づかないのかということである。何かの機能が脳から失われているはずである。統合や，確認や，記憶などの低下だけでは説明できない何かの機能が。

　それは前頭葉外側穹隆部の機能であると推定するのが妥当であろう。この機能はワーキングメモリーと呼ばれている。前頭葉外側穹隆部は，意志や計画も司っていると考えられている。前頭葉の内側や眼窩面は，社会的な判断や洞察を司っていると考えられている。

　しかし，レム睡眠で前頭葉の血流が選択的に低下しているとは推定されていなかった。脳波でそのような所見が見られなかったからである。レム睡眠で前頭葉の脳波が遅くなっていないのはなぜだろうか。いやおそらく遅くなっているのであろう。チューリッヒのアレックス・ボーバリー Alex Borbely のグループは，睡眠開始時にそのような所見を認めている。戻ってもう一度見てみよう。そのためには前頭葉の脳波から，眼球運動の筋電図を除去する必要がある。そしてもっと感度のよいタスクを用いる必要がある。そのような方法で心理学者のリチャード・デビッドソンは，前頭葉の脳波は単に遅くなっているばかりではなく，左前頭葉は右よりも相対的に不活性になっていることを示している。

　意識状態の変化には，ポジティブな側面とネガティブな側面がある。これが覚醒と夢の大きな違いである。この２つの側面はいかにして融合しているのだろうか。これについては推定することしかできない。実験条件における脳内の部位同

3 覚醒と夢：意識宇宙の両極

士の相互作用がその根拠となるデータである。その第一は，情動と理性の双方向性の相互作用である。人は情動が高まり過ぎると（つまり，辺縁系の活動が優位になると），理性が弱まる（つまり，前頭葉の活動が低下する）。これはまさに夢の状態ではないだろうか。

レム睡眠中のこの双方向性の作用を，脳機能のレベルで見ることができる。脳内の感情を司る部位（扁桃体）が過活動になっている。遂行機能を司る部位（前頭葉）は活動が低下している。その結果は，情動が権力を握ることになる。理性的な思考は苦戦し，ついには敗北する。馬は情動のままに暴れだす。それが夢である。「感情的になってはいけない」という言葉がすべてを言い表している。トップダウンのコントロールを失えば，情動が支配することになるのだ。

夢では思考をまとめることができない。記憶機能が大きく損なわれているからである。少なくとも覚醒においては洞察するチャンスがある。立腹，不平，苦情，その他なんでもいい，配偶者や友人を立ち去らせるようなネガティブな感情が繰り返し出てくれば，それを自己観察し，当惑するはずである。

夢ではコントロールを失うばかりではない。コントロールを失っていることに気づきさえしないのである。夢と夢にはつながりがない。夢の中の場面場面にもつながりがない。私が思うに，昨夜の3つの奇妙な夢は，1時間かせいぜい2時間の間に私の心に浮かんだのであろう。1回のレム睡眠相の中での意識体験だったと思われる。

だが私は1つの場面から次の場面に，どれだけの洞察力を持っていくことができたのだろうか。全くゼロである。これは火を見るより明らかである。なぜなら，ひとつの夢が終わるたびに私ははっきりと覚醒し，夢の細部を思い出すことができ，それが夢であるという十分な洞察を得ていたのにもかかわらず，次の夢の場面ではそれが全く生かされていなかったからである。私は何度も何度も完全にだまされていたのだ。私の橋が，私の扁桃体が，私の海馬周辺の皮質が，私の前部帯状回が，私の視覚連合野が，私の頭頂葉弁蓋部皮質が，最高速度で回転し，私の前頭葉外側穹隆部は覆い隠されてしまったのである。

私が目を覚ましたとき，私はすぐにそれまで夢を見ていたとわかった。しかも，記憶を整理して次の日には夢の記録を書き留めることができたのである。いったい何が起きたのだろうか。私の脳の，活性化／非活性化のバランスは元に戻ったに違いない。仮に24時間PETを撮っていれば，そのような所見が出たはずである。

しかしまだ厄介な疑問が残る。脳機能のこのような反転が生ずるメカニズムは何か。血流が劇的に変化しなければならないはずである。眠りに落ちる時も，目を覚ます時も。

これは脳に対して畏敬の念を起こさせる疑問である。いまのところその答は推測することしかできない。自律神経系からの類推が1つの方法である。それは，末梢のアミン系とコリン系の機能と，中枢の機能の関係である（ここにも血流が関係していると推定されている）。

一般にアミン系は「戦うか逃げるか」の反応に関わっており，血管を収縮させ，筋肉への血流を増加させる。コリン系は休息と回復に関わっており，血管を拡張させる。脳でも同じことが起きているとすれば，特に脳の微小循環系で起きているとすれば，血流の反転（実際にPET研究で示されている）には，脳の皮質下のアミン系とコリン系の神経調整神経細胞の相対的な活動比が関与しているはずである。

ここで私が指摘したいのは，前脳部ニューロンの処理の様式とその局所的な活性化パターンは，いずれも脳幹の神経調整システムによってコントロールされている可能性があるということである。これらの効果は部分的には直接・間接の血流変化と平行している。この血流変化も神経調整バランスの変化によって引き起こされている。この仮説が大筋において正しければ，1つの事実から2つの説明を得ることができるだろう。夢における記憶機能低下と認知コントロール低下の結びつきは，神経調整バランスの変化によるものであろう。そしてこのバランス変化は意識を変容させる。全体としては，記憶過程に干渉する（代謝的効果）ことによって。局所的には特定部位の活性化によって（微小循環効果）。幸運なことに，この仮説は検証可能である。そして少なくともコリン系ではこの仮説通りであることが，すでに示されている。

第 II 部　精神分析を超えて
精神の脳科学

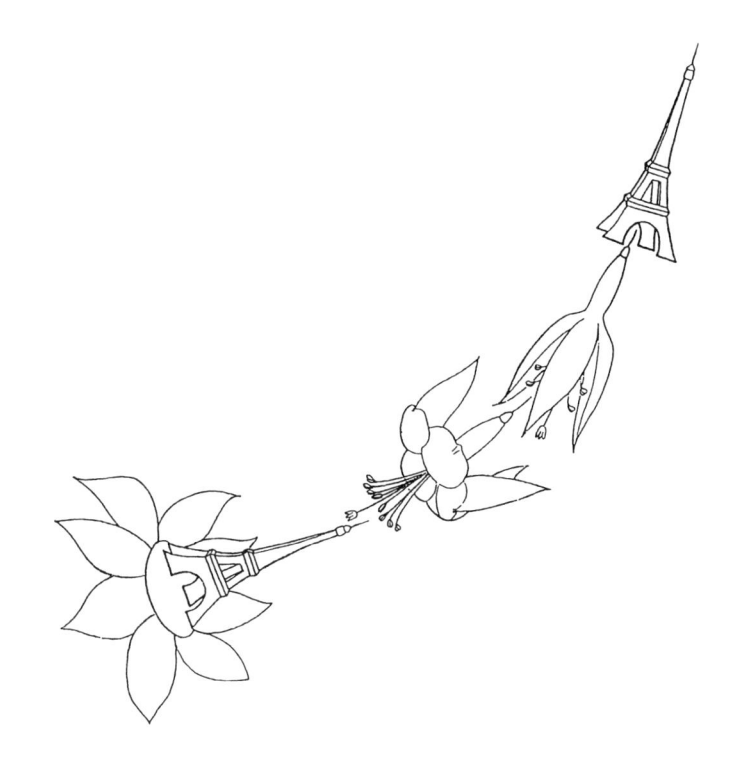

第II部　精神分析を超えて：精神の脳科学

4 夢の脳科学

　1900年，ジグムント・フロイトが彼の夢の理論に基づき精神分析を創始した時，彼はまだ1895年に断念した『Project for a Scientific Psychology』から脱しきれていなかった。このため，フロイトの精神分析には出発点から致命的な欠陥があった。それは，神経系の構造と機能について，まだ充分な知見がないままに，理論を構築したことである。特に，彼の精神分析の基礎となった睡眠と夢についての神経生物学知見は，ほとんどゼロだったのだ。
　現代ではこの状況は大きく変わっている。フロイトは夢と覚醒を精神分析的に説明したが，現代では脳の科学から説明できる。これにより，正常な精神状態の構造についてのわれわれの見方は必然的に大きく変わることになる。また，薬物による意識変容についての理解も深めることができる。
　本章のポイントは，精神療法の効果は，現代では神経生物学的に説明できるということである。なぜなら，精神療法で扱っている様々な概念は，もともと神経生物学から生れたものだからである。

精神分析 vs 起動統合理論
　夢についてのフロイトの精神分析による理論は，「変装検閲仮説」である。この仮説によれば，無意識の中に封印された本能的衝動（イド）が，エゴによる抑圧を解かれ，意識を侵略しようとうかがっているのが夢である。この侵略をくいとめるためにエゴが駆使するのが有名な防衛機制である。圧縮，置き換え，象徴化などの防衛機制によって，本能的衝動は変容し，その結果が夢の内容になる。この内容をもとに無意識の起源までたどるためには，優れた精神分析家による自由連想法と呼ばれるテクニックが必要になる。したがって夢の内容が奇妙なのは，禁じられた本能的衝動が変装して現れているからである。変装しなければならない理由は，睡眠を維持し，禁じられた衝動を闇に葬るためである。この夢理論こそが精神分析の核心にある。そしてそのモチーフはフロイトの理論の中に繰り返

し登場している。もしこの夢理論が根本的に誤っているということになれば，それを土台にした精神分析はまさに土台から崩れ去ることになるのだ。

　フロイトの夢理論への現代の科学からの異論が，「起動統合理論」である。これは 1977 年にロバート・マッカレイ Robert McCarley と私が提唱した仮説である。起動統合理論は精神分析と同様，夢を重視している。夢の理解こそが，精神疾患の心理学的な理論すべての鍵になるという立場に立つ。無意識と意識，さらには感情と認知の相互作用の理解のためには，夢の価値は無限大である。ここまでは起動統合理論も精神分析も見解が一致しているが，その他の点は大きく異なっている。その結果，精神療法についての見方も全く異なっている。これについては本書 16 章に述べる。

　起動統合理論では，夢は睡眠における脳の活性化であるとみなす。活性化のエンジンは，脳幹の網様体である。ここまでは覚醒と異なるところはないが，全く異なるのは，活性化のメカニズムである。夢と覚醒の相違の原因はこれにつきる。覚醒においては，ノルアドレナリン系とセロトニン系が脳の活性化を調整している。しかし夢ではそうではない。この意味で，夢は意識の変容であり，幻覚剤を飲んだ時に似ている。また，この意味で，脳とはドラッグストアなのである。脳は自前の薬を貯蔵しており，それを機に応じて放出したり止めたりする。脳は，入眠期には覚醒に近い活性化の状態にあり，徐々に活性は落ちていくが，深夜のステージⅡ（図 3.2 参照）には再び覚醒に近い活性化状態になる。一方，脳幹の神経調整のスイッチによっても活性化状態は劇的に変わり，これが覚醒とレムの相違になっている。

　夢の内容はなぜ奇妙なのだろうか。その理由は，ノルアドレナリンとセロトニンが欠落するため，大脳皮質と海馬の機能が損なわれ，脳本来の整然とした論理的な一貫性が失われ，替わりに奇妙で遠隔的な連合が作り出されるためである。このように夢の奇妙さは脳の科学から説明できる。フロイトのいう変装や検閲というのはこじつけの解釈にすぎない。夢は神経生物学的な理由で宿命的かつ根源的に奇妙なのである。精神分析的に説明できるものではないのだ。誰もが経験しているように，夢では情動が優位になり，認知が混乱する。これは，脳の化学的な状態がそのまま表面化したものにほかならないというのが起動統合理論である。

　しかしだからといって，夢には心理学的な意味がないというわけではない。逆である。夢の中に溢れている情動は，ナマのままで重要な意味を持っていると，起動統合理論はみなしている。変装も検閲もされていないのが，夢に現れる情動

である。解釈などする必要はない。防衛機制は夢には無関係である。夢の情動は，神経生理学的メカニズムにより，レム睡眠中に活性化されたものにほかならないのである。

　レム睡眠においては，辺縁系，傍辺縁系，視床下部が活性化される。そしてこれが夢における歓喜や不安や怒りの根源である。このように言うと，フロイト学派の発言に少々似ているように聞こえるかもしれない。これはフロイトの言うイドのことではないか。睡眠中に興奮し意識を侵略するイドではないか。しかしそれは全く違う。起動統合理論によれば，情動の中枢の活性化は，生理学的に決定された事象であって，フロイトのいう無意識の欲動の出る幕はない。強い情動が生れ，認知や行動が強く影響されても，それは生理学的な現象にすぎない。さらに重要でしかも決定的なことは，夢の情動が夢の内容の奇妙さの原因なのではない。情動が変装したり中和されたりして，奇妙な内容になっているのではないのだ。それどころか夢の情動は，夢の中の思考と協力する形で，夢のストーリーを作り出す。このストーリーは変装も中和もしない素のままのものなので，精神療法の材料として大いに役に立つものである。

　起動統合理論の観点からすれば，夢とはそれ自身が解釈である。なぜなら，表面的な内容も潜在的な内容も，フロイトの古典的な神経生物学と精神分析の夢理論のように，1つの現象の表と裏にすぎないからである。フロイトの変装検閲仮説によって夢を解釈することは，単にそれ自体が誤りであることにとどまらず，夢の特徴であるナマの情動の重要性という揺ぎない真実を無視するという重大な誤謬につながるのである。起動統合という現代の理論を活用して精神分析を行えば，フロイトが求めたが到達できなかった精神分析，つまり確固たる神経生物学に基づいた精神分析を行うことができる。

　表4.1に，夢についての精神分析による説明と起動統合理論による説明を対比した。両者が大きく異なっていることがわかるであろう。その結果，夢の利用法も精神分析と起動統合理論では正反対になっている。夢の理論が変革されれば，精神病の理論も必然的に変革する。しかしそれに立ち入る前に，表4.1の心理学への強い影響についてもう少し検討していこう。同時に私は，精神分析のもうひとつの根本的な誤謬についても指摘したい。この誤謬の源は1890年代にフロイトが用いた神経生物学にある。それを指摘することは，ここ一世紀における，脳 - 心の概念の進歩と変革を浮き彫りにするという意味で重要なものである。

　フロイトは，神経系の活動はすべて反射であると考えており，反射以外に自発

4 夢の脳科学

表 4.1 夢の変容状態を説明する 2 つのモデルの比較

夢の現象	精神分析理論	起動統合理論
扇動	抑圧されている無意識の願望	睡眠における脳の活性化
視覚イメージ	抑圧による感覚のレベルへの回帰	より高次の視覚中枢の活動
妄想的観念	一次思考	前頭葉外側穹隆部の非活性化によるワーキングメモリーの障害
奇異	欲求の変装	過剰な連合の生成
情動	エゴの二次的防衛反応	辺縁系の活動
忘却	抑圧	器質的健忘
意味	隠蔽	明白
解釈	必要	不必要

的な活動があるとは全く考えなかった。したがって彼は夢という現象（あるいは精神病）を，脳の化学的なバランスの変化による自然な結果であると考えることができなかった。この誤った観点を出発点として，彼は正常な精神生活の理論を築いたのである。フロイトの理論による精神生活は，本能の欲動と心理学的な防衛の葛藤の産物という，本質的に病的なプロセスになった。フロイトにとって，夢は健康なものではなかった。夢が正常な脳の発達に伴う健康な意識の表れという捉え方を，フロイトは夢想だにしなかったのである。

夢のビジョン

フロイトの精神分析のモデルによれば，心の中のエネルギーや情報の源は，すべて例外なく脳の外にある。ひとつの有名な例は空腹感である。空腹感は体が脳に伝えるサインである。フロイトの有名な「乳房の幻覚」がある。乳児の脳に，体から空腹というシグナルが送られると，乳児の脳は乳房の幻覚を見ることによって，欲動を鎮めようとする。フロイトの夢と精神療法のモデルにおいては，あらゆる視覚イメージは，この乳房の幻覚と同じように，願望充足の二次的なものである。しかしフロイトは知らなかった。視覚系は誕生よりずっと以前に遺伝的に精密にプログラムされており，睡眠中の自動的な活性化もプログラムの範囲内なのである。それは脳内の自発的な化学的変化以外の何物でもない。

しかしだからといって，空腹な乳児が乳房の幻覚を見ることはないということにはならない。また，空腹による睡眠の中断を乳房の幻覚が防いでいることも否定できない。成人でも似た現象として，膀胱が充満してきても，穏やかな夢を見

ていることで睡眠の中断が防がれているということがある。しかしこのように，体の状態や外界の刺激に原因がある夢は稀である。大部分の夢は，偽の知覚による活性化シグナルによって生まれる。このシグナルは脳幹で発生し，前脳を介して知覚として感じられるようになるのである。夢の中に見える物はしたがって一次的な知覚反応である。つまり脳の外に原因があるのではなく，脳幹からのシグナルが視床と大脳皮質に達し，その結果，高次の知覚運動・感情の形を取った物が夢である。フロイトは，夢の中に見える物は二次的産物，つまり脳の外に原因があり，精神力動的に修飾されていると主張したが，これはもはや完全に時代遅れの理論である。しかしこのフロイトの説が公然と否定されることがないばかりか，神経心理学を取り入れた精神分析家が逆にフロイトを擁護するのを目にすることさえいまだにあるのだ。

夢の妄想

夢では内省する能力が失われている。これはフロイトも指摘したことである。人は夢の中では妄想的なことを信じている。自分は目を覚ましていると思っている。空を飛ぶことができ，途方もない高さから墜落しても死なないと信じている。これは精神病に似ているとフロイトは考えた。夢の中の妄想的な思考は，原始的な思考であるといえる。それは自己愛的で，万能感に溢れ，自己批判に欠けるものである。しかしなぜ夢ではそういう思考になるのだろうか。そこにはどういうメカニズムがあるのだろうか。意識をイドの侵略から防衛するためでないことは確かである（なぜなら，既に意識は原始的な思考に侵略されている）。ここは器質的な要因を考えなければならない。夢の中の思考の特徴である，見当識障害や記憶障害についても同様である。

夢の中で内省する能力が失われ，誇大的で，洞察力がないことの理由は，前頭葉外側穹隆部のワーキングメモリーシステムが停止しているからである。これはノルアドレナリン系とセロトニン系が抑制されているためであると考えられる（やや強引にたとえば，ノルアドレナリンとセロトニンは，記憶，見当識，判断力を司る化学物質である）。

しかしここで，おいちょっと待てよ，と言われるかもしれない。内省や判断などに必要なシステム？ それはフロイトのいうエゴそのものではないか？ 前頭葉皮質はフロイトのいうエゴにあたるということではないか？ 睡眠中にイドを看視するエゴの機能が弱まる，というのと同じではないか？ 確かに，睡眠中に

4　夢の脳科学

は前頭葉外側穹隆部が非活性化され，脳 - 心から洞察や判断や熟考のような認知機能が奪われる。しかし前頭葉外側穹隆部が眠ることを「望む」という証拠はない。幻覚や妄想や過剰な連合や感情に駆動された認知機能が，イドの抑制からの解放であるという証拠もない。そういうフロイトの理論よりも，高次の認知機能（大脳皮質）と低次の感情（辺縁系）の両方が同時に作動し，脳幹と相互作用しているというメカニズムのほうが現代でははるかに有力である。

　最も，すべての心理学的な現象が，脳幹のような低次の，しかしきわめて重要な構造の機能に帰着するとするのはやりすぎであろう。たとえば，脳幹が眠ることを「望む」といったとすると，これは擬人的表現の限度を超えている。レム睡眠初期に呼吸が抑制されるのは，脳幹の呼吸中枢が「死の願望」を持つというようなものである。しかしフロイト学派にこれを使わせてはいけない。そんなことをすれば，学祖フロイトの説に逆戻りすることになってしまうだろう。

　死といえば，フロイトは呼吸という現象をどのように理解していたのだろうか。脳幹の代謝エネルギーや化学的シグナルという概念を，フロイトは全く持っていなかった。呼吸も反射の1つであると考えていた。すなわち，酸素の不足や二酸化炭素の過剰に対する反応が呼吸であると捉えていた。もちろん呼吸にはそうした要素もある。しかし，呼吸中枢の最も重要な特性は，自発的なリズムである。これは外界刺激からは完全に独立したものである。この意味では呼吸は夢に非常によく似ている。呼吸も夢も，自発的な脳内のリズムである。のみならず，呼吸と夢は相互作用している。睡眠をコントロールするシステムからのシグナルによって，呼吸のスピードは変化している。このシグナルが非常に低いレベルになれば（たとえば睡眠時無呼吸），睡眠から覚醒し，呼吸のスピードが増すのである。

　私が精神分析を批判しすぎているとか，けなしているなどと言われる前に，1つのことを指摘しておきたい。ナルコレプシーという，日中の過剰な眠気を主症状とする病気がある。ナルコレプシーはつい最近まで，精神分析によって治療されていたのである。夢の解釈や自由連想法で，この症状の源を幼児体験に遡って分析していたのである。ナルコレプシー患者に対する精神療法に意味がないとは言わない。社会生活や家庭生活の援助のため，精神療法には大きな意味がある。しかし，症状そのものの治療には精神療法は効果がない。有効なのは，覚醒を高めレム睡眠を抑制する薬である。脳幹のアミン系の神経調整システムを活性化することにより，過剰な眠気を取り除くのである。残念ながら，ナルコレプシーの根本的な障害は，精神分析の射程である幼少期より以前に原因がある。遺伝子に

あるのだ。ナルコレプシーに限ったことではない。精神的な症状の多くは，精神分析が幼少期や思春期の対人関係に原因をいくら求めたがっていても，実際には遺伝子に原因があるのだ。

夢の奇怪さと情動

夢の内容が奇怪なことについての精神分析的説明には多くの問題がある。精神分析では，夢の内容は防衛の産物で，無意識の願望が検閲を受けて変装した結果であると解釈する。ここで第一の，そして最も根本的な問題は，もしそうなら，その検閲は明らかに失敗しているということである。夢の多くは，本書にここまで書いてきたように，明らかにナマのイドのような性格を持っている。強力な情動が満ちあふれている。夢の中の恍惚感は，最も恥ずべき裸のナルシシズムから来ているといっていいかもしれない。夢の中の怒りは，大量殺人をする時のような憤怒から来ているといっていいかもしれない。しかし，夢の精神分析理論のもっと大きな問題は，夢の中の不安の存在である。悪夢の不安はパニックにまで達することがある。これでは防衛になっていない。これをどう説明するのか。

フロイトは，夢の中の不安が自分の理論の最大の問題であることを知っていた。もし検閲が成功しているのなら，それほどまでの不安が夢に現れる必要はないはずである。逆にもし検閲が失敗しているのなら，不安な夢からはすべてただちに覚醒するという結果になるはずである。どちらの問いにもフロイトは答えられなかった。しかしもし，われわれの説（起動統合理論）のように，不安や恍惚が，睡眠中の辺縁系の自動的な活性化による原始感情によるものであるとすれば，問題は消滅する。変装検閲をはじめとする精神分析の夢理論のすべても消滅する。フロイトは，脳-心の自発的な活性化というものを認めていなかったし，睡眠中には辺縁系が活性化するという知識もなかったから，夢の不安についての問いからは逃げざるを得なかったのである。

起動統合理論にしたがえば，辺縁系は自発的に不安を放射するものであり，同時に反射的にも不安を生み出すものでもある。この意味で起動統合理論では，一定の不安や恍惚や怒りは，夢においても覚醒においても正常な存在であるとみなしている。ここでわれわれは性格と気分の理論に足を踏み入れている。どちらも，情動の混合物であると定義しなおすことができる。ここでいう情動とは，社会を生きていく中で，個人個人から発散されるものである。不安を正常とみなす観点は，きわめて革新的である。そして同時に，ダーウィンがかつて唱えた，不安は

適応的でコミュニケーションの手段であるという理論とも整合性がある。不安，恍惚，怒りという3つの情動システムがレム睡眠で選択的に活性化さるという事実は，生存のためにはこの3つが重要であることの明白な証拠であると言える。少なくとも，防衛機制システムを仮想するよりはずっと理にかなっている。

　ポジティブな情動（恍惚，幸福，愛情，エロス，歓喜など）は，人間同士の結びつきのために何より重要なものである。正常な人々が適切な社会生活を送るうえで欠かせない。ポジティブな情動が許容範囲以上に減ずるのがうつ状態で，逆に許容範囲以上に増すのが躁状態である。人が不法薬物を求めるのは，気分を高揚させるためである。正常な脳は，夜間にはこのポジティブな情動プログラムをオフラインにすることによって適切に作動している。夢における歓喜のようなポジティブな情動は，人間同士の結びつきのために脳内に備わっている蜜が溢れ出していることの現れと解釈すべきで，夢の防衛の失敗という解釈は不適切である。

　怒りも，生き残るために必要な感情である。敵にやられる前に，怒りを発露することによって敵に警告することができる。敵とは，ライバルでも，侵略者でもいい。あらゆるものを含む。物理的あるいは心理的な自分の領土を侵そうとする者である。怒りによって，人は自分の望む距離を示すことができる。怒りから自らを解放することは，当然ながらとても難しい。ダライ・ラマは，敵である中国人を愛するように説いた。ダライ・ラマのようなカリスマ的リーダーの教えがあっても，しかし凡人には怒りを消し去ることは難しい。そして，夢の中に怒りが非常によく見られることは言うまでもない。この観点からすれば，夢の目的は原始的な自己を変装することではなく，逆に表面に出すことである。もしダライ・ラマには夢の中でも怒りの体験がなかったとしたら，ポジティブシンキングが脳-心の境界を超える力を持っていることの強力な証明であると言えよう。さらに，怒りを減じる（または，喜びを増す）ことが，精神療法によって可能であることの証明にもなる。シンプルな自己暗示の効果も期待できることになる。

　不安は，精神科の臨床で最も重要な情動の1つである。不安が過剰になれば，本人にとって破壊的だからである。実際，不安はしばしば過剰になる。しかし起動統合理論によれば，不安にもプラスの面がたくさんある。不安は決して幼少時の虐待のサインなどではない。幼少時の虐待は現実である。トラウマも現実である。そして強い不安が虐待やトラウマに結びついているのも現実かもしれない。しかし，不安がカタルシスによって解消するだろうか。無意識の底にある傷を切開することによって解消するだろうか。そんなことができるとは到底思え

ない。

　夢の中で体験される不安は，夢の内容の奇怪さに並行している。夢で人は道に迷う。途方に暮れる。電車に乗り遅れる。船に乗りそこなう。おかしな服装をしている。周囲の状況がわからない。誰が誰だかわからない。それどころか，なぜどこかに行こうとしているのかさえわからないこともしばしばある。こうした夢と不安の結びつきの1つ1つがそんなに重要だろうか。私にはそうは思えない。こうした夢の語ることには，何ら新しいものはない。人は厳しい社会で生きている。そこでは常に，一人一人が行動の適切さを問われているのである。不安を消すことができると信じるのはナンセンスである。不安を減らす，それならできる。手に負える程度にまで減らすことならできるだろう。しかし不安を完全に消すためには，情動そのものを消す以外にない。

夢の忘却

　夢の内容は忘れやすい。それは強い抑圧がかかっているからだという説明は，非論理的で認め難い。非論理的であるという理由は，フロイトの言うように欲求が変装しているのなら，それを抑圧する必要はないからである。変装しているのなら，思い出したからといって傷つくことはないはずである。したがって忘れなければならないから忘れるというのは非論理的である。それに，抑圧がかかるとかかからないとか以前の問題として，人の無意識の内部には，夢の内容のすべてをしまっておくスペースがない。精神分析では夢の量を過小評価している。その理由は，夢を見ている時間は覚醒直前のごく短時間であるとフロイトが考えていたためである。そして実際，人が思い出すことができるのはこの短時間の夢にすぎない。だからこそ強制覚醒による研究が重要なのである。研究によれば，人は一晩の眠りのうち，少なく見積もっても90分間は夢を見ている。しかし思い出せるのはそのうち多くて5パーセントである。全く思い出せないことも多いのだ。

　したがって精神分析理論では夢の忘却を説明できないが，起動統合理論では容易かつ確実に，これを器質性健忘の一種であると説明することができる。記憶に必要な物質であるノルアドレナリンとセロトニンが，レム睡眠中には使用停止になっているため，前頭葉のワーキングメモリーの回路が大きく弱まっている。このため夢が記憶に入力されない。確かに，夢の内容は思い出せない。しかしそれは，フロイトが言ったように，夢の内容が本人を傷つけるからではない。内容が無意味で思い出す価値がないからである。したがって精神療法の際に，夢の内容

に焦点を当てることにはあまり意味がない。

夢の脳科学を精神療法に応用する

　私は夢を見るのが好きだ。夢の内容を語り合うのも好きだ。友人とも，同僚とも，家族とも語り合う。特に妻と語り合うのが好きだ。それが何か害になるとは思えない。かといって，益になることもなさそうだ。しかし話としては，天候やニュースよりは確かにおもしろい。大ヒットした映画や小説くらいおもしろいこともある。夢では情動が前面に出ているためであろう。また，偉大な文学作品と同様，自分自身に関する内容だからであろう。

　これと本質的に同じ立場を，私は精神療法の患者や学生に対して取っている。正常な心の働きについて夢から学べることは豊富にあり，正常に潜む異常の種子のすべてを夢ははらんでいると教えている。夢の内容は非常に精神病的なので，夢について語る時，重症の精神病患者と同じ土俵に立つことができる。私の夢について考える時も，精神病患者の夢について考える時も，実際の精神病の体験に近づくことができるのである。

　幻覚を体験するとそれにとらわれてしまうことを，私は理解することができる。妄想であることを他人から説明されても不愉快だし無意味だということを理解することができる。どちらも，夢の体験からの理解である。どんなに奇異な内容の夢でもそれが現実だと信じているから，奇異だということ自体は，自分が正常でないと考える理由にはならないことがわかる。そしてさらに重要なことは，夢での幻覚妄想の体験を直接・間接に利用して，精神病の体験を理解し共感することができるということである。

　ただしこのような夢の効用を，過小評価も過大評価もしないように私は気をつけている。実際の幻覚は，夢の中の幻覚よりはるかに恐ろしくダメージも大きいことは明らかである。それを実体験する方法がある。1つの方法は睡眠剥奪で，もう1つは頭部外傷である。私はどちらの経験も1回ずつある。しかし夢はほとんど毎晩見る。そしていつも「われわれ」と「彼ら」の境界は曖昧であることを自覚する。しかし私は，自己暗示によって私の脳-心に働きかけ，後から夢の狂気を思い出すようにするという経験を重ねた結果，学生や患者に，自分自身の状態をモニターし望む方向に変えるための認知的なテクニックを教えることができるようになってきた。つまり，正気な時の訓練によって，狂気の時に自分が狂気であるとわかるようになる。もしそれがわかれば，何らかの認知的なテクニックによって自分の狂気をコントロールできるチャンスが生れるのである。

第II部　精神分析を超えて：精神の脳科学

　私の統合失調症の患者の一人が教えてくれた鮮やかな実例がある。彼女は，寝室で天井のタイルを数えることによって，幻視を止めることができたと言うのである。なぜこの方法が有効だったのだろうか。眼球運動の自発的なコントロールによって，また視覚世界のある特定の場所に注意を向けることによって，また認知機能を外界の分析に積極的に用いることによって，彼女は内的な（したがって，夢的な）イメージの創造と外的なイメージの創造のバランスを正常に戻すことができたのである。

　ただし彼女は，抗精神病薬を飲む前にはこれができなかった。そして抗精神病薬を中断していた時期にも全くできなくなってしまった。そこで私は，彼女の自己コントロール能力を，服薬の必要性の強化に利用することができた。また，おおまかではあるが，ドーパミン受容体のブロックが精神症状の改善に役立つことも説明することができた。これについては本書16章で述べる。いまここで述べておくべきことは，夢の中の精神病症状をコントロールする方法は，1つは覚醒すること，もう1つは明晰夢（本書p.71）にすることであるという事実をみれば，脳内の化学バランスを操作することが精神病の有効な治療であることが，私にも，患者にも，学生にもわかるということである。この治療とは，精神療法でも，薬物療法でも本質的には同じなのである。

　私が身につけたもう1つのテクニックがある。元となったのは私の記憶障害と患者の記憶障害である。何よりもまず第一に，近時記憶が失われることがいかに破滅的かが，夢の体験から私にはよくわかっているということである。夢では，内容につながりがなく当惑することが非常に多い。近時記憶が失われると，途方に暮れ，何が何だかわからなくなり，非常に不安になり，堂堂巡りをしてしまうものである。夢の経験を最大限に利用することで，私は，健忘症候群の患者に強く共感することができる。そしていっそうの説得力を持って，治療全体を進めていくことができる。

　治療法の1つは，自己プライミングである。年齢を重ね，忘れっぽくなるにつれて私は，物を覚えるためには時間と努力をすることがわかってきた。もう1つの治療法は不安と健忘を切り離すことである（私は夢で，不安と健忘が悪循環的に影響しあうことを学んだからである）。人の名前を思い出せない時，腹を立てたり不安になったりするのではなく，扁桃体を安全な港に導き，落ち着いて助けを求めるか，または自分の記憶サーチエンジンがデータにたどり着くのをゆっくりと待つのである。これが有効なことはしばしばある。

不安と記憶サーチの相互作用のネガティブフィードバックは，昔から知られている。精神力動的な言葉で言えば，抑圧である。記憶障害を抑圧の産物であると考えるのである。この概念は根強いので，「記憶が抑圧されている」と一度も口にしたことがない読者はいないだろう。つまり，そこには無意識の葛藤があるとみなしているのである。

しかしもっと単純明快な説明もある。それは，データを記憶の中に見つけることができないという単純な理由のために，当惑し，不安になり，ますます思い出せなくなるという，不安と記憶サーチエンジンの悪循環に陥るという図式である。だが考えてみると，健忘はとても日常的な現象なのである。人は毎晩，夢の中で健忘を体験している。その結果不安は高まっているだろうか。もし健忘が葛藤によるものではなく，脳の複数の領野の競合によるものであるとすれば，夢の中の健忘の理解によって，覚醒時の健忘が理解できるようになるだろう。ここで心に留めておくべきことは，年の功としての知識は，少ないことからたくさんのことを学ぶということである。つまりストラテジーである。少なくなっている自分の認知能力を，パニックになることでさらに失いたくはないだろう。持っている能力は失わないように大切にし，その使用に充分な時間をあてるようにしたほうがいい。

幻覚剤を利用した精神療法

誰もが夢を覚えているわけではない。覚えていたとしても，その大部分はつまらない内容である。したがって，夢は現象としては力が弱すぎて，そこから得られるものなどないと考えがちである。そして狂気と正常の境界が曖昧であるという認識や，狂気から得られるものがあるという認識も忘れられがちである。

そこで，夢よりも力が強いものである薬物を治療に利用するという手段が浮上する。LSDのような薬を使えば，意識を確実に変容させることができるのである。この手段を支持する人々は，薬によって得られた精神状態こそが超越的な境地であると主張する。すなわち，LSDのような薬は，自然世界の隠された側面をわれわれの眼の前に開いてくれるだけでなく，質的にユニークな別世界を体験させていくれるというのである。

20世紀半ばのドラッグカルチャーの時代には，このような考えを持った人が多かった。レスター・グリンスプーン Lester Grinspoon とジェームズ・ベイカラー James Bakalar は，『幻覚剤再考』という本を書いている。この本によれば，

1950年から1965年の間に，幻覚剤の臨床効果についての論文は1,000以上発表されており，投与された患者は4,000人以上にのぼるという。LSDが治療薬として使われた疾患は，心身症や神経症，統合失調症と自閉症，さらには犯罪者やアルコール症のリハビリテーションからターミナルケアにまで至っていた。LSD治療の美点を賞賛する，哀愁さえ帯びた調子の論文も書かれた。その内容は冷徹な内省というより，大げさな自己暗示と信仰告白に近かった。その一例として，ある女性の手記を紹介しよう。彼女は4年の精神分析の後に，23回のLSDトリップを体験することによって，フロイト理論の正当性が確信できただけでなく，症状も治癒したというのである。

> 私は気づいた。自分が意識の上では優しい母親で立派な市民であるのに対し，無意識の中では，殺人犯で，性的倒錯者で，人喰いで，サディストかつマゾヒストだったのだ。おぞましい発見だった。が，この発見以来，歯科医への恐怖感がなくなった。私の首と喉のクリックも，腕の緊張も，寝室でカチカチいっている時計への恐怖感もなくなった。性的な絶頂感も味わえるようになった・・・
> 9週間にわたる9つのセッションが終わって，それまで不治だった冷感症が治ったのだ。そして5カ月目の終わり，私は自分が完全に生まれ変わったと感じた。その感じはいまも続いている。(『幻覚剤再考』，1997，p.198)

信仰告白の例としては有名なハリウッド俳優ケアリー・グラント Cary Grant を挙げよう。彼は舞台の外でも劇的な人物に変容した。LSDのセッションを100回行った結果である。

> 最初に起きたことは，自分のその時の姿を見たくないということだった。それから閃光が走った。私にはわかった。自分のパターンを作ることができたのだと。まさしく私が生み出したパターンに違いないと。この体験は，はじめて生まれた時のようだった。私はその時に生まれ変わったのだ。(『幻覚剤再考』，pp.198-199)

こうした派手な実例があるのにもかかわらず，LSDの臨床効果を科学的に検証した研究は行われていない。いまでは法律で禁じられてしまっているため，そのような研究ができる可能性はない。それは悲しむべきことか，喜ぶべきことか

は議論の余地がある。保守派は法による悪の抑圧を評価する。リベラルは政府によるいかなる抑圧も批判する。

　25年という歳月は，安全な距離である。この距離があれば政治的な色彩を取り除くことができる。LSDをはじめとする幻覚剤についての論文には，2つの重要な前提があったのである。どちらも問題のある前提であった。それどころか，全く根拠のない前提であったとさえ私は考えている。

　第一の前提は，幻覚剤が不快な感情を消すということである。憂うつや，不安や，罪の意識や，怒りが消えていく。そして逆に自分を受け入れ，寛大になり，信仰心が生まれ，感覚が研ぎ澄まされる。つまり精神療法を受け容れやすくなるだけでなく，治療の目標そのものも達成されるということである。

　第二の前提は，幻覚剤が，退行，病的観念除去，強烈な変換，象徴的なドラマなど，いずれも精神分析的な精神療法のゴールとされているものをもたらすということである。

　この2つの前提から，精神分析の弱点がありありとわかる。その1つは，治療によってよくなったのか，よくなったように見えるだけなのかを知る術がないということである（これはいかなる種類の精神療法にも言えることである）。また，精神分析のカタルシスモデルへの固執である（カタルシスモデルとは，より悪くなることを通して，回復することができるという仮説である）。

　幻覚剤とも精神分析とも違った新しい治療法，それが，夢の利用である。それも，従来の精神分析的利用ではなく，夢についてのわれわれの新しい見方，加えて，夢にアクセスし，入り込み，さらには内容をコントロールするテクニックなどの武器を駆使した利用である。幻覚剤が人体に永続的な害をもたらすという明確な証拠はないが，短期的には，急性の錯乱や，判断の障害，過剰な行動などが現れるのは確かである。対照的に，夢は，幻覚剤と同じように激しい体験ではあるが，妄想的な希望を懸けさえしなければ完全に安全なことは保証ずみである。しかも合法的である。それに無料である。自己の清教徒的な性格も吝嗇な性格も同時に満足させることができる。夢では辺縁系が理性を開放するからである。

第 II 部　精神分析を超えて：精神の脳科学

5　解離，催眠，自己暗示の脳科学

　薬を飲むことができないとしよう。理由はアレルギーでも，薬恐怖でも，単に用心深いということでもいい。それでも意識状態を変えることはできる。たとえばリラクゼーション。瞑想。ポジティブシンキング。催眠。催眠では，必ずしも深いトランスに入る必要はない。それでも歯科治療や出産や癌の痛みを催眠によって減らすことができる。

　これらはすべて，解離と呼ばれる現象に関係している。解離とは，複数の意識状態の混合状態である。かつて解離は病的な状態と考えられていた。ジーン・マーティン・シャルコーの症例がよく知られている。その女性は解離の状態になると，言葉を失い，痛みを知覚しなかった。その一方で意識はあるように見え，言葉や痛みに関する生理的な機能に障害はなかったのである。彼女はヒステリーと診断された。しかし解離は正常な脳 - 心の状態の産物であるとみなすこともできる。現代の睡眠と夢の科学がそれを示している。さらにいえば，シャルコーの症例と同じように，解離を故意に引き起こすこともできる。自己暗示によっても，他人からの暗示（たとえば，催眠術師，セラピスト，あるいはベッドパートナー）によっても，これは可能である。

　シャルコー（図5.1）とジグムント・フロイトは，解離の心因説の提唱者としてよく知られているが，フランスの精神科医ピエール・ジャネ（図5.2）を忘れてはならない。解離についてのジャネの研究は，詳細かつ厳格をきわめている。たとえば，睡眠での意識の変化と催眠の間の類似性を最初に指摘した（表5.1，図5.3も参照）のはジャネであった。実際，彼は somnambulism（文字通りの意味は夢中遊行である）という用語を造り，催眠術のトランスを記述した。もちろん，当時は脳についての知識は不十分であり，解離の生理学的メカニズムを解明することまではできなかった。

5 解離，催眠，自己暗示の脳科学

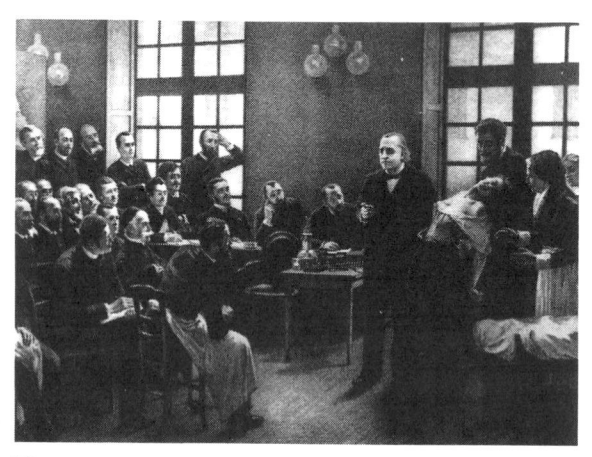

図 5.1
ジーン・マーティン・シャルコー（1825-1893）。フランスの神経科医。意識変容の劇的なデモンストレーションと画期的な解釈で有名である。この図はパリのサルペトリエール病院で彼が行った催眠の様子である。患者の訴える症状は従来の神経学では説明不能だった。フロイトはこれを見たのをきっかけにして，精神分析を開発した。フロイトはシャルコーの弟子で，患者の無意識の性的葛藤が症状を生んでいるという教えに感銘を受けた。しかしシャルコーもフロイトも，彼らを魅了した解離という現象の神経メカニズムについて何も知らなかった。
（アンドレ・ブルーレ Andre Brouillet 画。アンナ・フロイト博物館の好意により転載。）

解離とは何か

解離とは，意識のモジュールの本来の結合が外れバラバラになることである。意識のモジュールとは，知覚や記憶などを指している。解離では，たとえば知覚や運動が，記憶や意識から離れた状態になる。被験者は意識的な記憶がない指令を実行するのである。実際には催眠にかけられている間に指令を知覚したのだが，それを思い出すことができないのである。これは後催眠暗示として知られている現象である。

解離は現象としては非常に劇的で，臨床的意義も大きい。しかし最近まで脳内メカニズムは全く不明であった。メカニズム解明の第一歩としては，それほど劇的ではないが非常によくある解離について研究するのが得策であろう。ある意識状態と別の意識状態の境界，たとえば睡眠と覚醒のはざまにある入眠時幻覚と睡眠麻痺がその例である。睡眠中のものとしては，夢遊病や明晰夢がある。いずれも，異なる意識状態の混合という性格を持った現象である。

第II部　精神分析を超えて：精神の脳科学

図5.2
ピエール・ジャネ（1859-1947）。心理学者。シャルコーと同様，自然にも生ずる解離という現象が，催眠によっても誘発されることに興味を持った。特に注目したのはヒステリーの女性患者であった。ジャネが強調したのは，人格構造であった。ジャネによれば人格は，意識・無意識の思考や性向が統合されて構築されるものであった。彼はヒステリーを精神活動の低下によると考えた。それが，睡眠中と同じように，様々な程度の解離につながると考えた。ウィリアム・ジェームズのように，ジャネは博学多識だった。膨大な論文と著書を書いた。しかし連合と解離についての脳のメカニズムに基づいた研究は行わなかった。（アクロン大学「アメリカの心理学の歴史」より許可を得て転載）

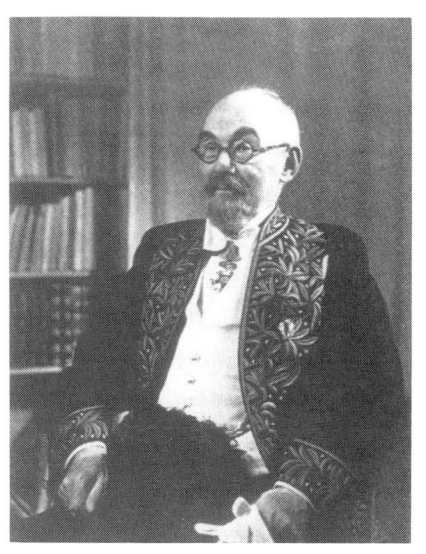

脳のレベルにおける解離

　意識とは現代では「脳が脳自体の活動を認識すること」と理解されている。「脳自体の活動」とは，知覚や記憶や思考や感覚といった機能を指す。どの機能もある程度までは解剖学的・機能的に脳内に局在している。ということは，意識状態とは複数の機能の連合であるということになる。すなわち，意識の成立のためには，複数のコンポーネントの生理学的な基盤が，完全に同期し，完全に統合されていなければならないのである。

　解離の神経生物学的なメカニズムを理解する最短距離は，「分離脳」について知ることであろう。分離脳とは，脳梁を切断した脳のことである。分離脳では，右脳と左脳のそれぞれに意識があるが，右脳は左脳を，左脳は右脳を，意識できなくなる。この分離脳は文字通りの解離である。同じ脳内に，独立した2つの意識が存在するのである。この2つの意識状態はどちらも完全ではない。分離された右脳は，知覚は正常にできるがその意識された体験を言葉で表現することができない。言葉は通常左脳の機能だからである。

　分離脳ほどドラマチックではないが，機能的な離断というものもある。解離の神経生物学で重要なのはむしろこの離断である。たとえば認知機能と情動機能の離断。分離脳は脳の正中部の切断による水平の離断だが，大部分の機能的離断は垂直の離断（脳の高次の領野と低次の領野の離断）である。

5 解離，催眠，自己暗示の脳科学

　脳の神経細胞全体としての働きも，連合-解離という観点から見ることができる。脳の神経細胞は無限といえるほど膨大で複雑である。いかにして統一や調和や同期が可能なのだろうか。要素は一千億と推定されている。意識に関係する細胞の大部分は脳内にあると考えられているが，脳の活動を脊髄と結ぶことも意識の成立にはきわめて重要なはずである。そして脊髄は1メートルもの長さがあるのだ。

　もし神経細胞の中のある一群が常軌を逸する活動をしはじめたら，残りの神経細胞には何が起きるだろうか。本来の活動を続けるか（無意識の解離の準備になる），反乱している神経細胞と一種の交戦状態になり，意識の解離が始まるだろう。

　てんかんは，神経細胞の反乱の極端なケースで，機能的な解離というものが脳に生ずることの好例となっている。てんかんの大発作では，脳は反乱軍に完全に乗っ取られ，カオスになる。小発作では，ごく一部が乗っ取られる。側頭葉発作では，フーグや自動症が生ずる。脳の中の一定の領域が別行動を取るのである。

連合の脆弱な基盤

　神経細胞一個が結合している神経細胞は，1万にものぼる。このような多数の相互結合により，神経系の分裂や逸脱が防止されている。しかし十分に防止されているとはいえない。互いに結合した神経細胞のなかには，化学的に特化したものがあり，神経系の帝国の遠隔地のところどころに独立国のようなシステムを形成している。これらのシステムの多くはオーバーラップしているが，100パーセントには達していない。すなわち，化学的システムは，脳の部位によって著明に異なっていることもあるのである。たとえば，青斑核はノルアドレナリン系に特化しており，縫線核はセロトニン系に特化している。いずれも軸索を広く枝のように分枝し，脳幹の中央から上下に広がっている（図2.3，2.4参照）。

　これらの2つのシステムは空間的に平行関係にあり，時間的に調和していると考えられている。両者は脳の別々の部位に投射するが，かなりの重複もある。脳幹のレベルでは両者は緊密に結合している。これがアウトプットの一時的な同期に関係していると思われる。すなわち，覚醒レベルと外界刺激への受容性に強く関係している細胞群のアウトプットの同期である。

　以上のように，重複や緊密な結合といった形で分裂が防止されてはいるものの，それでもシステムが2つ存在するということは，解離し得るということである。まだこの2つのシステムが自然に解離するという証拠はない。しかし薬物によっ

て一方のシステムを強めたり弱めたりすることは比較的簡単にできる。結果として見られる症状は解離（たとえば健忘）である。あるいは人格は保たれた状態での衝動的な行動や、離人症状なども観察されている。いずれも、連合の過程（注意、記憶など）にかかわる神経系が薬物によって変化すると、結果として解離という現象が生じることを示唆している。

この観点からすると、意識と人格の統合は、神経細胞群同士の力動的なバランス、協調の結果であると考えることができる。

心の戦い―神経調整システムの間の競合

アミン作動性の神経系は、正常では調和の取れた音楽のような調べを奏でており、脳幹のコリン作動性の神経系と相互作用し、いわば対位法の関係にある。コリン系は間歇的に発火する。そしてアセチルコリン（ACh）神経の間歇的な発火は、眼球運動コントロールと厳密に正確に連動していると考えられている。眼球運動は網様体と眼球運動系でコントロールされている。

ということは逆に、極端な眼球運動（上方向への回転や凝視など）によって、コリン系のアウトプットに強い変化を起こすこともできるのである。この系の活性化はレム睡眠の指標であることがわかっている。また、レム睡眠は解離現象に溢れている（たとえば、健忘、幻覚、奇異な妄想、不安、意志によるコントロールの喪失など）ことがわかっている。したがって、コリン系が特に注目されることになる。非常に催眠にかかりやすい人（つまり、解離しやすい）がいる。そういう人は先天的に、あるいは後天的に、コリン系が過敏なのだろうか。それによって、夢に類似した状態が、覚醒に浸みだしてきているのだろうか。この問いに答えるには、コリン系の特徴に目を向けなければならない。脳幹のコリン系は、前脳部に直接びまん性に投射しているのではなく、同側の視床と視床下部に正確に投射している。前脳基底部からは、他のコリン系の神経が大脳皮質に投射している。こうした神経連絡をみると、コリン系は眼球運動指令のフィードフォワード（眼球運動以外にも、歩行のような脳幹によるその他の運動アウトプットもそうかもしれない）の役割を持っていると考えられる。それだけでなく、視床皮質系の活性化のフィードバックコントロールの役割も持っているかもしれない。証明はされていない。しかし、眼球運動の可変性、意志による変化（前脳眼野）、知覚運動増強、ブロッキングなどと密接な関係があることを考えると、この仮説は非常に有力である。

5　解離，催眠，自己暗示の脳科学

脳部位の相互関係と解離

レム睡眠における前頭葉外側穹隆部（ワーキングメモリー，分析的思考，遂行機能の座）から扁桃体や海馬傍皮質のような皮質下辺縁系（情動に駆動された無意識，本能的処理の座）への血流のシフトによって，アミン作動性支配（理性）とコリン作動性支配（感情）のバランスが保たれていることが，最近の研究で示されている。

われわれが直観力と呼ぶものは，実のところ，情動に基づいた無意識の過程と論理的な思考のバランスから生まれるものである。「私はあいつが本当にいい奴だとわかっている。でも何となく腹でわかるんだ。あいつは危ない奴だってことが」。腹でわかるという表現は，自律神経系の活動が胃のむかつきや，心拍数の増加や発汗として自覚されることからくる比喩である。こうした反応は，恐怖や不安が生じた時に，辺縁系によって自動的に発動されるのである。

こうした反応は，時には治療によって抑える必要が出てくる。過去のトラウマの体験が原因で，現在の何でもない体験に対して反応が出てしまうような場合である。治療としては，脳の防御反応を解除する（リラクゼーションや一酸化窒素吸入による）。それによって再学習を成立させるのである。これは通常行動療法の一環として行われるが，アミン作動系を弱め，同時にコリン作動性の神経調整を強めるものである。これは単に情動反応が安全かつ耐えられる程度に起きるようにするだけでなく，過度に一般化された過去の刺激から分離し，現代の状況に応じた文脈に再度連合させるのである。

情動に駆動された認知を故意に増強したい場合がある。ファンタジーや文学的な想像や，力動的精神療法などである。患者を寝椅子に横たえ，何でも心に浮かぶことを言うようにすることによって，フロイトは彼のオフィスから背外側前頭前野皮質を追い出し，患者の扁桃体に手綱を与えようとしたのである。夢に対するフロイトの興味も同じ動機から出ている。

無意識の過程を認識することは，脳と心の研究の究極のゴールのひとつである。そしてもしフロイトが自己分析を成功させたと広言することができるのなら，われわれにもできないはずがない。われわれはフロイトのメタ心理的な仮定に従わなくても，自分の見た夢を楽しむことができるのだ。夢の中に表れる情動を楽しむことができるのだ。

明晰夢

　自分の夢を客観的に「見る」という時，それは事後に夢の内容を思い出すことを指している。普通はそこまでしかできない。そして実に悲しいことに，それさえできない人もいる。しかし逆に，リアルタイムで文字通り客観的に「見る」ことができる人もいる。つまり夢を見ながらそれが夢だとわかっている。いわば脳-心が部分的に解離して，脳-心の中で起きている夢という現象を，別の脳-心の部分で観察するのである。これを明晰夢という。通常は夢を見ている時には弱まっているか失われている自己内省の意識が維持されているのである。明晰夢を見ることができる人は多くはない。しかし学習によって明晰夢を見ることができるようになり得る。

　睡眠の神経生理学と現代の神経心理学によって，明晰夢について明らかにされていることは何か。また，その明らかにされていることを利用して，明晰夢を楽しむ技術ができるだろうか。そして，単なる楽しみを超えた何かを，明晰夢の科学的研究によって得ることができるだろうか。この最後の問いには明快に答えられる。イエスである。明晰夢を見ている時にPETやfMRIの検査をするのである。明晰夢では背外側前頭前野皮質の血流が増して，覚醒状態の遂行機能のレベルまで皮質が活性化されていることが，PETにより明らかにされている。

　夢が続くためには，つまりそれは観察できるためにはということになるが，橋の活動が持続しなければならない。それとともにレム睡眠のすべてのサイン（筋緊張の抑制と急速眼球運動）も持続しなければならない。それはステファン・ラバージ Stephan LaBerge が明晰夢の名人を被験者にした研究で示した。さらに扁桃体の賦活化も，背外側前頭前野に影響しその活動を抑制すると推定できる。ネガティブな感情，特に恐怖も減ずるであろう。

　実際，明晰夢では，ネガティブな感情はあまりなく，ポジティブな感情が優位であることがわかっている。夢のネガティブな効果を抑えるために，明晰夢を利用するという治療さえある。これは悪夢の有効な治療として期待できる。この治療には薬物療法と違って副作用の心配もない。長期にわたる精神療法にも勝る。精神療法では，悪夢の原因として仮定している刺激を発見することも鎮めることもできないからである。明晰夢を利用した治療では，患者は夢の中の恐怖に向って単にこう言えばよい。「ほら，これは私の夢だ。出て行け。楽しみの邪魔をするな」。よさそうではないか。実際，それでいいのである。しかし，実行できるまでには道のりがある。

5 　解離，催眠，自己暗示の脳科学

科学と幻覚剤

　私が明晰夢にこだわる理由は，1つは科学的なもので，もう1つは幻想的なものへの興味である。私が最初に明晰夢のことを知ったのは，ケネディ時代のワシントンでのディナーパーティーであった。当時,催眠はフロイトの指示によって，マサチューセッツ精神衛生センターでは禁じられた技術となっていたが，私は睡眠麻酔による歯科治療を見学したのをきっかけに，催眠を身につけようと思っていた。そのため私は，化学物質を使用しなくても，暗示によって夢を変容させ得るということを受け入れやすかった。当時，私の同僚の多くは，NIHの上司のエド・エバーツを含め，LSDを使った実験をしていた。私はLSDを動物に投与してレム睡眠への影響を見ることは何とも思わなかったが，自分で飲んでみるのは嫌だった。飲んだ時点で精神病状態になることや，後遺症を心配していたのである。

　ワシントンのディナーパーティで私は，メアリー・アーノルド-フォスターの子孫の女性に会った。彼女は『夢の研究』を一冊私に貸してくれた。その本には，明晰夢のテクニックと，その幻想的な喜びが詳細に書かれていた。たとえば，夢の中で望むままに空を飛ぶことができるという。私はそれを読んで興奮を覚えた。そしてアーノルド-フォスターの処方箋を実行してみた。ベッドサイドにノートを置いて夢を記録できる準備をする。そして眠る前に，自分の意識に注意を払うのだと自分に言い聞かせる。そうすれば夢を見た時にそれが夢だとわかる。内容が奇妙に不連続で，時間も場所も人にも矛盾が満ちているからである。

　この単純な自己暗示のテクニックに対する私の反応は三段階であった。第一段階は，1週間たつうちに，記録しきれないくらい夢をたくさん思い出すようになったことである。第二段階として，夢を見ている時にこれは夢だとだんだんわかるようになってきた。最初は半信半疑だった。「現実にしてはあまりにおかしいから，夢かもしれない」というような感覚である。次にこれは夢だという確信に変わった。第三段階では，夢の内容を意志によってコントロールすることが可能になった。助走してから空を飛ぶことができるようになった。夢を中断することができるようになった（いったん目を覚まして記録し，また眠ることができるようになった）。眠る前に意図していた内容の夢を見ることができるようになった（完全に抽象的な万華鏡のような色鮮やかなイメージを知覚するなど）。

　2,3週間の修練の後，私はあちらへこちらへと空を飛べるようになった。有名人（JFKなど）に会えるようになった。夢のようなベッドパートナーと寝る

第 II 部　精神分析を超えて：精神の脳科学

ことができるようになった。ポジティブな感情が溢れ出した。踊りだしたくなるような歓喜。驚き。喜び。ユーモア。エロチックな興奮。もちろん時には恐怖や不安も経験した。明晰夢でない夢が優勢になるとそうなった。

　こうした自己観察実験によって，明晰夢が解離のひとつの顕著な状態であることが間違いないと私は確信することができた。それ以上に，明晰夢から得られることがある。

　第一に，そしてこれは本書のテーマとの関連では最も重要なことだが，われわれは意識を自分の意志で変容させることができるということである。薬を使う必要はない。幻覚剤によって引き起こされる幻想的な体験の多くは，薬なしで得られるのである。エキゾチックな視覚イメージを伴う精神病体験も可能である。カルロス・カステネーダ Carlos Casteneda の想像上のドンファンのような魔術的な行動のシミュレーションも可能である。恍惚感も得られる。とてもエロチックな性的な冒険も可能である。その他には何が可能だろうか。宗教的な体験。神との同一化。不可能であるはずがない。望みさえすれば，得ることができるはずである。エマヌエル・スウェデンボルグはそれを実行した。彼は睡眠剥奪のテクニックを使ってレム睡眠のプロセスを増強し，明晰夢をたくさん見た。私は宗教に興味はないが，やろうと思えば，天使も聖人も三位一体の幻覚も見ることができると確信している。

　第二に，単純で安全で経済的な自己催眠テクニックは誰でもマスターすることができるということである。このことの持つ意味は大きい。精神医学にも，医学一般にも，人間の行動全般にも，大きな意味を持っている。自発的な訓練によって，レム睡眠の夢のような高度に自動的で本能的な状態にさえ影響を与えることができるということは，いわば信念は山をも動かせるということである。ここでいう山とは，生理学的な山である。もちろんこれは両刃の剣である。正しく導かれることも，騙されることもあり得る。騙されるほうの例としては，神の姿を見ることによって，神が存在することが証明されたと結論するような場合である。あるいは空を飛べると信じて，覚醒してからもエンパイア・ステイト・ビルから飛び降りてみるような場合である。

　第三に，自由意志とは，大脳生理学と結びついた現象であることがわかるということである。これは非常に重要なポイントで，詳しい分析に値する。次のセクションで明晰夢の脳内メカニズムについて考察する。そして，すべての解離に適用できる認知神経科学理論を提唱する。「暗示」がキーワードである。

5 解離，催眠，自己暗示の脳科学

明晰夢の脳内メカニズム

　明晰夢を見るためには，脳-心の一部をレム睡眠から分離することができなければならない。その分離した部分は覚醒していて，残りの脳-心が夢を見ている状態になるのである。したがって脳の生理学的状態と化学的状態を，少なくとも局所的には，思考力を用いて変化させる必要がある。何だか妖しげな響きがないでもない。頭の固い科学者の多くが明晰夢の現実を認めないのもよくわかる。

　しかし，明晰夢の脳内メカニズムについての説明はきわめて単刀直入に可能である。すでに確立された認知科学の事実というブロックを組合わせて，決定的な実験を行えばそれでいいのである。

　その最初に使うブロックは，プライミングと呼ばれる記憶メカニズムである。プライミングとは，単語や文章が記憶を呼び覚ますという現象である。これは，単語や文章を呈示されると，関連した単語や文章が容易に認知できるようになるという実験で示すことができる。睡眠，特にレム睡眠では，このプライミングが増強される。プライミングのメカニズムは，関連した単語の神経ネットワークの連合が，呈示された単語によって活性化されると説明できる。

　明晰夢を見るためのアーノルド-フォスターの処方箋は，プライミングの増強トレーニングにほかならないと私は考えている。枕もとにノートを置き，夢を見たらその奇妙な内容に注意を向けるよう自分に言い聞かせる時，私は記憶についての神経ネットワークにプライミングをかけているのである。このネットワークが活性化されれば，レム睡眠になっても充分維持されるものである。私の脳の中で，この活性化された領域は，レム睡眠活性化プロセスによる脳内支配に抵抗できるであろう。

　ではこの神経ネットワークはどこにあるのだろうか。大脳皮質。そこまでは確かである。そして背外側前頭前野皮質の可能性が高い。なぜか。そこがワーキングメモリーの座だからである。ワーキングメモリーとは，その時その時に何が起きているかを把握するために必須のものである。それを分析し，それに基づいて何をするべきかを決定するためにも欠かせない。背外側前頭前野皮質に着目する強い理由はもう1つある。それは，レム睡眠で選択的に不活性化される唯一の領域だからである。レム睡眠における夢で，ワーキングメモリーが障害され，自己内省や意欲のような遂行機能が障害されるという現象と非常によく一致する事実である。

　次に必要なのは，プライミングによって，背外側前頭前野皮質の神経ネットワ

ークをレム睡眠中に活性化させることである。私の考えでは，背外側前頭前野皮質は，他の皮質の活動によって活性化される。ほかならぬこの他の皮質の活動が，夢の奇妙さを生んでいる。そして背外側前頭前野皮質の活動によって，「これは夢に違いない」という感覚が自覚されるのである。いったんこの自覚が生まれれば，ポジティブフィードバックのように，自覚はさらに強められることになる。

　この時，ガラス細工のようにデリケートなバランスが妄想と洞察の間に成立している。明晰夢を見るためには，夢という妄想的なプロセスをそれなりに維持し，観察できる程度に，しかし自分でコントロールできる範囲内にとどめなければならない。バランスを洞察の方に傾けすぎれば，目を覚ましてしまう。妄想の方に傾けすぎれば，明晰夢でない夢になってしまう。

　これはあたかも理性と非理性の間を交互に行き来しているようなものである。どんな時も，どんな状態でも，理性と感情のバランスを保つことは実に難しい。明晰夢の際には，扁桃体の活性が弱まっていると思われる。海馬傍皮質も弱まっているかもしれない。一方で，橋と頭頂後頭接合部の皮質の活性は，夢の幻覚の強さを保つために維持されていなければならない。

　この仮説は実験すれば検証できる。被験者も実験テクニックもある。ではなぜ実験が行われていないのだろうか。計画されたことがないからである。なぜ計画されないのか。第一の理由は，その前に行うべき多くの基礎実験があることである。第二の理由は，明晰夢がそもそも科学的研究の対象として真剣に考えられていないことである。第三の理由は，リスクが高く，研究費がかかることである。PETはいわばスナップ写真である。ある瞬間の脳の断面の血流を捉えるものである。そして明晰夢は睡眠中のある短い時間に限られた現象である。はかないものである。したがってこの研究が行われるまではしばし待たなければならない。その時，私が生きていることを望んでいる。生きて，起きていることを望んでいる。

催眠のトランスとレム睡眠の夢

　睡眠中にこれが夢だということに気づくということを，眠る前に暗示で心に植え込むことができるのであれば，誰かが，たとえば催眠術師が，トランスの状態の時にある特定の行動をするように心に植え込むのも容易なはずである。われわれの多くにとって，トランス状態に入るということ自体がなかなか想像し難いことなので，催眠と夢と明晰夢の類似性をここで説明する必要があるだろう。表5.1に，催眠と夢の並行関係を記した。この表を見る時，また以下の記載を読むにあ

5 解離，催眠，自己暗示の脳科学

表 5.1 催眠と夢の対比

	催眠	夢
外界刺激への反応	減少（深いトランスでは麻酔のレベルまで）	減少（レム睡眠の夢では麻酔のレベルまで）
幻覚	増強（深いトランス）	増強（入眠期の夢。レム睡眠の夢では著明に増強）
運動	減少（深いトランスでは麻痺のレベルまで）	減少（レム睡眠の夢では麻痺のレベルまで）
見当識	時に障害	障害
意志	停止	減少（入眠期）または喪失（レム睡眠）
記憶	健忘。ただし遠隔記憶は増強。	健忘。ただし遠隔記憶は増強。

たって，催眠は睡眠とは違うことを理解しておくことがまず重要である。催眠は睡眠よりも解離した覚醒に近い。そこに睡眠の特徴が入り込んでいると考えるべきである。この意味で，催眠は明晰夢と非常によく対応する。明晰夢は，睡眠に覚醒の特徴が入り込んだものと言えるからである。

感覚

人が催眠状態に入ると，外界についての意識は弱まる。ちょうど睡眠に入る時に似た状態である。対照的に，内的な感覚は強まる。これも睡眠と同様である。ただし睡眠ではこれは直接幻覚（夢）に移行するのに対し，催眠では，幻覚が生じるのはトランスが深くなった場合に限られている。特筆すべきことは，催眠では，深いトランスにおいても，人は外界とのコミュニケーションを維持することができるということである。これが夢との最大の違いである。ただし明晰夢では，これが夢だと自覚した時，直ちに言葉で会話することはできないものの，一定の眼球運動によって，夢を見ているという合図が可能である。

これが意味することは，外界刺激への閾値を覚醒（催眠）では自由に上下できるのに対し，睡眠（夢）ではできないということである。閾値調整が意のままになるかどうかによって，精神内に生まれた知覚刺激が幻覚に達するのが容易（夢）か困難（トランス）かが決まる。催眠のこの特性から，幻覚という最もスティグマに満ちた精神症状が，2つの全く自然な状態でも生れるという主張が力を得ることになる。幻覚は，脳-心の状態の自然な変化による現象なのである。

運動と意志

催眠に入る準備段階として，筋肉をリラックスさせ，運動を停止することが必要だが，これは睡眠に入る時の状態と共通点がある。どちらも，運動系のコントロールを放棄することが必要なのである。このリラックスは，トランスが深まり，レム睡眠が出て来るにつれて，麻痺に近いものになる。運動のアウトプットが積極的に抑制されるのである。深いトランスにおける運動の抑制は，運動ネットワークの極端な非活性化によると思われ，積極的な抑制とは異なると思われる。したがって強い刺激や強い努力によってこれに打ち勝つことができるのである。

ひとつ強調しておかなければならないことは，レム睡眠の夢と深いトランスのいずれにおいても，自発的な運動が困難あるいは不可能であるということである。つまりこの意志の喪失とでも言うべき特徴が，睡眠と催眠の根本的な共通点のひとつである。最もメカニズムは両者で全く異なるかもしれない。いずれにせよ，運動開始の閾値は，外界の知覚の閾値と同様，自発的あるいは非自発的に上がっており，その結果運動は失われている。しかしだからといって，運動のシミュレーションや想像や知覚ができないというわけではない。できるどころか充分すぎるほどの迫力を持って知覚されるのは，睡眠にも催眠にも共通している。

以上から，睡眠にも催眠にも共通したこととして，感覚面でも運動面でも，外界が弱まり精神内界の刺激が解放されることがわかる。そうなると，睡眠と催眠の両方に共通する神経プロセスがあることが当然予想される。

見当識と記憶

健忘はトランスと夢に共通する大きな特徴である。夢から目を覚ましかけた時，催眠のトランスから覚めかけた時，その直前の記憶を呼び起こすことは非常に難しい。全く不可能なこともある。催眠では疑いなく健忘がある。客観的に観察された行動を，本人は覚えていないからである。夢でも，同じように生き生きした，しかしヴァーチャルな行動が体験されていることが，レム睡眠の途中で覚醒させるという安全な実験からわかる。通常ならこのような生き生きしたうつろいやすい内容は完全に忘れ去られていたと思われるものである。

近時記憶は睡眠でも催眠でも障害されているから，時間，場所，人に対する見当識も失われていることも驚くにあたらない。この程度は夢のほうが著しいが，その理由は，レム睡眠における神経調整バランスの変化が極端なためと考えられる（これについては後述する）。

5 解離，催眠，自己暗示の脳科学

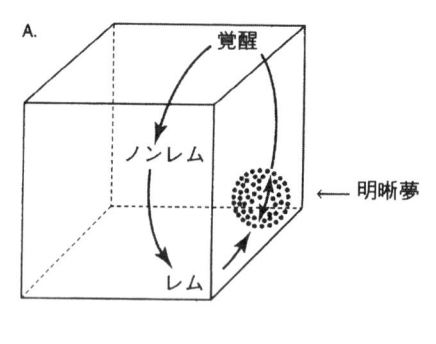

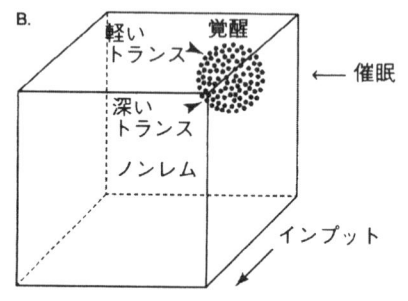

図5.3
(A) 明晰夢
夢を見ている時，それが夢であると自覚しているのが明晰夢である。この時には，覚醒意識の側面とレム睡眠の側面が共存している。したがって明晰夢の領域はレムと覚醒の間の不安定な位置にあり，常に覚醒またはレムに移行する危うさをはらんでいる。

(B) 催眠
催眠では，被験者が内的情報に集中し外的な刺激を排除することで，活性化が落ちるかまたは活性部位が変化する。ニューロイメージング研究ではこうした脳の局所の活動を示すことができるが，AIM 空間には示すことができない。

　何かを失えば何かが得られるという一般則は，記憶にも感覚にも当てはまる。幻覚の容量が増すと現実への感受性が低下するのと同じように，近時記憶の容量が落ちると遠隔記憶へのアクセスが増加する。こうして夢にはずっと遠い過去の人物や状況が登場する。催眠では幼少期の記憶がよみがえる。ただしどちらにおいても（特に催眠において）注意すべきことは，偽記憶や記憶の改変である。これは重大な問題なので，夢における記憶の増強を，失われた記憶の回復手段として利用しようという試みがなされていないのは幸いなことである。

共通のプロセスが共通のメカニズムを示唆する

　催眠と睡眠は同一の現象ではない。しかしながら，知覚，運動，意志，記憶といった重要な点で共通点を持っている。これをどう考えたらいいのだろうか。両者に共通するもの，それは著明な解離である。その脳内メカニズムは何か。これを考えるために，先にあげた三次元の AIM 空間に立ち返り，催眠と明晰夢がこの空間内の同じ座標に位置することを示してみよう（図5.3）。人は催眠では禁じられた領域に移行する。レム睡眠の上限と呼ばれる領域である。睡眠と催眠が同一の現象でない理由は，出発点（催眠においては覚醒，睡眠においてはレム）が

全く異なることである。しかしその出発点からの動きは全くといっていいほど類似しているのである。

　覚醒から深いトランスに移行するには，大脳皮質，特に背外側前頭前野皮質が非活性化されなければならない。背外側前頭前野皮質は，普通の夢から明晰夢に移行する際には再度活性化されなければならない。催眠においては，背外側前頭前野皮質の非活性化は，外界とのコンタクトの喪失を促進する。意志の放棄や健忘も促進する。その一方で幻覚や情動に満ちた遠隔記憶を強化する。これらは辺縁系やその周辺から現れる。レム睡眠において自然に最大まで高められるこの特質が弱まれば，内省が生まれ，ネガティブな感情が鈍化し，明晰夢になるのである。

　つまりは，催眠も明晰夢も，脳局所の活性化レベルのバランスの変化によるということである。それによってAIMが禁じられた領域に移行し，類似した，しかし対照的な特徴を生む。AIMでいえば，IとMのバランスが変化し，同時に局所の活性化のバランスも変えられる。すなわち，精神内界からのインプットはトランスでは強まり明晰夢では弱まる。これに反比例するように，アミン作動系はトランスでは弱まり明晰夢では強まるのである。

催眠と瞑想と夢のニューロイメージング

　瞑想と催眠についての最近のニューロイメージング研究によって，夢との相違が明らかにされつつある。これらの研究によれば，催眠や瞑想においても，後頭葉の活動が増強することが示されている。このために生き生きとした視覚的イメージが作り出されると考えられる。この時，前頭葉の遂行機能コントロール系は弱まっている。ここまでは夢と同様の状態である。

　ヨガ瞑想についてデンマークで行われたPET研究がある。ハンス・ルー Hans Lou はこの時の脳活動がレム睡眠に似ていることを示した。瞑想では前部帯状回の活動が低下している。これが瞑想における情動の静穏化に関連しているのであろう。この点が，情動が渦巻いている夢とは異なっている。

　ベルギーのマケ Maquet の研究によれば，催眠状態にある被験者は，後頭葉の活動が高まり（感覚に対応），前頭葉の活動は高まっていない（論理や「司令」に対応）。瞑想においては自分の意志の働きがあるが，そこには前頭葉の活動状態が大きく影響していると思われる。その後にハーバードで行われたfMRIによる研究でも同様の結果が得られている。瞑想において，自己の力で何回もマントラによってリラクゼーション反応に達することができる被験者は，前頭葉が活性

化されていたのである。これは被験者の特殊な技術による注意力の発揮によるものであると考えられている。

　以上のように，意識変容の神経生理学が明らかになりつつあるというのが現在の状況である。ニューロイメージングのテクニックが進歩し，さらに多くの研究が実施されれば，意識という自覚的な体験や，動機づけや，意図などのテーマがますます重要になっていくと予想される。しかし，高価な機器をどれだけ利用しても，主観的な体験には到達できない。主観的な体験は，それぞれが異なっており，定型化することが困難だからである。そこで本章の結びとして，トランスについてのある歴史的な記述を紹介しよう。これを読むと，意識研究において，専門家による実体験の記載が重要だということがありありと感じ取れる。

アルダス・ハクスリーの「深遠なる内省」

　トランス状態の優れた記述は少ない。「トランス」という名前そのものが怪しい響きを持っているので，学問の対象にしようという気になれないのである。その結果，トランスの経験がない人が，その実体を無視する傾向に拍車がかかっている。それに，トランスのような，自分の意志のコントロールを失う状態への漠然とした恐怖もある。以上の結果，トランスという現象は作り話として意に介さないことによって，安全に，しかし一方的に，懐疑的なままにとどまることができる。しかしトランスを無視し続ければ，トランスから学ぶことも，トランスを理解することも永遠にできない。

　アルダス・ハクスリー Aldous Huxley（図 5.4）は，自分の意のままに解離に入ることができ，これを「深遠なる内省」と呼んだ。しかもハクスリーは自己のトランス状態を細部に至るまで深く観察した。彼の解離状態の記述は貴重である。彼の著書，『Antic Hay or Point Counter Point』で私も学んだのだが，誰でもこの本を読めば，ハクスリーの機知と文学的センス，そして何より彼が人間と人間の関係に興味を持っていたことに感激するであろう。彼は，自己の変容した意識を観察する，きわめて特殊な能力を持っており，それを彼は多くの記述という形で表現した。しかも，意識が変容することに関連して，神秘主義や幻覚剤にも興味を拡大していたので，本書に登場するのに最もふさわしい人物の一人であると言える。積極的に広い分野に目を向けるハクスリーの1つの到達点は，催眠の専門家である，やや偏屈な人物，ミルトン・エリクソン（図 5.5）との共同研究であった。エリクソンによって，貴重な客観性が加わったのである。

第 II 部　精神分析を超えて：精神の脳科学

図 5.4
アルダス・ハクスリー Aldous Huxley（1894-1963）。イギリスの作家。ダーウィンのブルドッグとして有名なトーマス・ヘンリー・ハクスリーの孫である。ハクスリー家は科学者の家系だったが，アルダス・ハクスリーは膨大な知識と優雅なスタイルとユーモアのセンスを小説の著述に向けた。彼の小説は独特で，哲学と神秘主義を追究するものだった。1954年の著書『知覚の扉 The Doors of Perception』で，彼は薬物による意識変容を世に紹介した。その後彼は一生にわたってこの研究を続けた。晩年，彼は視力を失ったが，サイケデリックなムーブメントの時代を享受することができた。

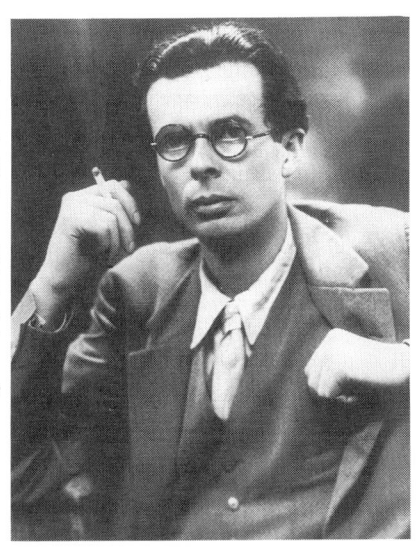

図 5.5
ミルトン・H・エリクソン（1902-1980）。アメリカの精神科医。催眠が無意識の診断に有効で，行動を望ましい方向に変化させることもでき得ると考え，フロイトの説に反対した。フロイトは，患者から聞きだした内容は暗示の産物ではないという立場を固持したので，当時，精神分析は催眠からは一線を画するものになっていた。現在では催眠と，それに関連する瞑想やリラクゼーションは，どんどん広く受け入れられるようになり，科学的研究の対象にもなり，脳内メカニズムの探究が続けられている。
（ミルトン・H・エリクソン財団の許可により転載）

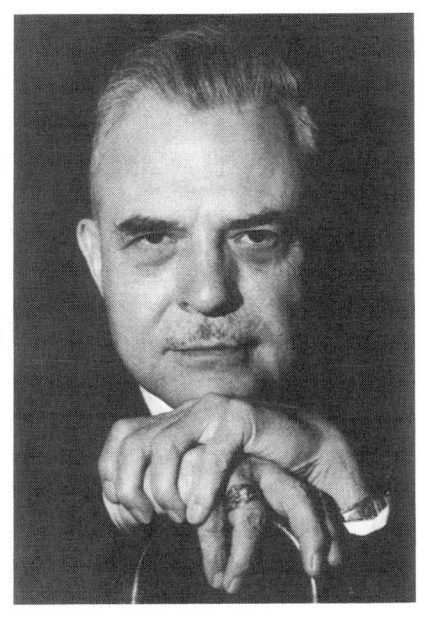

5　解離，催眠，自己暗示の脳科学

　エリクソンは 1950 年に彼のロサンゼルスの家でハクスリーに会った。それから二人が共同で実験する日々が始まり，膨大な記録が残された。ハクスリーの自身の手による記録は火事のため失われたが，エリクソンの記録は残っている。

> 身体はリラックスしていた。頭を垂れ，目は閉じられていた。心は外界からどんどん離れていった。しかし現実との接点は保たれ，記憶も見当識も損なわれていなかった。ハクスリーの関心の外にあるものはすべて「除外」され，異様ともいえる集中の状態が現れた。そんな中でハクスリーは鉛筆を手にして書き続け，先が丸くなれば自動的に新しい鉛筆を手にした。書く内容は彼自身の思考内容だった。しかし彼自身は自分が書いているという意識がなかった。書くという行為は「思考の外にある」かのようだった。書くという行為は思考の流れを妨げることも，遅くすることも，影響することも全くないようだった。行為としてはまとまっているものの，完全に末梢の活動であった。いや，末梢に単に伝わるだけの活動と言うべきかもしれない。(Tart p. 47，1969)

　ハクスリーは 5 分あれば「深遠なる内省」に入ることができた。彼はあらゆる種類の意識に関して「すべての錨を外した」。それによって「整然とした精神の配列」に達し，思考を自由に流れるままにし，同時に書くことができた。ハクスリーがこれを実際に行っている時エリクソンが観察したのは，ハクスリーが完全に周囲との接触を断っていることだった。ハクスリーの妻も同じことを観察している。彼女によればハクスリーはしばしば椅子に座った状態で外界の出来事に全く気づいていず，行動が「自動的で，それは正確に動く機械のようだった」という。そうなるのに要する時間は約 2 分だった。その後で彼は次のように記述している。「時間も空間もない無の状態」「そこに達するまでには完全に何もない。戻ってくるのにも何もない。意味のない何かがあった。涅槃の状態でそれを待っている。それ以上になにもするべきことがないから」

　この状態を，ハクスリーは自己暗示によって変容させることができた。エリクソンの指示によっても変容させることができた。色を見ることができた。あまり深い状態にまで落ちないようにして，エリクソンとのコンタクトを保つこともできた。しかし，明晰夢の禁じられた領域に入った人と同様，外部からの言語的・非言語的指示によって集中が乱されると，さらに深く入ったり，逆に内省から外に出てしまったりした。言い換えれば，意志が，これは前頭葉を介すると思われ

るが，トランスに抵抗する作用を持っていたのである。

　ハクスリーは幻聴や幻視を体験することもできた。しかしこの時はトランス状態を保つことは難しくなった。音楽幻聴に合わせてリズミカルに体を動かすことが，幻覚を強め，トランスを保つのに役立った。音楽幻聴をオペラのレベルまで高め，歌を聴くことができるようにすると，ハクスリーは口をもぐもぐと動かしていたことがエリクソンによって観察されている。

　脳内の運動指令（口をもぐもぐと動かす）が知覚体験（音楽幻聴）を引き起こすというこのプロセスは，レム睡眠において眼球運動と前庭シグナルが夢の視覚イメージを生むのと全く同じである。このプロセスがハクスリーの頭の中に起こっていたとき，エリクソンはハクスリーの頭の位置と呼吸パターンの変化を観察している。頭が左右に揺れるのを感じることによって，ハクスリーは直径1メートルもある巨大なバラを幻視することができた。その元となった幻視は，見えるか見えないかくらいのリズミカルに動く物体であった。

　ハクスリーのトランス状態に観察されたことの中には，レム睡眠の夢との類似という観点で興味深いものが他にもいくつかある。まずリラックスした姿勢である。この姿勢からカタプレキシーに入るのである。完全にカタプレキシーに入ると，体が弛緩するため指示に従って動くことができない。これはレム睡眠の夢における運動麻痺に類似している。ハクスリーのトランスでは麻酔も健忘も生ずる。ただし完全なものではない。ハクスリーの努力によって，トランスは深まった。時間の歪みは夢の大きな特徴だが，ハクスリーのトランスでもはっきりとこれが見られている。

　きわめて驚くべき現象として，記憶増進があった。「深遠なる内省」にあるハクスリーに，彼自身の著書を読み聞かせると，トランス試行の約65パーセントにおいて，ハクスリーはそれが著書の何ページの記載かを正確に言い当てることができたのである。ハクスリーは，自分が自著の大部分を思い出すことができるため，文章を聞いたら頭の中でページをめくりその文章の前後を読み，そうするとページ数が心にひらめくのだと言う。ほとんど信じ難いレベルの記憶増進である。夢において，はるか遠い過去の人物や出来事が解放されて現れることに類似した現象である。近時記憶の喪失と見事な対比をなしている。記銘する能力の喪失が，過去をプレイバックする能力で補完・代償されているかのようである。そのメカニズムは，神経回路のレベルにおいても，神経調整バランスのレベルにおいても，説明可能なはずである。

5 解離，催眠，自己暗示の脳科学

　さらに驚くべき現象は，年齢退行である。これが真の年齢退行か否か，ここにエリクソンの原文を引用して，読者の判断に委ねようと思う。

> こちらをふり返ると，乳児が目の前で成長するのを見た。はいはいから始まり，座り，立ち，歩き，遊び，言葉を発するようになった。一瞬たりとも目を離せない光景だった。物事を学び，欲しがり，感じる様相を，主観的な体験として感じ取ったのである。時間は歪んでおり，乳児，幼児，小学生，中学生，高校生までが体験された。体の成長を目の当たりにした。心身の成長を主観的な体験として感じ取った。成長する子どもの主観に共感し，同情し，考え，迷い，学んだ。自分自身がその子どものように感じた。その子どもは23歳にまで成長した。その23歳の青年が何を見ているのかを確かめようとして，近寄ってみた。そして唐突に気づいた。その青年はアルダス・ハクスリー自身であることに。52歳のアルダス・ハクスリーが，23歳のアルダス・ハクスリーを見ていたのである。そして二人のアルダス・ハクスリーは同時に，互いに見つめあっていることに気づいた。このとき二人の心に同時に奇妙な問いが浮かんだ。その1つは，「私が52歳になるとこういう姿になると，私が考えているのだろうか」，もう1つは，「私が23歳のときはこういう姿だったのだろうか」。しかも二人は二人の心に浮かんだ問いを両方意識していた。二人ともこの問いが「異様に興味深い」と感じていた。そしてどちらが「本当の現実」かを見極めようとしていた。どちらが「幻覚の形をとっている主観的体験」かを見極めようとしていた。(Tart p.66, 1969)

　このような経験が「本当の現実」なのか「幻覚の形をとっている主観的体験」なのかは，非常に重要な問いで，「真の経験」と「偽記憶」の鑑別，さらには多重人格と演技の鑑別のような現代的な問いに直接つながるものである。ハクスリーは自分の脳の状態を変容させて想起能力を強めるという特殊な能力を持っていた。われわれ普通人も，夢では遠い過去の体験を想起するという能力を持っている。これらの事実からはっきりと言えることは，記憶とは状態に依存した能力で，変容し得るということである。フロイトの説は却下される。すなわち，あらゆる経験も思考も感覚もすべて永遠に記憶に刻まれ，したがって理論的には想起し得るというフロイトの説を支持するデータはどこにもない。また，記憶は容易に変容され，それどころか社会的要求に応じて創作されるという強いデータに反する

証拠もどこにもない。

催眠が科学として発展するためには，同じハクスリーという名の科学者たちの業績を生かさなければならない。トーマス・ヘンリー・ハクスリー（1825-1895）は，進化論を支持し，「ダーウィンのブルドッグ」と呼ばれた。アンドリュー・フィールディング・ハクスリー（1917-）は，神経細胞の活動電位のイオン仮説を唱え，1963年にノーベル医学生理学賞を受賞した。ヒュー・エンソル・ハクスリー（1924-）は，筋収縮のスライディングフィラメント仮説を提唱し，化学的なエネルギーが運動に変換されるメカニズムを説明した。

アルダス・ハクスリーが「深遠なる内省」の状態にある時にPETで検査したらどのような所見が得られただろうか。覚醒，深睡眠，レム睡眠の夢，のうち，どれに近い画像が得られただろうか。おそらくレム睡眠の夢に近いものであったと私は推測している。

第 III 部　意識変容の正常と異常

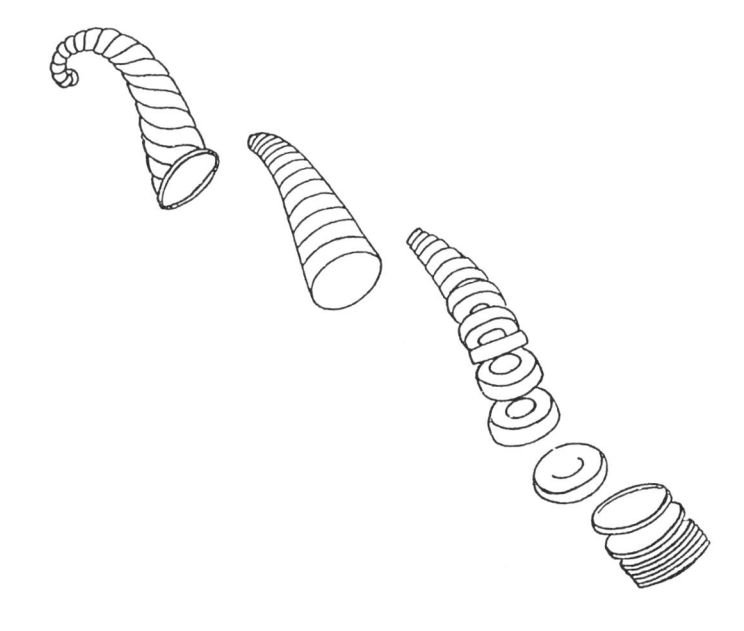

6　脳 - 心と意識

　周囲と体と自分のことが自覚されている。私は意識をこう定義する。この定義だと，夢の中での自覚も意識のうちに含まれる。もっとも，夢の中で自覚されるものはすべてヴァーチャルである。だがそれは自分にはわからない。目を覚まして，自分に意識があるかないかを正確に意識することができる状態になってはじめて，夢だった，妄想だったとわかるのである。
　妄想までを含めた意識の諸相を対象とすれば，有意義な研究ができる。特に，意識という現象の中のいくつかの特徴が失われた状態を，正常な意識と比較するという有力な研究方法が考えられる。これはすでにニューロイメージング研究では定法となっており，私は「現象減算法」と呼んでいる。たとえば内省力だけが失われた覚醒状態の脳活動と，正常な覚醒状態の脳活動とを比較することによって，背外側前頭葉が内省力を担っていることを明らかにした，本書の5章で紹介した例がこれにあたる。

意識を測定する

　意識はほぼ1世紀の間，科学の対象から外れていた。主観的な体験を客観化することはできないと考えられていたからである。実証主義者がそのように考えることには一理あるが，しかしだからといって意識の科学的研究が不可能ということにはならないと私は思う。科学的な方法で研究すれば意識は解明できる，いや，実はすでに解明されていると私は確信している。本を閉じる前に，あるいは冷ややかに鼻で笑う前に，私の話を最後まで聞いていただきたい。私を疑う人はこう尋ねるだろう。私は自分が見た夢を2章と3章に書いたが，それが本当に夢としてあったことをどうして私に言い切れるのか。私が夢の内容として思い出したと言っているのは，実は目を覚ましてからの思考であって，それを睡眠中に見たと錯覚しているだけではないのか。
　対して私が仮にこう答えたとしよう。私の記憶力は，年齢のため多少は落ちて

いるものの，それでもとても良い部類であって，しかも私は科学者として観察力は抜群なのであると。すぐにこの傲慢はたしなめられるだろう。人の記憶があてにならないことはとてもよく知られている。犯罪の目撃者の証言は一致することが少なく，裁判では厄介な問題になるのである。

　意識に関していえば，目撃証言よりもさらに状況は悪い。夢は本人以外誰も見ることができないのである。そこまでは私も同意しよう。しかし私が扱おうとしているのは，夢の細部ではないのだ。夢の細部の解釈を夢についての理論の科学的根拠としようとしているのでもない。

　私が科学的データとして着目しているのは，世界中の科学者によって蓄積された何千という夢の記述とその内容に共通する特徴の分析である。その特徴とは，感覚領域の体験であることや（生き生きとした視覚体験，運動体験），首尾一貫性のなさや（ストーリーに一貫性がなく，不連続，不調和），情動の色彩（情動がネガティブな色彩を帯びている）などを指す。

　もしこれらすべての特徴が何千もの夢に共通しているのなら，そして実際共通しているのだが，客観性の問題の少なくとも半分は解決されたことになる。すなわち，夢の特徴として信頼できるデータということになる。そうでなければ，何千もの夢にみられる共通の特徴そのものが錯覚であったのだと強弁しなければならなくなる。そして夢の内容を記述した科学者たちは，私を含め，理論に合うように作文をしているのだと強弁しなければならなくなる。この強弁は極論すぎて受け入れられない。なぜそんな作文をしなければならないのか。なぜ何千もの科学者が同じ理論を持っているのか。上に挙げたような特徴が夢の内容にあると言われはじめたのは最近のことで，まだ統一見解にもなっていないのだから，同じ理論を持っているとしたら全くの偶然と考えなければならない。考え難いことである。

　当然ながら，夢の内容は個人によって大きく異なる。性別によっても異なる。年齢によっても異なる。文化によっても異なる。しかし先に挙げた特徴，すなわち視覚的イメージであることや，内容が連続性に欠けることや，健忘などの内容は，万人に共通しているのである。そこには生物学的な理由があるはずだ。こうした特徴に着目すれば，夢についての観察は，少なくとも実験室における測定値の読みと同じ程度まで信頼性が高まるはずである。

　では，人が夢であると信じている記憶内容は，本当に睡眠中に起きたことなのだろうか。イエスである。疑問の余地がないイエスである。最も長い，最も生き

生きした，最も奇異な，最も情動に満ちた夢の内容の報告は，レム睡眠からの覚醒（実験的な覚醒あるいは自然な覚醒）の際に得られるのが常である．さらに，上に挙げたような特徴はいずれも，生理学的に強力なレム睡眠の際には強くなっているのである．

夢の内容は外界の刺激の影響で決まるとするのは無理がある．レム睡眠中の脳は外界の刺激を積極的に遮断しているからである．しかし，あり得ないとまではいえない．夢を見ている最中にベルが鳴ったり，皮膚をくすぐられたりすると，それが夢のストーリーの中に組み込まれることはしばしばある．こういう現象は確かにある．私は明晰夢からの証拠をここで挙げることはあまりしたくない．議論が多く，意見が一致していないところだからである．しかし私自身は明晰夢の体験を確信している．自分自身の体験であることもその理由の1つである．もう1つの理由はステファン・ラバージ Stephan LaBerge のデータに説得力があると考えるからである．彼の被験者は，睡眠中にリアルタイムで夢の内容について合図をした．そして，自分の意志で夢の内容をコントロールした．私は個人的に同じことを行ったことがある．つまり人は自分が夢を見ていることを意識することができる．途中で目を覚ますことで，確かにそれが夢だと証明することができる．さらに，もう一度眠りに入ることで，その夢がリアルタイムであると証明することができる．夢の内容を変えることさえできるのである．

これらがすべて錯覚だと言えるだろうか．目を覚ましたというのも錯覚で，実際は眠っていたというのか．目を覚ましたという客観的な証拠がないではないかと．「馬鹿な！」と私は言い返そう．「また不合理なことを言っている．もちろん時には，目を覚ましたというのが錯覚ということはある．レム睡眠からの覚醒がそうで，私はそれがどういうものか知っている．時には目を覚ました時に寝ぼけたようになることはある．ノンレム睡眠からの覚醒がそうで，私はそれもどういうものか知っている．こうした例外は確かにあるし，それを検討することも必要だ．しかし，すべての夢がそういう錯覚であるはずがない」．

夢についての主観的な体験の報告が信頼できるといえる大きな理由は，生理学的な客観的現象と対応しているということである．偽覚醒では人はまだレム睡眠の状態にある．覚醒しても寝ぼけている時は，ノンレム睡眠の状態にある．いずれもきれいな解離の実例である．偽覚醒では，覚醒しているという夢を見ている．そして同時に実験プロトコールを実行しているのである．一方寝ぼけた覚醒では，確かに覚醒しているが，脳の一部はまだ深い睡眠の状態にある．

ここでのポイントは，必要十分な証拠はすべて固め，ばかげた極論的な反論は相手にしなければ，意識という精神活動によって客観的自己をみることができると結論することができるということである。そうでなければ，意識という機能は進化の過程で保存されなかったはずである。

睡眠から覚醒に持ちこまれるもの

レム睡眠から目覚め，夢をありありと思い出している時，人は夢という主観的体験を覚醒にまで持ちこんでいるのである。しかし持ちこんでいるのはそれだけだろうか。生理学的な現象も持ちこんでいるのではないだろうか。レムから覚醒への変換は，あまりに短時間に完了しすぎていないだろうか。短時間（潜時ゼロ）で完了（100 パーセント）というのはおかしくないだろうか。しかしでは正確にはどのくらいの時間があればレムから完全に覚醒するのだろうか。そしてこの時間内には何が起きているのだろうか。

この問いにかかわるキーワードは「睡眠慣性」である。聞き慣れない用語だが，意味は単純である。たとえば，ノンレム睡眠からの覚醒の時に，この睡眠慣性が観察される。時間的には普通 15 分かそれ以上である。この時間の間はまだ眠く，もっと寝ていたいと思う。脳波を取れば明らかに，睡眠慣性は脳の同期プロセスそのものであることがわかる。脳の活性化を支える代謝プロセスであると言い換えることもできる。図 6.1 に睡眠中の脳活動の周期が示してある。AとBには，ノンレム催眠とレム催眠の変動を強調して記してある。これは 90 分から 100 分ごとに生ずる。Cにはレム睡眠相が，脳全体，体全体の多くの生理学的変動レベルの上昇に伴うことが示してある。

視床皮質系の中継要素が最大限まで非活性化されたステージには（ステージ IV ノンレム睡眠），覚醒する能力は強く損なわれている。スリープラボで，このステージにある被験者を覚醒させても，脳波も認知能力も十分には回復しない。直前に見た夢の説明や認知的なタスクを行おうと被験者が懸命に努力しても，脳波には徐波が出続けている。したがって被験者の主観的な説明は信頼性がきわめて低い。このように，睡眠慣性は睡眠実験の妨げになる。

しかし利点もある。睡眠慣性の時期には，直前の睡眠状態の要素を覚醒まで持ちこんでいるので，認知的なタスクや脳の活動の直接測定（たとえば fMRI）で調べることが可能だということである。それは貴重なデータになる。睡眠中には認知的なタスクを行うことは不可能だからである。

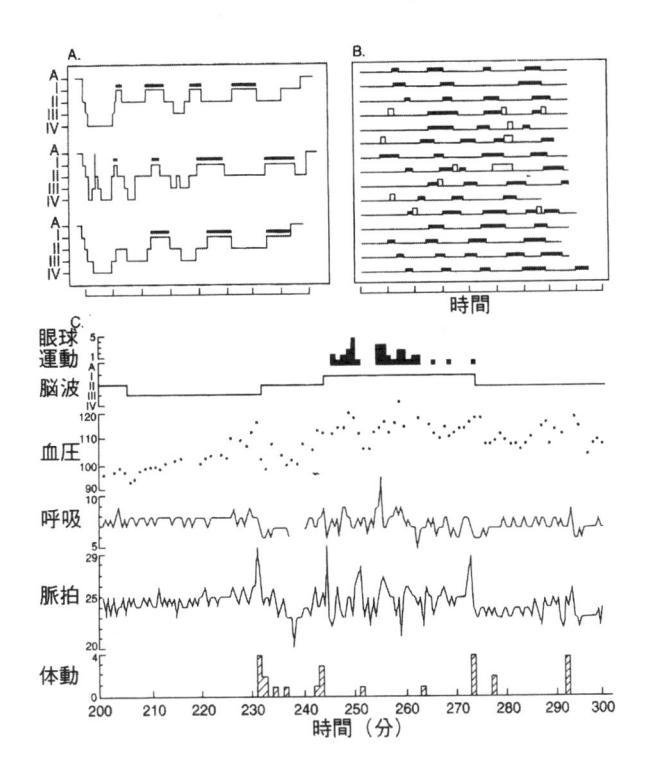

第 III 部　意識変容の正常と異常

図 6.1
睡眠周期と脳の活性化。(A, B) 3 人の被験者のレム睡眠とノンレム睡眠 (A)，15 人の被験者のレム睡眠 (B)。どの被験者でも，最初の 2，3 サイクルのノンレム睡眠が最も深い（ステージ III と IV）ことが A の睡眠ポリグラフから読み取れる。一方レム睡眠は短いか（被験者 1, 2），あるいは消滅している（被験者 3）。最後の 2 サイクルにおいては，3 人の被験者ともに，ノンレム睡眠は浅い段階のみになり（ステージ II），レム睡眠が相対的に長くなり，1 回のレム睡眠が 60 分以上になることも稀ではない。B でも同様にレム睡眠の延長が認められる。図 6.1 はすべて睡眠開始からの記録であるが，最初のレム睡眠までの時間（レム潜時）は様々で，その後はレム睡眠の間隔は比較的一定になっている。(F・シュナイダーと J・A・ホブソン，未発表データ)。(C) 100 分間の連続睡眠における眼球運動，脳波，収縮期血圧，呼吸，脈搏，体動。242 分から 273 分までがレム睡眠である。(ホブソン，1998)

認知科学と睡眠

　見過ごされがちなことを 1 つ指摘しておきたい。それは，認知科学の研究で行われている大部分のタスクは，無意識のプロセスを測定しているということである。したがって，意識の研究では従来のタスクを用いることはできず，内省に頼

るほかないのである。とはいうものの、従来のタスクによって、意識の要素としての記憶や知覚を研究することは不可能ではない。その方法は、(1) 睡眠慣性の時期にタスクを行う (2) 睡眠慣性の効果が消失してからタスクを行う、のいずれかあるいは両方である。(1) では、睡眠そのものの認知神経科学に焦点を当てることになる。(2) では、覚醒後の認知機能への、直前の睡眠による影響に焦点を当てる。以下に2つの実例を挙げよう。

睡眠が連合記憶のプロセスを変える

夢とは連合の過剰であると1804年以来考えられていた。これは、デイビッド・ハートレー David Hartley が最初に唱えた理論で、それによれば、夢を見るのは連合記憶の関連を緩めるためであるという。さらには過剰学習の強迫的な持続を防ぐためだという。

フランシス・クリック Francis Crick は、もっとわかりやすく、「人は忘れるために夢を見る」と言った。夢の機能が何であるにせよ、連合の弛緩という現象が夢の奇怪さを理解する鍵であることは明らかである。なぜなら、夢の奇怪さとは言い換えれば矛盾と非連続であり、すなわちこれは連合の弛緩というプロセスだからである。

夢に見られる矛盾とは、たとえば出てくる人物が、自分の知っている二人の人物の合成になっているような場合である。これは、一見すると人物についての意味記憶の無差別な合成のようだが、実は機能的に重要な意味を持っているかもしれない。このプロセスにアプローチするためには、レム睡眠から目覚めた被験者に意味記憶の検査を施行するという方法がある。目覚めた直後の睡眠慣性の影響が残っている時期に行えば、その結果はレム睡眠中のものとほぼ同一と考えることができる。その結果、レム睡眠では弱いプライム刺激（弱い連合）が強まっていたが、意外にも強いプライム刺激（強い連合）については変化は認めなかったことが示されている。

このデータはそれ自体貴重なものである。この方法を用いれば、たとえば薬物投与による睡眠における連合のプロセスを研究することができることがわかったからである。しかしさらに貴重なのは、主観的な報告を、実験によって客観的に確認することができるということである。つまり、厳密にデザインした実験を行えば、意識という主観的体験の、神経レベルや化学レベルの研究が可能だということである。

睡眠が学習を増強する

　睡眠中の意識の変容は，人にとってプラスの意味があるのだろうか。これを知るためには睡眠前後で学習機能を測定し比較すればよい。学習の検査には 2 種類ある。意味記憶と手続き記憶である。意味記憶は言葉を用いる記憶，手続き記憶は言葉を用いない記憶である。睡眠との関係では，手続き記憶である視覚的パターン弁別の記憶検査が有用で，最近のロバート・スティックゴールド Robert Stickgold の研究によれば，睡眠に入ってすぐのはっきりしたノンレム睡眠と，深夜のレム睡眠の両方を経た被験者は，視覚的なパターン弁別記憶検査の成績が，翌朝には上昇している（正確かつ速くなっている）。良質の睡眠によって学習機能が向上したのである。ただしこれは巷で言われている睡眠学習とは違うことに注意していただきたい。フランス語のテープを枕の下に仕掛けてぐっすり眠ると，翌日にフランス語が話せるようになっている・・・という類のものとは違うのである。睡眠で学習が増強されるのは，日中に学習した内容に限るのである。もっとも，フランス語も日中に学習すれば，その夜よく眠ることにより学習が増強されるだろう。

　では，睡眠を深める薬は，睡眠による学習の増強も強めるのであろうか。一部はイエスである。たとえば SSRI を飲むと，夢が長くなることが自覚される。SSRI は眼球の急速運動を増加させ，その一方でレム睡眠そのものを抑制するのである。こうした薬は 2 種類の解離を引き起こす。第一は，睡眠中の脳波活性化の時期以外にも急速眼球運動が出現するようになる。第二は，夢が長く続くようになる。ナイトキャップや夢の質の研究によって，薬と睡眠と学習の関係は近い将来明らかにされるであろう。

視床皮質システム

　ある意識状態を維持するためには，大脳皮質と視床にある何十億という脳細胞を，脳幹が絶え間なく活性化することが必要である。それによって，人は完全に目を覚ましている。あるいは眠っていても夢を見ることができる。これが視床皮質システムである。

　視床皮質システムの神経細胞は，他のシステムからのインプットなしでも自発的に活動しており，それが脳波では紡錘波や徐波として記録される。脳波がこの状態の時，人には意識がない。覚醒や夢のように意識がある状態のためには，脳幹からのシグナルが大脳皮質と視床に達していることが必要である。このシグナ

ルが視床皮質システムを安定させ，紡錘波や徐波の頻度は減少する。これらのシグナルには橋中脳のコリン作動性の神経細胞と傍中部の網様体のグルタミン作動性の神経細胞も含まれていると考えられ，視床の網様核の神経細胞を脱分極させる。これらが抑制性の GABA 神経細胞のシグナルとなって視床皮質の神経細胞に伝達される。大脳皮質からも同様の抑制性のシグナルが視床皮質に送られる。これがノンレム睡眠の本質であると考えられている。

深いノンレム睡眠では意識がなく，軽いノンレム睡眠では弱い夢のような意識しかない。しかしだからといって，ノンレム睡眠では脳で情報処理がなされていないと言うことはできない。事実，最近の研究によれば，ノンレム睡眠において，脳はインプットをリアルタイムで繰り返し処理し，そのデータを海馬に転送していることが示唆されている。このデータは，海馬に一時的に保存された後に大脳皮質に送られ，長期利用のために適切に分布，ファイルされていると考えられている。

たとえば遠洋での釣りとか，スキーの滑降のような，比較的激しい体験をした日の夜には，睡眠中もベッドが動きつづけ，足も揺れているように感じられることがある。このような主観的体験からも，脳内に生じている現象をある程度は推定することができる。すなわちこれは，脳が日中のインプットをリプレイしているのにほかならないが，深い眠りに陥ればリプレイは消し去られる。勉強しすぎた場合も同様の効果が現れる。ただしこの場合はプラスの効果かもしれない。一夜漬けの詰め込み勉強をしている夜は，十分に睡眠をとることはできないが，一晩中データが脳内で反復され，新鮮さが保たれるので，翌朝の試験の時にアウトプットすることができるかもしれない。しかしこの場合には，学習したデータを長期間保存できるのは試験の答案用紙であって，学生の脳ではない。良質な睡眠なしでは，学習した内容を永続的に脳内に保存することはできないと思われる。

もうひとつ強調しておきたいことがある。ノンレム睡眠のステージ I-IV は，睡眠時間の 75〜80％ を占めていて，ノンレム睡眠は進化的にはレム睡眠より古く，したがって重要だということである。それなのにノンレム睡眠はレム睡眠に比べ研究対象となることが少ない。将来の意識の研究では，もっとノンレム睡眠に注目しなければならないだろう。もっとも，ノンレム睡眠は全くトリップらしくないかもしれない。しかし少なくともバッドトリップではない。私はノンレム睡眠の時の情動の状態に惹かれている。毎夜，精神は忘却へ陥落する。その特殊な官能性を私は好む。美味しい食事やセックスにも匹敵するものである。そして

もちろん，ノンレム睡眠のいざないにより人はレム睡眠に入り，夢という自然の幻想的な劇場に入るのである。

脳幹と意識状態の分化

意識レベルには，脳の活性化が大いに関連する。それがここまでの話である。電気生理学的なデータと，近年のニューロイメージング研究のデータが，その根拠である。脳の局所が非活性化されると，その脳の部位の血流が劇的に減少することが観察されるのである。

コリン作動性とグルタミン作動性の網様体の神経細胞と意識の関係については既に述べたが，これに加えて，脳幹にあるアミン系の核も重要である。青斑核（ノルアドレナリンを分泌している）と縫線核（セロトニンを分泌している）である。青斑核と縫線核の神経細胞は，覚醒・ノンレム・レムの各ステージを通して最も活動の変化が大きいので，AIM 空間の M（調整）効果に寄与しているという可能性が非常に高い。

青斑核と縫線核の神経細胞がきわめて重要であることの理由は2つある。その第一は，前脳との関係である。青斑核と縫線核の神経細胞は，前脳の活性化を調整することによって覚醒に特有の機能（注意，知覚，線形の論理的思考，近時記憶など）を生んでいる一方で，レム睡眠においてはこの同じ機能の調整が外れ，夢に特有の機能（視覚運動性の幻覚，奇妙な視覚イメージ，連合が過剰の認知，情動の嵐など）を生んでいると思われる点である。すなわち，覚醒においては脳幹のアミン系が活動しているが，夢においては活動していない。実際に睡眠中の活動をみると，ノンレム睡眠の時間の約半分においては活動が弱まっており，レム睡眠ではほぼ完全に活動を停止し神経伝達物質を放出していないことが明らかにされている。覚醒の意識状態と夢の意識状態の違いを説明する鍵はここにあったのだ。

第二の理由は，青斑核と縫線核のアミン作動系（および，ドーパミン-アセチルコリンの調整力）は，向精神薬の作用部位であるということである。医師によって処方された薬も，ストリートの非合法な売人による薬も，青斑核と縫線核に作用することで効果を発揮するのだ。これは当然といえば当然である。アミンの放出，再取り込み，受容に影響する薬物は，意識を変容し，夢に類似した意識状態をもたらすということである。これは本書のテーマの1つなので，後半の章で詳しく述べることになる。

現時点では，LSDとセロトニンの関係と，アンフェタミンとドーパミン-ノルアドレナリンの関係の2点だけを思い出していただきたい。LSDは夢によく似た覚醒状態をもたらす。これはセロトニンの神経調整をブロックするためである。アンフェタミンも，徐々にではあるが，夢のような覚醒状態をもたらす。レム睡眠プロセスが覚醒に侵入するのである。いずれも結果としては一種の精神病状態になる。

背外側前頭葉皮質

活性化された大脳皮質は，分化している。アミン作動性とコリン作動性という化学的な分化である。加えて，部位的な分化もある。皮質-視床，皮質-皮質，皮質-辺縁系という3つの回路である。これらの回路は，それぞれが以下の3つを支配していると考えられている。（1）注意を外界のどこに向けるか。（視床皮質系によるインプットチャネルの選択）（2）戦うか逃げるかの決定にかかわる，本能と情動の力のバランス（辺縁系からの不安・攻撃の爆発）（3）立ち止まって考えるか，いますぐ行動するかという，瞬間瞬間の選択（背外側前頭葉皮質の機能である，ワーキングメモリーと運動開始）。

この3回路は階層的な関係にあり，背外側前頭葉皮質が最上位にあり，意志決定を行っている。

背外側前頭葉皮質は，レム睡眠においては一定して非活性化の状態にある。下位にある他の脳部位のほうが活発に活動しているのである。このことのメカニズム的・機能的な意味は興味深いところである。

以下のセクションで私は，皮質-辺縁系の相互作用のメカニズム的な意味について述べる。機能に関しては，最も有力な仮説は，他の脳部位の活動から背外側前頭葉皮質の活動を減算したものが，覚醒の意識から内省力を減算したものにあたるというものである。その結果として，明晰な思考力や意志のコントロールの欠如という，夢に特有の意識状態が生まれるのであろう。

以上に加えて，夢を数分しか覚えていられないという近時記憶の著明な障害を考えると，夢の研究における大きな謎（健忘）の有力な解が見えてくる。それは，脳全体のアミン作動系の調整解除である。その影響は，脳全体にも，また，背外側前頭葉皮質の特定の回路（覚醒においては，批判的・決定的・中枢実行的な役割を担う回路）の停止にもおよぶ。

以上は，脳-心の研究における減算戦略が奏功した好例といえるかもしれない。

健忘という夢における最も著明な認知機能障害に有力な作業仮説を提供するだけでなく，逆に背外側前頭葉皮質の覚醒における役割にも大きな示唆を与えるものである。さらに，レム睡眠と覚醒を峻別する，脳全体の神経調整の変化と局所的な活性化パターンの間にも，何か未知のリンクがあるに違いない。

皮質辺縁系相互作用

レム睡眠では辺縁系の活動が皮質より優位になる。これが明らかにされたのは最近のPET研究だが，それよりずっと以前にリチャード・デビッドソンらは，皮質辺縁系の活動バランスのシフトが感情に関連していると主張していた。楽天的で外向的な性格と，悲観的で内向的な性格という違いが，脳の活動の差によることを最初に示唆したのがデビッドソンであった。

デビッドソンの仮説は，4つのコンポーネントを想定した複雑なものである。すなわち，脳の左右に加え，上位（大脳皮質）と下位（辺縁系）を考えている。あえて単純化すると，左前頭前野の活性化は，愛情や楽天的といったポジティブな感情と関連し，右前頭前野の活性化は，社会恐怖や悲観的といったネガティブな感情と関連するという。

一方，感情そのもの（特に恐怖）には，辺縁系の扁桃体が深くかかわっているので，左前頭前野がポジティブな感情と関連するのは，この部位が辺縁系への抑制力が強いためであると解釈されており，ニューロイメージングのデータもこれを支持している。

覚醒時に大脳皮質の活動に左右差があることは，デビッドソンが脳波で示している。レム睡眠の時にこの左右差がどのようになっているかはまだわかっていないが，扁桃体とそこに隣接する海馬傍回や前部帯状回が選択的に活性化されていることはわかっている。これは前のセクションでも述べたことだが，このように辺縁系が活性化されている時には，両側背外側前頭葉皮質は非活性の状態になっているのである。

このような脳局所の活動のシフトが，レム睡眠の夢における，しばしば耐え難い程のネガティブな感情に対応する。先に述べたように，健常な被験者を対象とした夢の情動の研究によれば，夢の特徴の1つは強い不安・怒りなのである。不安と怒りは，生き残るために必要な感情だが，不愉快な感情である。夢では快い感情は不安と怒りに圧倒されている。したがって大部分の夢は「バッドトリップ」である。バッドトリップは，幻覚剤を使用する者の用語である。幻覚剤の作用は，

99

脳をレム睡眠の方向に傾けることによってネガティブな感情を惹起しやすいという単純なものなのかもしれない。

では，辺縁系がレム睡眠において選択的に活性化され，ネガティブな感情を生むのはどのようなメカニズムによるのだろうか。それは，辺縁系が，前脳基底部からの主要なコリン作動性の神経支配に加え，背外側の橋被蓋からも直接の投射を受けていることが関係していると思われる。動物実験では，この橋被蓋のコリン作動性の神経細胞がレム睡眠で選択的に活動していることが示されている。人間のレム睡眠でのデータはまだないが，動物と同様であると推定されている。

ではなぜレム睡眠ではネガティブな感情が生れるのだろうか。答えは推測の域を出ないものであるが，3つの重要な点が指摘できる。第一は，ネガティブな感情は自分を守るためのものだということである。守るという行為は，脅威（不安，怒り）や喪失（悲哀）に関連している。第二に，うつは不安・怒り・悲哀の3つすべてのネガティブな感情が合成されたものだということである。第三は，うつとそのネガティブな感情は，コリン作動系の神経活動によって強められるということである（逆にアミン作動系の神経によって抑制される）。この観点からすると，レム睡眠においては，生存のためにきわめて重要な防衛システムが維持，そして刺激され，危機に対応するモードに常になっていることになる。

レム睡眠において扁桃体が選択的に活性化されているという仮説によって，夢ではネガティブな感情が優位であることが説明できる。辺縁系を含む側頭葉の活動が強まり，その直接の結果として背外側前頭葉皮質が抑制されるという単純な説明になる。しかし別の可能性として，脳幹がアミン作動性（覚醒）からコリン作動性（レム睡眠）優位にシフトすることによって，脳局所の活動と血流が直接影響を受けることも考えられる。

ただし，最も重要な点である，局所脳血流の脳内分布コントロールのメカニズムはまだわかっていない。たとえば私が私の注意を周囲の環境から自分の思考にシフトして集中する時，血流がいかにして脳の後部から前部に移るのだろうか。私の意識が覚醒からレム睡眠にシフトする時，血流はいかにして脳の前部から後部に戻るのだろうか。こうしたコントロールはすべて局所的に行われているという説もあるが，何らかの中枢性のコントロールがあると考えるほうが妥当であろう。神経活動と血流の両方が同じ生理学的なプロセスによってコントロールされるほうが合理的だからである。

意識の方向と内容選択

　かくしてわれわれは，遠い過去から人類が持っていた問いに，ある程度までは答えられる地点に立っている。その問いは，太古から，心理学，哲学，宗教のテーマとなってきたものである。すなわち，人はどこまで自分の意識の方向（または流れ）をコントロールできるのか。そして意識の内容をどこまで自分で選択することができるのか。フロイトはこの問いに鋭く答えた。無意識にある本能を重視し，精神分析を打ち立てた。現代のわれわれの持っている科学的知見で，フロイトを覆すことができるのだろうか。

　すでにできている。こう私は言いたい。まず，覚醒と夢を対比する研究によって，われわれは脳全体の化学的変化と脳局所の活性化・非活性化の知見を得ている。われわれは人類の歴史上はじめて，フロイトの科学的心理学の青写真を手にしたのである。

　第二に，脳科学がフロイトの空想的な夢理論（フロイトの時代には空想的でもやむを得なかった）を書き換えたことが指摘できる。夢の詳細な現象学が明らかになり，怪しげな変装検閲仮説は否定された。しかしそれでもなお，夢の内容は情動が優位であるという事実は動かない。夢における神経活動や脳局所の血流についてはまだ不明である。しかし，もしこの両者が神経調整の比のシフトから来るのであれば，夢における情動の増強と，それが夢のストーリーにおいて中心的役割を持つことは説明できるだろう。

　フロイトへの第三の反論は，本能と情動は，生存と生殖のために必須の機能であって，無秩序で退行的な機能ではないという点である。ただし，意識と無意識の力のバランスの取れた人間の心理モデルを達成することは容易ではない。それが達成できれば，外界の刺激に対して迅速・無批判に反応することと，外界の状況に応じて慎重・批判的に反応するという両方の能力を持った新しい人間像を得ることができる。

　それに向けて必要なデータは，手の届くところにあるが，まだ手の中にはないことを認めなければならない。大規模な研究プログラム開始の機は熟している。そのために利用できる知識は大量に蓄積されている。意識と無意識のプロセスがいかにして自然に生まれるのか。いかにして調節されているのか。脳と心についての知見は日進月歩である。そこから新しい総合的な理論が生み出せる。その理論は，比較生物学，進化学，個人，社会などの，あらゆるレベルでの分析を包括したものになるはずである。

7　意識空間モデル

　意識をミクロのレベルから解明できるだろうか。つまり，細胞や分子のレベルから，脳の領域に，さらに意識という体験に到達することができるだろうか。
　その成否は，動物モデルの有無にかかっている。しかし残念ながら，人間の精神現象の大部分において，動物モデルは存在しない。たとえば統合失調症に類似の疾患が動物にあるのか，動物は高齢になると認知症に類似の状態になるのか，いずれも不明である。ただし意識については，感覚，認識，感情，学習といった機能が基盤にあって，どの機能も動物が眠りにつくと変化することまではわかっている。実際のところ，覚醒と睡眠における表面的な現象も，深い部分にある生理学的な現象も，人間と他の哺乳動物は驚くほど類似しているので，根本的なメカニズムは共通していると考えられる。
　この章の目的は，この共通性についての現在の知見をまとめることである。それによって意識の解明に近づくことが期待できる。たとえば，夢と覚醒の違いを生む脳内変化はどのようなものか。覚醒状態での意識が変容する時の脳内変化はどのようなものか。特に注目されるのは，脳内の化学物質や細胞膜の受容体を介して作用を発揮する薬の作用メカニズムである。

哺乳動物の睡眠覚醒サイクル
　哺乳動物の1つの大きな特長は，体温を一定に保つ能力を持っていることである。哺乳動物の脳の複雑なメカニズムがこれを可能にしている。そしてこの能力の恩恵を最も受けているのも脳のようである。誰もが高熱になると経験する熱性せん妄や，逆に高山の低温で経験する見当識障害は，意識とは温度変化にきわめて弱いものであることを示している。
　体温調節と睡眠の関係について研究すべきテーマは非常に多い。たとえばレム睡眠では体温調節機能が低下しているが，そのメカニズムはどのようなものか。

レム睡眠の脳はせん妄や認知症に近い状態になっているがそこに何か意義があるのか。せん妄や認知症のような状態は，体温的にも脳のホメオスタシス的にもリスクの高い状態であり，好ましい点があるとは考えにくい。ただ，神経ネットワークのデリケートなバランスを維持するためという可能性は考えられる。これらは今日の睡眠研究でまだ答が得られていない重要な問題である。しかし意識変容と温度の関係についての知見は多い。あらゆる哺乳動物がレム睡眠を持っているから，どの動物を対象とした実験データも，哺乳動物全体についての何らかの知見となるはずであるが，様々な理由のため，睡眠研究はネコ（細胞レベルの研究）とラット（行動薬理学的レベルの研究）を対象にして行われている。

概日周期：1日の活動サイクル

　われわれの行動の変化は，体温変化の周期に従っている。体温変化は，昼夜の周期に従っている。昼夜の最大の違いは言うまでもなく光である。

　昼夜の周期を知れば，行動に適した時間帯を知ることができる。そのために脳は時計を備えている。温度の上下によって代謝プロセスがあたふたと変化するのを避けるため，この時計は温度変化から独立したリズムを刻んでいる。視交叉のすぐ上の視床下部に置かれている2つの小さい核がこの時計である。この時計は自動的に体温とエネルギーの干満を調節し，同時に，覚醒，睡眠，夢も調節している。

　体内時計の「いま行動をしなさい」という司令を受けて，脳幹の神経調整細胞の活動が開始される。この神経調整細胞は，ノルアドレナリン作動性の青斑核とセロトニン作動性の縫線核に配置されている。ヴァーノン・マウントキャスルVernon Mountcastle はこれを「脳内の脳」と呼んだ。なぜなら，この部位の活性化状態によって，脳のモードが変わるからである。意識変容を考える場合には，決して軽視することができないきわめて重要な神経調整細胞である。

　本章の後半で私は，この神経調整細胞（及び外側背側被蓋と橋脚被蓋核のコリン作動性の神経調整細胞）の活動が，意識空間（AIM 空間）の3つの次元のうちの1つ，M 因子（調整 Modulation）にあたることを述べる。意識空間モデルは，自然に生ずる意識変容と薬物による意識変容を統合するためのものである。何より重要なことは，脳が自らの化学システムを用いて意識変容の華やかな意匠を達成しているということである。その意匠の中にはとても幻想的なものも含まれているのである。

7 意識空間モデル

　視床下部にある体内時計が脳幹のモノアミン系の細胞（青斑核と縫線核）を調節するメカニズムはほとんど明らかにされていない。しかしおそらく体内時計から脳幹を抑制する直接の経路があって，この経路によって青斑核と縫線核をシャットダウンすることが，より複雑な「いまは活動するな」という命令系の一部をなしていると思われる。興味深いことに，この抑制プロセスは正常では徐々にしか作動しない。その結果，眠気は通常は徐々に強くなり，眠りに入り，さらに深いノンレム睡眠に至るという経過になる。

　このような意識の下降は，GABA系による抑制によってモノアミン系神経細胞が徐々に抑制されるプロセスと並行していて，脳と体全体の非活性化を伴う。筋肉のトーンが下がるのにつれて，あらゆる運動が減少し，同時に，外部刺激への閾値が上昇する。脳のトーンが下がるのにつれて，視床皮質システムはシンクロモード（低頻度）になる。それに並行して，脳波は視床皮質システムのバーストと休止を反映するパターンになる。すなわち，最初に紡錘波，次いで高電位の徐波が出る。この段階では脳は記憶力をほとんど失う。当然ながら，精神活動全体は劇的に低下する。

　ここまでは，一次元の活性化-非活性化モデルで十分説明可能である。体内時計を止めれば，すべてが下降するのである。脳の明かりを消すようなものである。シェリントンはそういう比喩を用いている。奇しくもPETのニューロイメージングがまさにそうなっている。脳内の血流低下部位は暗い青と緑で，活性化部位は赤や黄色やオレンジ色である。

　そして最近までは，一次元モデルは広く認められていた。これにより睡眠は線形のグラフとして表すことができ，それが自然な意識変容であると一般に認められていた。このグラフによれば，ノンレム睡眠に続いて生じ，その後周期的に繰り返すレム睡眠は，脳の再活性化ということになる。それは確かに正しい。しかし正しいのは電気的な意味においてのみである。脳波を測定すれば，脳は確かに再活性化されていることがわかる。紡錘波と徐波が抑制され，低電位の速波が出てくる。30ヘルツから80ヘルツのガンマ波も出てくる。ガンマ波は，時間的な首尾一貫性に対応するとされている。大脳皮質の神経回路が首尾一貫して活動することが，意識という体験の必要条件であることは確かである。

　しかし，活性化だけを仮定する一次元モデルは不完全である。なぜなら，第一に，知覚のインプットと運動のアウトプットの能動的な抑制が無視されているからである。睡眠の維持にはこの抑制が不可欠である。第二に，青斑核と縫線核の神経

細胞の活動による抑制も無視されているからである。これなしでは，アミン系の復調が起こらない。

　睡眠中にはこの2つの抑制によって脳がオフラインになり（インプットとアウトプットのコントロールによる），神経調整系が変化することで，脳ははじめて非活性化されるのである。この2つの抑制を無視したモデルは結局は誤りで，意識の解明には到達し得ない。

　これらの抑制がかかることによって，脳の活動は低下し，内外の刺激から遮断されオフラインになる。この状態は，レム睡眠で脳が電気的に活性化されても変化しない。それを説明するために私は，意識空間（3次元のAIM空間）の第2の次元をI因子，すなわちインプット-アウトプットコントロールとしたのである。このIに関しては，細胞レベルでも分子レベルでも洗練された詳細な知見があり，それを通してレム睡眠を理解することができる。たとえば，外界の表象と脳の連絡を断つのは，Ia求心性神経の終末のシナプス前抑制によることがわかっている。この経路をはじめとする神経回路を図7.1に示す。

　以上を総合すると，覚醒という脳の活性化状態では，脳は外界と接触し外界に働きかけることができるが，レム睡眠という別の活性化状態では，どちらもできないということになる。したがって，活性化という点では覚醒もレム睡眠も共通している。共通していないのはインプット-アウトプットの条件である。よって，活性化だけに着目した一次元モデルでは不十分で，インプット-アウトプットという次元（I）が必要なのである。

　が，それでもまだ十分とは言い難い。なぜなら，オフラインの活性化された脳のどこで情報が発生するのか，そしてこの情報がいかにして処理されるのかという点が残っているからである。ここに2つの問いが生まれる。(1) 活性化された脳は，その内部で情報を大量に作り，外界からの情報と同じように処理しているのだろうか。それとも，(2) 脳の内部の情報の生成と処理には，外界からの情報とは異なる，より特化したメカニズムがあるのだろうか。(1)(2)いずれも，答えはイエスである。脳は，レム睡眠と覚醒というそれぞれ別の意識状態を生むための特化した機能を持っている。レム睡眠と覚醒のそれぞれにおける情報の生成に関しても，情報のプロセスのメカニズムに関しても，特化した機能を持っている。以下にこれを述べていく。

7 意識空間モデル

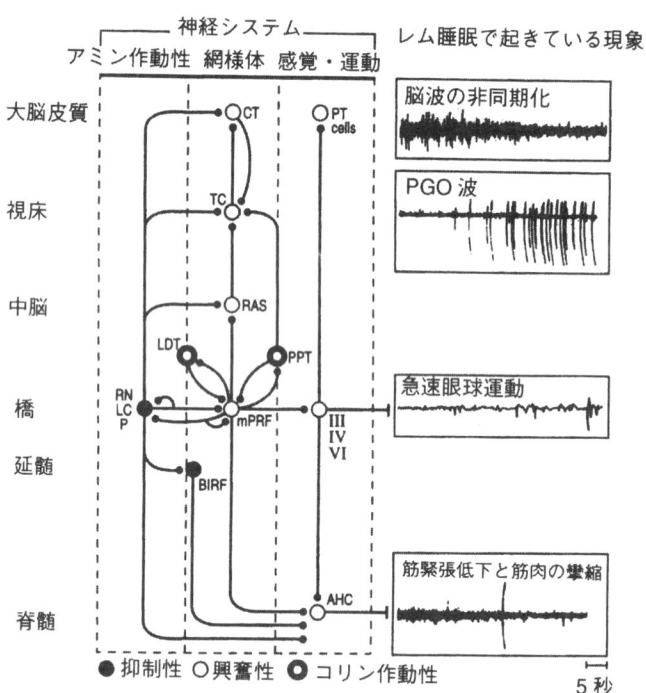

図7.1
レム睡眠生成プロセス
レム睡眠を生成するためのネットワークは脳の様々なレベルの細胞におよび（左），3つのシステム（中央）に大別される。この3つのシステムがレム睡眠における電気的活動（右）に対応している。黒丸が抑制系，白丸が促進系，太い白丸が橋にあるコリン系の核を示す。この図に示した以外に，まだ同定されていないアミン系や網様系の経路が多数存在する。また，この図に示した以上にはるかに複雑な構造も多数ある（たとえば視床と大脳皮質）。レム睡眠においては，レム睡眠をオンにする橋の細胞の活動増強が，抑制解除（レム睡眠開始時のアミン系神経細胞活動の著明な低下による）と興奮（橋被蓋コリン系と非コリン系神経細胞の興奮性活動による）によって強化されると推定されている。その結果レム睡眠では，網様体と知覚運動神経細胞の活性化が生ずる。レム睡眠に伴う現象のメカニズムは以下のように推定されている：脳波の変化は，網様体・視床皮質・皮質の神経細胞の活動の総和による。PGO波は外側橋中脳被蓋のトニックな抑制と相性の興奮による。急速眼球運動は，網様体と前庭の神経細胞の相性の活動による。このうち，前庭の活動（図には示されていない）が直接眼球運動細胞を刺激する。筋弛緩は，橋延髄網様体による，脊髄前角細胞のシナプス後抑制による。筋攣縮は，網様体と錐体路の運動神経細胞の活動が，脊髄前角細胞の抑制を超えた時に生ずる。
図中の略語：RN, 縫線核；LC, 側坐核；P, 腕周囲領域；PPT, 脚橋被蓋核；LDT, 外側背側被蓋野；mPRF, 中橋被蓋；RAS, 中脳網様体活性化系；BIRF, 延髄脊髄網様体抑制路；TC, 視床皮質路；CT, 皮質；PT cell, 錐体細胞；Ⅲ, 動眼神経；Ⅳ, 滑車神経；Ⅴ, 三叉神経運動核；AHC, 前角細胞．(Hobson et al., 2000, Behavioral and Brain Sciences 23 より)

レム睡眠を生む脳の自発的活動：PGO システム

ネコを用いた研究によって，レム睡眠開始の最初期サインは非常に大きな棘徐波合成波として脳波に現れることが示されている。この波は視床の外側膝状体から出るものである。外側膝状体の神経細胞は，網膜からではなく，脳幹の橋からの興奮性のインパルスによって過分極させられる。脳幹の橋は網様体と脚橋被蓋（PPT）の神経細胞の，自発性と思われる過分極の影響を受けている。時間的には PPT の活動が先なので，PPT がこのシグナルの起源と考えられている。したがってこのシグナルは橋（P）に起源を持ち，膝状体（G）と後頭葉（O）に投射することから，ジューベはこれを PGO 波と呼んだ。PGO 波の重要性をはじめて指摘したのもジューベである。

私が強調したいのは，PGO 波は，脳が脳自身の情報を生成していることを鮮やかに示しているということである。この情報は外界のいかなるインプットからも独立しており，脳を構成する神経細胞の一部の興奮性の変化だけによって生成される。この時，過興奮している橋の神経細胞はほぼ確実に PPT のコリン作動性の要素を含んでいる。PGO 波が局所のコリン作動性神経細胞の微小刺激によって実験的に誘発可能であることを示すデータが大量にあることからそれは明らかである。すなわち，PGO 波という内的シグナルシステムの化学的メカニズムは解明されており，しかもコントロール可能なのである。このことの科学的意義は莫大である。

橋の PGO ジェネレーターが過興奮してコリン系の活動が高まるメカニズムもわかっている。セロトニン系の抑制と神経調整が外れた結果，縫線核のセロトニン神経細胞がシャットダウンされるのである。それによって「いまは活動するな」というシグナルが視床下部の体内時計から橋に伝えられる。しかしコリン系の過活動の最終結果として，脳の状態は変化し，実際に活動する代わりに，活動しているという想像が生まれる。精神状態に作用する薬は，脳と意識にこのような形で作用するのである。

中枢から運動を促すシグナルが出ても，末梢で抑制がかかると，運動はヴァーチャルなものになる。それが夢の中での運動である。ここでいう末梢での抑制とは，脳幹からのストップシグナルである。対して，運動を促すシグナルは，錐体路，錐体外路のあらゆるレベルから発せられる。そこには橋そのものや皮質の錐体路ニューロンが含まれる。その他ここに関与している可能性があるのは，橋の灰白質，小脳，赤核，基底核，視床などである。

7　意識空間モデル

　末梢での抑制がもしなかったら,まずいことになる。レム睡眠行動障害の症状,すなわち自分を傷つけるような夢の内容を実際に演じてしまうというのが,その顕著な実例である。これに関しては本書で後にもう一度ふれる。医薬品の副作用として,レム睡眠行動障害が出ることがあるのだ。レム睡眠中も抑制されない運動のひとつの例は,言うまでもなく,レム（REM；Rapid Eye Movement）の名に示されている通り,眼球運動である。眼球運動は,睡眠中に抑制される必要はない。いくら激しくても,睡眠の中断に至らないからである。

　実際の運動である眼球運動と,ヴァーチャルな運動である夢の中の運動を結ぶのがPGOシステムである。なぜなら,各PGO波に関連する神経細胞の活動パターンが,眼球運動の方向を決定し,その決定が視床と視覚皮質に伝えられるからである。つまり,目からの実際の感覚が入力されない状態においては,眼球運動の方向についてのフィードフォワードの情報は,より高位の脳から供給され,この情報は視覚運動的な夢の産生に利用されると考えられる。

　この仮説を支持する有力な根拠は2つある。第一は,前庭小脳系（空間内の身体の協調運動に重要な役割を持っている）がPGOシステムの重要な構成要素だということである。第二は,覚醒時には,驚愕反応としてPGO類似の活動が発生することである。このとき,驚愕反応の元となった刺激に対応する形で,頭・首・体幹・四肢の運動が発生する。第一,第二のいずれにおいても,PGO波は眼球運動の単なるコピーではなく,視覚運動全体を司令する役割を果たしている。

　夢とは,中断されない驚愕反応の自覚であるという説もある。この説には2つの意味で魅力的である。1つは,夢に情動が溢れていることや,不安・恐怖の入り混じった意外性が,現実生活における驚愕反応と一致しているという点である。実際,PGO波は,扁桃体や脳の視覚運動にかかわる部分に及ぶことも,これを側面から支持しているといえる。

　2つ目は,夢における感覚運動の自覚と,見当識障害の両方を,この説で説明することができるという点である。つまり,驚愕反応は,感覚運動をたえずリセットすることによって,見当識を障害するのである。夢が奇怪であることの根底にある見当識障害が,これで説明可能である。見当識障害とは,夢に出てくる人や場所や時間に,連続性も一貫性もないことを指している。これを利用して,多くの芸術家が独特な作品を創っている（ルネ・マグリット Rene Magritteの絵画,アラン・ルネ Alain Renaisの映画など）。

　見当識障害をはじめとする夢の中での認知機能障害は,レム睡眠時の脳内の化

学バランスの変化と深い関係があると私は考えている。とはいうもののその一方で，驚愕反応として「何か変なことが起きているぞ」と脳に警告するシグナルの連続ともつながりがあるのだろう。そしてあわれな脳 - 心は，新たなデータとそれまでのデータの整合性を何とか求めようとし，時には本当に辻褄の合うストーリーを作ってしまうこともある。ところで，本来は自然に生まれるレム睡眠に類似した状態を，人工的に脳 - 心に引き起こす薬が存在するが，そうした薬も，夢と同様の認知障害を起こす。これについては後に述べる。

脳の「心臓」：神経調整とアミン系 - コリン系の相互作用

概日周期や睡眠周期が知られるよりはるか以前，1930 年代から 1940 年代にかけての脳研究で，ウォルター・ヘス Walter Hess はノーベル賞を獲得した。ヘスは，脳には 2 つのモードがあることを示したのである。第一のモードは交感神経系が活動するもので，生体は覚醒し，それに伴いエネルギーが消費される。これをヘスはエルゴトロフィック ergotrophic と呼んだ。第二はコリン系（副交感神経系）が活動するもので，生体は睡眠し，それに伴いエネルギーが蓄えられる。これをヘスはトロフォトロピック trophotropic と呼んだ。

ヘスは実に慧眼であった。ヘスがこれを示した時点では，交感神経系・副交感神経系という 2 つの自律神経系の分子生物学は全く未知だった。したがってヘスは，末梢神経系についての知見と，脳の刺激による末梢への効果についての実験だけをもとに，交感神経系と副交感神経系の存在を推定したのである。ヘスの理論が証明されたのは 1960 年代になってからであった。アニカ・ダールストゥローム Anica Dahlstrom，ケル・フクス Kjell Fuxe らが，側坐核のノルアドレナリン神経細胞と，縫線核のセロトニン神経細胞を発見したのである。さらに後になってから，マーセル・メスラム Marcel Mesulam らが中枢神経系のコリン神経系を同定したのである。

1970 年までには，脳には多種多様な化学物質があり，その中には他の神経細胞に短期的な影響をおよぼす物もあれば，覚醒や睡眠といった一定時間持続する現象に影響をおよぼす物もあることが明らかになった。これが神経調整という概念である。神経調整は，神経伝達の 1 つの特殊型であるということができる。この概念は，セカンドメッセンジャーとも強く結びついている。そして，サードメッセンジャーという概念の登場とともに，さらに進化している。ここで「メッセンジャー」とは，細胞内のシグナルの連鎖にかかわる物質を意味している。シグ

ナル連鎖は以下のように進む。
（1）神経伝達と神経調整（ファーストメッセンジャー）
（2）(1)のシグナルを細胞内コマンドに翻訳する（セカンドメッセンジャー）
（3）(2)のシグナルを，酵素のような代謝にかかわる遺伝子に翻訳する（サードメッセンジャー）

神経調整物質は，セカンドメッセンジャーを介して，細胞内の核の遺伝子に働きかけるので（サードメッセンジャー），神経調整物質の睡眠覚醒サイクルに応じた自然な変動や，薬物による人工的な変動による効果は脳全体におよび，しかも持続的なものになり得る。そしてそれは好ましい場合も好ましくない場合もある。このことからたとえば，睡眠の気分への影響や，睡眠に影響する薬物が同時に気分に影響するメカニズムを知る端緒が得られる。さらには，認知機能への睡眠の長期的な影響や，睡眠に影響する薬物の認知機能にかかわる功罪を知る端緒にもなる。

レムをオンにするコリン系とオフにするアミン系の相互作用

脳幹がレム睡眠生成の鍵となる部位であることは1960年代には明らかにされていた。したがって，1970年代に神経調整系が発見されると，そのレム睡眠生成における重要性が推定されたのはきわめて自然であった。さらに，この神経調整系のひとつひとつの要素が，ひとつひとつの状態に対応していることもごく自然に推定された。すなわち，ドーパミンが覚醒をコントロールし，セロトニンが徐波睡眠をコントロールし，ノルアドレナリンがレム睡眠をコントロールすると推定された。そして胎生期の脳損傷実験からこの推定を支持する結果が得られた。たとえば，ジューベ Michel Jouvet は，ネコの脳のセロトニン合成酵素をブロックすることによって睡眠障害が生ずることを示した。ジューベはこの結果に基づき，セロトニンが睡眠物質であると解釈した。

しかし，その後に行われた，単一の神経細胞の活動測定実験と，局所のマイクロインジェクション実験からは，脳幹の3つの神経調整物質が，想像以上に複雑で洗練された相互作用をしていることが明らかにされた。覚醒においては，3つのすべてが活性化されていた。ノンレム睡眠では，3つのすべてが非活性化される傾向があった。レム睡眠においては，2つのアミン系は完全に非活性化され，コリン系は逆に過剰に活性化されていた。このうち特に意外だったのはレム睡眠の結果である。レム睡眠は，脳波上は覚醒に近いのにもかかわらず，実際にはい

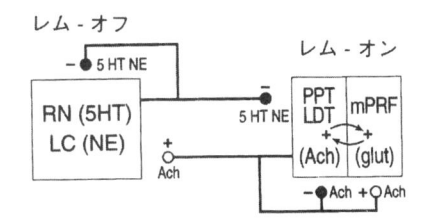

A. 構造モデル

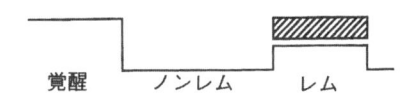

図 7.2
活性化レベルを決定する相互作用モデル
(A) 構造モデル。最近の発見に基づいた修正版。レム睡眠をオフにする橋の神経細胞がノルアドレナリン (NE) 作動性またはセロトニン (5-HT) 作動性の抑制系神経である点はオリジナルのモデルと同様である。抑制系 (−) のコリン系の自己受容体が中橋のコリン核にあり，興奮性 (+) の相互作用が中橋のコリン系と非コリン系神経細胞にある点が，オリジナルとは異なっている。
(B) オンとオフの関係を示すモデル。覚醒時には，橋のアミン系 (破線) が活性化され，コリン系 (実線) が非活性化されている。ノンレム睡眠では，アミン系の抑制は徐々に解除され，コリン系の興奮が徐々に高まる。レム睡眠開始時には，アミン系の抑制はゼロになり，コリン系の興奮が最大に達する。
(C) 活性化レベル。(A) と (B) に示した相互作用の結果，活性化を表す A 因子の値は覚醒とレム睡眠で同等に大きくなり，ノンレム睡眠ではその約半分になる。
図中の略語：白丸，興奮性作用；黒丸，抑制性作用；RN, 背側縫線核；LC, 側坐核；mPRF, 中橋被蓋；PPT, 脚橋被蓋核；LDT, 外側背側被蓋野；5-HT，セロトニン；NE，ノルアドレナリン；Ach, アセチルコリン；glut, グルタミン酸. (Hobson et al., 2000, The New Cognitive Neurosciences, M. Gazzaniga 編集, MIT Press)

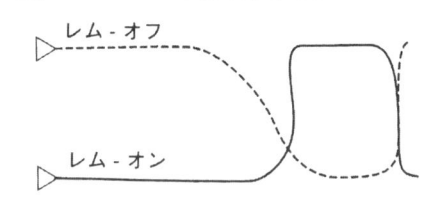

わばオフラインであり，しかもコリン系の過活動による特有の情報処理が行われていたのである。したがってレム睡眠は，「逆説的」と言える。レム睡眠で見られる中枢（脳波）・末梢（血圧，呼吸，心拍）の状態は，ウォルター・ヘスの言うところのエルゴトロフィック，つまり「戦うか逃げるか」に一致している。しかるにそれとは裏腹に，実際にはレム睡眠はトロフォトロピックの要素が非常に強い状態なのである。もっとも，この逆説的な現象は合理的である。夢の中で「戦うか逃げるか」という局面に接したとしよう。このとき，実際には戦うことも逃げることもしないから，エネルギー消費は最小にとどまっている。一方で，脳の深部の細胞は，明日に備えてエネルギーを蓄えているのである。

このように，神経調整系の活動は，覚醒と睡眠で大きく異なっている。したがって，単純にどの系が活性化していてどの系が非活性化されていると言うことができないのは自明であろう。神経調整系の機能は，意識変容のメカニズムを考えるうえで特に重要なのである。

だからこそ意識空間（AIM空間）で，三次元のうちの一次元に，M（調整 Modulation）が割り当てられているのである。単純にするために，Mはコリン系とアミン系の神経調整物質の比を表すとしよう。覚醒ではアミン系の比が大きく，レム睡眠ではコリン系の比が大きくなる。この2つの系の相互作用は図7.2に示した通りである。

実験データ

以上のような画期的な概念が実験で示されるようになったのは1960年代後半で，1970年代には実験方法が成熟し，その進化は現代まで続いている。

まず，デイヴィッド・ヒューベル David Hubel が開発し，ネコの視覚系の実験に用いた電極記録テクニックが，エドワード・エバーツ Eduard Evarts によってネコの運動系の実験に応用され，さらには脳幹の研究にも当然のように利用されるようになった。ただし2つの大きな障壁があった。第一は，動きであった。この実験中は，頭の動きだけでなく，体の動きも制限しなければならなかった。電極で記録する目標部位は，脳幹の深部にあり，ちょうど垂直・水平方向の動きの軸にあたる部分に位置しているからである。第二の問題は，目標とする神経細胞の同定であった。最初の時点では，神経細胞の活動パターンそのものからも，睡眠・覚醒に応じた活動パターンの変化からも，どれが目標とする神経細胞であるかを知る方法が全くなかったのである。

実験を行っても，大部分の神経細胞はこれといって特徴のないものであった。しかし，ごく少数ながら，予想をはるかに上回る興味深い活動パターンの神経細胞が発見されたのである。忍耐力の成果といってもいい。幸運の結果といってもいい。だが楽観主義のお蔭というほうが適切だろう。最も重要な所見は，脳は，その複雑さにもかかわらず，単純だったということである。結果をみれば，前から予想できたことだといえるかもしれない。すなわち，脳が，安定した自動的な状態（たとえばレム睡眠）を求めるとき，安定した自動的なメカニズムを利用するのは当然である。目標とするものの正体がはっきりわからなくても，探求し続ければ，いつかは到達できるのだ。

　われわれは2度，そうした経験をした。1回目は，レム睡眠をオンにする細胞を側坐核に探していたとき，偶然に，レム睡眠をオフにする細胞を発見したのである。そして2回目は，レム睡眠をオフにする細胞を橋外側に探していたとき，逆にレム睡眠をオンにする強力な細胞，すなわちPGOバースト細胞を発見したのである。

　1回目の発見のほうが驚きの度合いは大きかった。側坐核はレム睡眠をオンにする部位だとわれわれは信じ込んでいたからである。しかしいったんそれが誤解とわかってからは，レム睡眠をオフにする細胞が，側坐核だけでなく，縫線核にもあると予測するのは困難ではなかった。さらに，橋にある2つのアミン系の神経調整物質が，覚醒の維持にかかわっていることも，ヘスの原理から予測できることであった。中枢の交感神経系でさえも，エルゴトロフィックな目的のために作動するのである。睡眠開始のためには，この交感神経系はまず非活性化されてノンレム睡眠に入り，後には抑制されてレム睡眠に入るのである。

　われわれの第二の発見は，起こるべくして起こったものであった。なぜなら，橋の腕周囲領域がコリン系の微小刺激に敏感であり，またこの領域にはPGO波の元となる細胞があることがわかっていたからである。カルバコールでこの領域を刺激すれば，膨大なPGO波が発生するのだ。この領域はアセチルコリンを産生し，アセチルコリンはPGO波の生成にかかわっていると思われる。カルバコールはアセチルコリン類似の合成物質だが，酵素による分解を受けないので，これを投与するとアセチルコリンと同様の作用が持続し，予想通り大量のPGO波が記録できた。しかし予想できなかったのは，この領域の細胞が眼球運動にも関係し，眼球運動の情報を外側膝状体に送っていたことだった。

　この発見の意義ははかりしれないものがあった。つまり，PGO波は，タイミ

ングにかかわるパルスであることにとどまらず，空間内の位置の情報の一部をも担っている可能性があるがわかったのである。現在のところ，これは可能性にとどまる。解明のためには，人間の PGO 波についての研究が必要である。

　動物実験では，PGO システムが，脳の他の部分から解離したり，あるいは停止した場合に生ずる現象についてのデータが得られている。解離に関しては，カルバコールによるコリン系の微小刺激で引き起こされた PGO 波は，2種類の実験条件によって異なった現われ方をする。2種類とは，短期的なレム睡眠の増強と，長期的なレム睡眠の増強である。短期的とは4時間から6時間，長期的とは6日から10日である。両者の現象の相違は，PGO 波発生部位のごくわずかな違いに基づいている。

　短期的なレム睡眠増強のためには，カルバコールを橋の網様体の様々な部位に注入する。長期的なレム睡眠増強のためには，カルバコールの注入部位は，後部外側寄り（前庭核の前部付近）になる。レム睡眠増強は，長期的なものも短期的なものも，予想外の結果であり，不可解であった。この結果から唯一いえることは，橋の外側は化学的に特有の性質を持っており，この部位を刺激すると脳機能に持続的な変化をもたらすということであった。したがってこのことから，多くの向精神薬の持っている，予想外で不可解な長期的副作用のメカニズム解明につながる可能性がある。たとえば，プロザックのような SSRI の長期使用によるレム睡眠行動障害や，離脱症状のメカニズムを知るヒントになる。

　「厄介な」というべきであろう。「予想外」とか「不可解な」というだけでは，薬の長期的効果の形容詞としては不十分なのである。薬を実験に使う科学者も，薬を処方する医師も，薬を快楽のために飲む人々も，薬の効果は短期的であると想定している。残念ながらこの想定は怪しいのだ。ドラッグを常用することは，脳をフライにするようなものである。焼くようなものである。調理するようなものである。たとえば，MDMA（「エクスタシー」とも呼ばれている）をやると，持続的な記憶障害と睡眠障害になる。MDMA は，セロトニンを放出させる作用がある薬で，若年層での流行が問題になっている。しかし合法的な治療薬でも，常用による副作用がある。抗精神病薬による遅発性ジスキネジアがその例である。

　PGO システムを抑制する唯一の方法は，現在のところ，神経細胞の破壊以外にはない。この方法は実際に行うわけにはいかない。治療のためであっても，人間の脳に直接薬物を注入することは容認されていない。細胞を破壊する薬物に至っては論外である。だが上記のような偶然に発見された長期的な影響についての

実験パラダイムは，示唆に富むものであるといえよう。

　これらの予想外の発見はいずれも，短期的なレム睡眠の増強実験の副産物として得られたものである。この実験方法は，薬物の長期効果をみるものとしては決して新しいものではない。カルバコールを橋の網様体に注入すると，即座に（0.5〜5分），短期的な（2〜4時間）レム睡眠の増強が観察される。短期的であっても，かなり強いもので（100〜400%の増強作用），その程度は長期的なレム睡眠の増強と同等である。つまり，脳の状態コントロールシステムに大きな影響をおよぼしているのである。この影響が出る範囲は広い。長期的なレム睡眠の増強を生じさせる範囲より広い。そして位置的には内側にある。ということは，橋の外側がコントロール領域で，内側がトリガー領域であると考えられる。すると次に問題となるのは，その背景にある神経生物学的なメカニズムである。現時点ではっきりと言えることは，薬の短期的な効果は，シナプス後のレベルの変化らしいということである。今後は分子生物学的な手法によって解明が進むことが期待される。

　LSDが流行した時代には，脳への長期的な影響を危惧する科学者は警告屋というレッテルを貼られていた。しかし現在では，使用が公認されている「安全な」薬でも，分子レベルに影響し，遺伝子産物の増減が，非常に長いタイムスパンで生ずることがわかってきている。そのメカニズムを知ることは急務である。脳内の反応は，ミリセコンド単位から時間単位，さらには日単位から年単位で進んでいくのである。

意識空間モデル --- 意識変容を理解する

　時間という次元の重要性について，私は長い間強調してきた。恥ずかしいことに，その私が，時間をほとんど無視したモデルをつくりあげていたのだ。活性化だけに基づいたモデルでは，時間は第二の次元である。脳波や筋緊張や眼球運動や自律神経系の測定値が第一の次元である。睡眠周期の古典的な図では，これらの値は時間に応じてプロットされている。私の三次元意識空間モデルでは，時間は第四の次元である。空間内のプロットの軌跡として表されている。

　活性化（A；Activation）の値としては，神経機能（網様体の神経活動，あるいは脳波の周波数と振幅）の測定値があてられ，これは脳全体の活動レベルを反映していると解釈できる。もちろんこの解釈は一時代前のものである。PET研究によれば，たとえ脳全体の活動レベルが一定でも，脳の局所ごとに活動の強さ

7　意識空間モデル

はかなり異なっていることがわかっているからである。しかし三次元モデルを作成するということは，できるかぎり現象を視覚化するということであるし，また，脳の局所の活動は，活性化 A 以外の次元にマッピングできることが期待できることから，とりあえずは活性化 A は脳全体の活動レベルを反映するとしておこう。

　従来からある二次元モデルでは，活性化は y 軸にプロットされるが，三次元意識空間モデルでは x 軸にプロットされる。すなわち，活性化が強まるとプロットは右方向になり，弱まると左方向になる。「活性化」という用語で私は，脳-心の瞬間的なエネルギーレベルを意味している。活性化が強まった状態とは，意識がきわめて清明な状態である。情報は迅速に処理される。活性化が弱まった状態とは，たとえばノンレム睡眠のような状態である。情報処理の速度は遅くなっている。活性化がゼロに近づいた状態は，たとえば昏睡である。意識は失われ，情報処理は行われない。図 2.6, 2.7, 2.8 を参照していただきたい。

　従来のモデルに示されているのは，インプット - アウトプットのコントロールのみである。このモデルでは眼球運動が，レム睡眠では常に一定で，覚醒時には生じないとしている。筋緊張はほとんど無視され，脳波と眼球運動だけが重視されている。

　われわれの三次元意識空間モデルでは，インプット - アウトプットのコントロールは，外界と精神内界の情報交換のゲートであると位置づけられている。覚醒時にはこのゲートは開いていて，知覚刺激は脳に自由にアクセスし，運動コマンドもスムーズに実行される。ゲートが閉じていると，視覚刺激の脳へのアクセスは無く，運動コマンドも実行されない。このゲートの状態は三次元意識空間モデルでは z 軸にプロットされる。三次元意識空間の手前のプロットが閉じた状態，奥が開いた状態である（図 2.6, 2.7, 2.8）

　インプット - アウトプットのコントロールは，外界・内界のデータのバランスという観点から見ることもできる。知覚のインプットと運動のアウトプットの閾値は，当然ながら常に相対的なものである。ゲートが完全に開いていても，精神内界では大量のデータが処理されている。逆にゲートが最小限まで閉じていても，ある程度の知覚のインプットはあり，ある程度の運動のアウトプットが漏れ出ている。

　インプット - アウトプットのコントロールである I 因子の指標としては，覚醒の閾値や脊髄反射の強さを用いることができる。また，I 因子が内界刺激の強さを反映するものであることから，運動が完全に弛緩した状態での眼球運動の頻度

も用いることができる。これはPGO波の周波数に関連すると考えられているものである。つまりはコリン系の活動と，アミン系の復調を反映する。そうなると，I因子とM因子が相互に独立したものであるか否かが問題になってくる。従来のモデルではM因子（調整：Modulation）は全く想定されていなかった次元である。人間の脳では測定できず，意識との関係は完全に推定にすぎなかったためである。しかしわれわれは，M因子は人間の意識を考えるうえで必須であると確信している。理由は2つある。

　第一の理由は，動物との共通性である。人間を含めたすべての哺乳動物で，脳幹も睡眠周期も共通している。したがって，睡眠の各周期におけるコリン系とアミン系の状態が，人間だけ他の動物と異なっているとはまず考えられない。

　第二の理由は，薬の効果である。ほぼ例外なく，アミン系の増強薬は覚醒を促進し，拮抗薬は睡眠を促進する。コリン系は脳幹と前脳基底部の2カ所に主座があるのでアミン系より複雑だが，それでもコリン系の増強薬はレム睡眠と夢を促進し，拮抗薬はどちらも抑制する傾向がある。

　アミン系とコリン系の比率であるM因子は，三次元意識空間モデルのy軸にプロットされる。したがって活性化を反映するA因子のx軸とは独立して扱われている。妥当なことであろう。なぜなら，M因子のみが，覚醒と夢という2つの意識状態の違いを生理学的・心理学的に説明できるからである。三次元意識空間モデルの最大の特長がこのM因子である。人間の意識は，人工的にも（薬物によって），自然的にも変容する。どちらの意識変容を考えるうえでも，M因子は不可欠であるといえる。

　M因子の値は，アミン系の活動 a とコリン系の活動 c の比 a/c で求めることができる。これが可能なのは現在のところはネコとラットにおいてのみである。ネコとラットでは，側坐核と縫線核と脚橋被蓋核の神経細胞を同定することができ，睡眠覚醒の各状態での活動を記録することも可能になっている。課題は人間での測定である。それが可能になるまでは，推定値を使わざるを得ない。M因子ぬきで意識状態を論じることは不可能だからである。

8 睡眠と夢の障害

　夢は睡眠中に見るもので，覚醒中には見ない。そのためには，睡眠中の脳の状態と，覚醒してからの脳の状態が，はっきりと区別されていなければならない。ところがなかなかそうはならないのである。たとえば悪夢から覚めた時，動くことができないことがよくある。そもそも目が覚めたのは悪夢への恐怖のためである。その恐怖は目覚めたからといって直ちに消えはしない。むしろ，体が動かないことに気づいて強まることもある。

　実際のところ，脳の状態を決定する要因は非常に多く，相互に関連しあっているので，睡眠から覚醒への移行，覚醒から睡眠への移行がスムースであることはむしろ驚くべきことである。

　本章では，脳の状態（すなわち意識の状態）の境界が曖昧な例と，解離する例をいくつか紹介する。意識とはいかに容易にモザイクのように混じり合った状態になるかをおわかりいただけることと思う。そうすれば，神経調整に影響する薬物が，意識を夢の方向に変容させやすいことも理解しやすくなるはずである。

入眠時幻覚

　まさに眠りに入る時，すなわち入眠期には，意識の境界が曖昧になる。このとき人は夢に似た体験をすることが多い。これは入眠時幻覚と呼ばれている。この幻覚は，脳の覚醒した状態が睡眠にまで持ち越され，半覚醒状態で見る夢であると単純に説明できそうでもある。

　幻覚が生まれるためには，知覚系のバランスが崩れ，外界の刺激より精神内界の刺激が優位になっていなければならない。すでにPGOシステム（本書7章）で述べたように，こうしたバランスのシフトが起こるのは不思議ではない。外界の刺激を知覚するために，内的な刺激が常に脳内に生まれているからである。したがって，バランスがわずかに崩れて外界からのインプットがほんの少し弱まるか，逆に内的な刺激がほんの少し強まれば，それだけで幻覚は生ずる。図8.1のI

図 8.1
覚醒時の幻覚（精神病）。内的なインプットの強度が外界からのインプットを超えると，知覚イメージが生成され，外界の知覚と統合され，幻覚となる。幻覚領域は空間内の右方である。ここは活性化がほぼ限界まで強まった位置である。これはアミン系の強い駆動による（これが薬物で引き起こされることもある）。

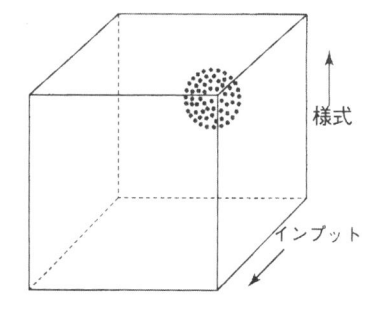

因子の変化が幻覚のキーポイントである。

　このバランスの崩れをさらに助長するのは，精神内界の予期の高まりである。たとえば眠気に加えて，何らかの不安な気持ちが基底にある場合である。気をしっかり持とうとしても，精神内界の予期（プライミングと呼ぶことにしよう）が強いと，むなしい努力に終わる。脳の知覚装置が，プライムされた方向に偏り，偽の知覚を生成してしまうのである。

　このメカニズムを直接理解するためにはこういう例を想像してみるとよい。深夜に誰もいない家に帰って来た。裏口が半開きになっている。脳は直ちに警戒モードになる。暗いホールに歩み入る。ドンという低い音が聞こえる。2階からの音のようである。情動が高まり，注意力が集中される。裏口が開いていることと，2階からの音。この2つを結びつけると答えは何か。侵入者。合理的な推定だ。不安が高まる。だが5分後にわかる。昼間に来ていたヘルパーが裏口をしっかり閉めなかったのである。2階の音は，半開きのシャッターが風に鳴っていたのである。

　この5分間，意識は昔見たスリラー映画の中をさまよっていた。夢と同じように，外界からの情報はほとんどなく，不安は高まる。これらは相俟って，戦慄のシナリオが押し寄せてくる。泥棒か殺人者か。おそるおそる部屋を順にチェックする。そのたびに安堵の息をつく。「考えすぎだったか」と自分に言い聞かせるのは，全部の部屋を見回り，最後に2階の寝室のシャッターが外れているのを確認した時である。そして裏口のことを思い出す。そして思いあたる。今日のヘルパーはソーニャだった。ソーニャの仕事は雑だ。裏口のドアは古いので，鍵がかかっていなければ，風で開いても不思議はない。

　安堵。疲労。しかしそれでもとても眠れそうにはない。不安が再燃したり，知覚が変容したりする。なぜなら，いかなる状況においても，眠りに落ちるという

ことは，夢に類似した意識体験が急に生じることだからである。目的論的に言えば，盗難警報装置が進化して，睡眠の初期に安全のチェックが自動的に行われるようになっているのである。捕食される危険が最も高い瞬間と同様のチェックである。

睡眠初期の夢が入眠時幻覚になるためには，強まりつつある内的刺激が，弱まりつつある外的刺激に対して相対的に優位になり，情動に色づけされた知覚が生まれなければならない。不安が基底にあるので，イメージは恐ろしいものになる。上記の進化的目的にかなったものであると言える。「安全第一」「備えあれば憂いなし」なのである。

入眠時幻覚についての上記の説明は，AIM 空間にもよく適合し，したがって意識変容をきたす状態との関連も深い。たとえばナルコレプシーでは入眠時幻覚が代表的な症状である。レム睡眠を強める薬物でも入眠時幻覚が生じ，この場合には強烈な夢という形を取ることも多い。

ナルコレプシー患者の多くは，睡眠初期のレム睡眠が非常に強まっている。入眠時幻覚はこれで容易に説明できる。ナルコレプシーでは，レム睡眠からの覚醒時にも幻覚が生じやすい。そこで次に，夢から覚醒に移行する時の幻覚について検討しよう。

出眠時幻覚

眠りに落ちる時や目覚めの直前に不安に満ちた夢を見ると，精神病の兆候ではないかと心配されることがある。幻覚・妄想が精神病の症状だということは誰もが知っている。しかし，入眠時幻覚や出眠時幻覚が，統合失調症や躁うつ病の患者で特に多いわけではないことはあまり知られていない。一方，これらが生理学的には幻覚や妄想と共通点が多いことも知られていない。

しかし一般には，入眠時幻覚より出眠時幻覚のほうが異常と感じられる。入眠時の幻覚については，「寝入りばなだったから，何が見えたって不思議はないし，結局は眠ったのだから，気にする必要はないな」と軽く扱うことができても，出眠時幻覚では，「幻覚を見るなんて，私は気が狂ってしまったのだろうか」と心配になる。特にそれが昼間であったらなおさらである。

私自身の経験でもそうであった。スリープラボでの終夜脳波実験で，まさに眠りに落ちる時，私は侵入者の幻覚を見たが，打ち消すのは簡単だった。しかし，アリゾナで悪夢から覚めた時には，枕もとに立っているナイフを持った男の幻覚をなかなか払いのけることができなかったのである。

出眠時幻覚は，レム睡眠の夢が覚醒まで持ち込まれたものにほかならない。一般的にも，睡眠から覚醒への移行がスムーズでないことはしばしばある。たとえば目覚めているのによく動くことができなかったり，夢の中の不安が持続しているような場合である。

しかし出眠時幻覚は，入眠時幻覚よりも，恐ろしかったり，奇怪だったりするのが常である。特に恐ろしいのは，抗うつ薬や幻覚剤の離脱に伴うセロトニンやアミンの変化による幻覚である。このようなケースでは，悪夢への恐怖から，眠ることが怖くなることさえある。

私の患者の1人は，ベッドの下から恐ろしいワニが出てきて歯をかちかちいわせる幻覚を何度も見ていた。このワニが出て来るのは，アミトリプチリンの量を変えた時に限っていた。アミトリプチリンは，ノルアドレナリンとセロトニンのシナプスでの再取り込みを阻害し（その結果，ノルアドレナリン系とセロトニン系を強める），同時にアセチルコリンをブロックする抗うつ薬である。レム睡眠の夢はアセチルコリン系によって駆動され，アセチルコリン系はアミン系で抑制されているのはこれまで述べてきた通りである。したがって，ワニが夢の外に出て来るのは，薬物による神経調整系のバランスが崩れたことによると説明できる。アミトリプチリンを減量すると，アミン系が弱まり，抑制が解除されたコリン系が暴走を始める。これについては11章で，気分障害の治療について述べる際にもう一度触れる。

偽覚醒

偽覚醒という興味深い現象がある。実際には覚醒していないのに覚醒している夢を見ているというもので，どんな人にも生じうるが，特に睡眠から直ちに覚醒することを要求されている人に生じやすい。夢の中では覚醒していると思い込んでいるのはむしろ普通だが，それが表面化したのが偽覚醒である。自分が覚醒していると思い込む（なぜなら，自分には意識があるし，物事を正確に見たりしたりすることができるから）だけでなく，次のように考えるのである。「決められたとおり自分は覚醒した。そして仕事をした。さてまた一眠りできる」。

私自身もこの偽覚醒の経験がある。ロバート・スティックゴールド Robert Stickgold が行ったナイトキャップ研究の被験者になった時のことである。レム睡眠からの自然な覚醒時と，実験的に中断して覚醒した時では，どちらが夢を思い出しやすいかというのが研究テーマだった（結果は，自然な覚醒時のほうが7

倍も思い出しやすかった)。私を含めたすべての被験者は，10夜連続してナイトキャップを装着し，覚醒した時に思い出した夢をテープに録音した。この結果と，ナイトキャップにより判定された睡眠周期を照合して，脳の生理学的な状態と夢の関係を調べる研究であった。

　被験者がしなければならないナイトキャップの操作は，ただ装着し，スイッチを入れるだけである。どうみてもたいした仕事ではない。しかし，ナイトキャップを装着するたびに，それが何回目かを数えておかなければならない，これが結構むずかしい。高齢者では一夜に2回から6回覚醒するのが普通である。当時58歳だった私も同様だった。しかし経験によって私は，覚醒するのは社会的・生理的義務を果たす時だけになった。すなわち，排尿の時だけである。いまの私にはこれがきちんとできる。しかし被験者をしていた時は，これに加えて，夢の内容をしっかり記録することが要求されていた。

　私はもともと夢を思い出すのは得意だった。しかし，ナイトキャップを頭に装着し，テープレコーダーを手にしてからは，思い出す夢は，それまでの自然な夢をゆうに超える数になった。実験を開始して数日後には，ものすごい数の夢を見るようになった。おそらくナイトキャップに慣れたことと，レム睡眠が相対的に剥奪されたためであろう。たとえば第6夜には，私は3回目覚めた。いずれも鮮明で豊富な夢を思い出してのことだが，ナイトキャップの記録によると，この3回はいずれも1回のレム睡眠期のものであったのだ。つまり私は，夢を見て，目を覚まして，きちんとそれを記録して，また同じレム睡眠期に入り，次の長い夢を見て，目を覚まして，それもまたきちんと記録して，またも同じレム睡眠期に入り，3つ目の夢を見て，目を覚まして，またも記録したというわけである。

　私はこの実験に協力しようという強い意欲を持っていた。そして自分が溢れんばかりの豊富な夢を実験のために採取しているという自負があった。そのためナイトキャップ装着の不快さや，夢を記録するという煩雑さなど全く気にならなかった。だから全く当然のように，第7夜にも，目を覚ました時に夢を黙々と記録した。いや，私は目を覚ましたと思ったのである。もっと正確に言えば，私は目を覚ましたという夢を見たのだ。その数秒後に私は本当に目を覚ましたので，元の夢だけでなく，夢の中の夢（偽覚醒）についても思い出すことができ，両方をテープに記録したのである。もちろん，夢の中で私が目を覚まして記録しているときには，テープのスイッチは入っていなかった。ナイトキャップの記録を見ても，その時に私が目を覚ましているという徴候は全く認められなかった。

結局のところ，人は夢の中で2度だまされる。夢なのに自分は目覚めていると信じている，これが第一の錯覚である。そして第二は，まだ夢を見ているのに夢から覚めたと信じる錯覚である。自分の役目を果たしたいという願望と，睡眠を継続したいという願望の両方が，この夢によって満たされるのである。

偽覚醒は様々な興味深い問いを生む。

第一は深遠な哲学的な問いである。すなわち，主観的体験はどこまで真実だと言えるのか。睡眠中に，自分が夢を見ているとどこまで確信できるのか。また，その同じ睡眠中に，夢を見ているという夢を見ているとどこまで確信できるのか。主観性とはすべて錯覚にすぎないのであれば，こうした確信とは何なのか。覚醒した直後の体験と信じていることは，実はすべてレム睡眠中の体験を思い出しているにすぎないのではないか。そうでないとどうして言えるのか。そもそも，いま自分が覚醒しているとどうして言えるのか。すべてが錯覚なのではないのか。本書でこうした問いの詳細を扱うのは適当ではないだろう。ここで言っておくべきことは，主観的体験が生理学的な客観所見と非常によく結びついていることがすでに証明されていることだけで十分であろう。つまり生理学のデータを参照するのが現時点では最も信頼性があると言えるのである。

偽覚醒の生理学的メカニズムは近い将来解明されるであろう。しかし現時点では明晰夢と同様にメカニズムの詳細は不明である。明晰夢は，覚醒の意識がレム睡眠に侵入したものなので，偽覚醒と対比して偽夢と呼ぶこともできる。現在のところ明晰夢であることを客観的に判定する方法は，自発的な眼球運動の存在しかない。だがこれだけでは，明晰夢もレム睡眠期に見ていると主張する反対派を説得しきれない。

しかし私は，偽覚醒と明晰夢の生理学的メカニズムは，互いに異なっており，通常のレム睡眠とも異なっていると考えている。これを証明するには，ニューロイメージングの力を借りなければならない。明晰夢の際には，前頭葉の活性化により，自己洞察の意識が生まれ，夢をコントロールしようという意志も生まれているが，レム睡眠を中断するレベルまでは活性化されていないと推定できる。偽覚醒では，自己洞察がある程度強まっているという点では明晰夢と共通しているので，やはり前頭葉の活性化が通常のレム睡眠よりは高まっているが，明晰夢ほどまでは高まっていないと予測できる。

こうした難問は避けたほうが賢明である。実験による証明は失敗するかもしれない。しかしそれでも実験を行えば，予期しなかった貴重な副産物的データがし

ばしば得られることは，歴史が証明している。実際，現代の認知神経科学に強く求められているのは，明晰夢や偽覚醒や入眠時幻覚や出眠時幻覚のような意識の変容の系統的な探求であると言える。これらはどれも，神経調整システムの一定の状態に対応するものであるから，主観的体験と脳のレベルでの神経生物学的なメカニズムを結びつけることで，貴重な知見が得られることは間違いない。

幽体離脱体験

解離の最も劇的な例の1つが，有名な（あるいは悪名高いと言うべきか）幽体離脱体験である。これは魂が体から離脱するという錯覚（私は錯覚だと考える）である。その魂は体の近くをさまよい，自分の体を自分が見るという体験をする。意識を変容させる薬物や暗示によって，この体験を起こりやすくすることができる。

私はここで，幽体離脱という体験が実際に起きるかどうかを問題にするつもりはない。体験そのものが実際に起きることは確かなのである。しかし，この体験の解釈についてはかなりの疑問を持っている。私が特に強調したいのは，幽体離脱という体験は，心と体が分離することの証拠ではないということである。幽体離脱は錯覚である。ただし，鮮明で強烈な錯覚なのである。

夢の中ではこれに近いことがごく普通に体験される。すなわち，3人に1人は夢の中で自分自身の姿を見たという経験を持つとされている。私自身はそういう体験をしたことはないが，それはさておき，3人に1人というのは大変な数字である。レム睡眠においては，心が体から離脱するという錯覚はありふれた現象なのである。

幽体離脱の体験をした人は，「これこれこういう夢を見た」とか，「これこれこうであったみたいだった」とは言わず，自分が完全に覚醒していたかのように語る。しかし，こうした自覚的確信が錯覚でありうることはこれまで述べてきた通りである。しかも実際，夢を見ている時はまさにそうした錯覚をしているのである。夢という意識変容の特徴は，自分が覚醒しているという錯覚であって，自分を第三者として見る体験も稀ではない。したがって，幽体離脱体験も自然現象であって，意識変容に伴う錯覚であると考えるのは理にかなったことである。

そして，夢も幽体離脱も，同じように意識変容の一種であることを支持する事実はいくつもある。どちらも頭部外傷に関係する。臨死体験に関係する。麻酔でも生ずる。したがって，脳内に器質的な要因があることは疑う余地がない。少な

くとも私はそう考える。さらなる証拠として，PCPやケタミンといった，NMDA-グルタミン受容体をブロックする薬物で幽体離脱体験が誘発されるという事実を挙げることもできる。

　幽体離脱は，たとえば魂は不滅であることの根拠とされることがある。したがって，幽体離脱が意識変容の一種にすぎないという説明には，抵抗が多いことはよく理解できる。心が体から分離されることは，いわば神聖な真実であって，来るべき再生への予兆であると主張されるのである。しかし私は，これは欺瞞だと思う。心と体の分離などあり得ないことである。それでも，根強くこの主張をする人はあとを絶たない。これについて私はひとつ仮説を持っている。それは，夢の中で自分の姿を見た経験のある人は，魂の存在を信じやすいのではないかということである。ぜひこの仮説を検証してみたいと私は思っている。

地球外への誘拐

　夢に関係するいろいろな体験が錯覚であることを認めない人がいることは理解できる。しかし科学者の中にもそういう人物がいることは驚きである。たとえばジョン・マック John Mack は，自分の患者の語る，他者にあやつられるという体験を信じ，一冊の本まで著しているのである。その中には地球外への誘拐も記されている。しかしこの体験も夢に関連した錯覚であろう。思い出していただきたい。脳-心では，解離することはごく自然なありふれた現象にすぎない。

　地球外への誘拐の体験には，ほぼ共通したストーリーがある。肉体から離れられない哀れな魂がエイリアンに誘拐される。誘拐するのは，ETだったり火星人だったりする。宇宙船や空飛ぶ円盤に乗せられるのだ。そして地球外の星に着く。受ける扱いは乱暴である。ほとんど極限に達している。しかしそれから，世にも不思議なことに，無事に地球に戻るのである。ただしもはやぬぐうことのできない心の傷と，肉体的にも何らかの影響を感じている。これはどう考えるべきだろうか。

　エイリアンに誘拐された体験を語る人が嘘つきであるなどと言うつもりは私にはない。彼らは誠実に語っている。私が明晰夢や偽覚醒について語る時と同じくらい誠実である。しかしこれこそが重要なポイントなのである。自分が本当に誘拐されたと信じている人々は，その確信度が非常に高い主観的体験が，偽覚醒と同様に，錯覚であるという可能性を無視している。最初に私はことわっておかなければならない。私は，地球外の生物の存在という仮説に対する偏見は全く持っ

ていない。しかし，そうした生物が存在する証拠の検討にあたっては，存在しないという可能性についても公平に検討するのが科学というものであろう。人間は，何ごとかを信じたがる天性の性質を持っている。誤ったことでも信じたがるのである。そういう人間の性質に対して，客観的な方法で待ったをかけるのが科学の役目である。信じることは，夢を見ることと同じように，脳の持っている性質のひとつである。そして，時が来れば新しくわかった事実に書き換えられる運命にあるのである。

地球外への誘拐が錯覚であると断言できる根拠は数多くあるが，そのうちのいくつかを挙げてみよう。ジョン・マックの著書によれば，この誘拐は夜になされるのが普通である。ベッドで寝ているところを拉致されることが多い。誘拐に使われる宇宙船は，庭の芝生に停まっているが，誘拐されたという本人以外には誰も見た者はいない。同じベッドに寝ていた人さえ何も気づかない。そうしているうちにベッドに戻されるが，それにも気づかれない。すぐに揺り起こして，地球外への誘拐という体験について語ることもあれば，語らないこともある。

大部分の人は，地球外への誘拐の話を聞くと鼻で笑うものである。その人が，心と脳の関係や，睡眠と意識変容の関係の知識を持っていても持っていなくても同じである。大体はこういう問いが返ってくる。なぜ宇宙人は夜しか来ないのか。なぜ誰もその場面を見た人がいないのか。写真もない。捕まえた人もいない。それに誘拐された人はどこに行くのか。帰ってくるのはなぜか。どうして一晩のうちに行って帰って来るのか。同じベッドで寝ている人が気づかないなどということがあるだろうか。こうした合理的な問いに対する答えは，非合理的なものしかない。すなわち，誘拐する宇宙人の知性は異常に高く，超悪魔的である。宇宙人だから，地球の時間には左右されない。地球の論理は超えた存在なのである。科学理論は通用しない。科学より崇高な超自然の現実なのである。

体験されたことが，本人の主観的には事実であることを受け入れるのはいいとして，だからといって客観的にも事実であるということにはならない。体験を語るのが患者であればなおさらである。

セラピストもカウンセラーも，地球外への誘拐の話についての説明には慎重に耳を傾けるべきである。それ以外の意識変容による可能性のある錯覚についての話についても同様である。科学的研究を目指す医師でさえ，なまの話を聞くことには興味を持っている。意識変容についてはあらゆる角度から検討することで，初めて科学的な説明をつけることができるからである。しかしセラピストもカウ

ンセラーも，もちろん医師も，患者の話が客観的に事実であると単純に受け入れるのは問題である。別の考えられる説明も真剣に検討しなければならない。

精神分析：擬似「サイエンス」と宗教

単なる推測から構築された理論を疑わず抱き続けること。これこそが，過去一世紀の間精神医学を奴隷にしてきた大問題であった。いまや宗教の領域にまで近づいてしまったその理論の源泉は，悲しいことにフロイトの精神分析なのである。フロイトはどんなに嘆いていることだろう。大志を抱いて脳の研究から手を切った，無神論者のフロイトが，結局は国際的な宗教を創り上げてしまったのである。ニューエイジの幻想の盲目的な信仰までも生んでしまった。地球外への誘拐を信ずる人々も生んでしまった。

フロイトがいまなぜ草葉の陰で泣いていなくてはならないか理解するためには，ひとつの出来事を思い出せば十分である。それはフロイトとカール・ユングの争いのきっかけとなった，本箱事件と呼ばれるものである。ウィーンでのことだ。ユングはフロイトとの会話中に，本箱からの奇妙な音を耳にした。そしてユングはフロイトに，本箱が目に見えない手によって動かされたと言ったのである。フロイトはこれをきっかけにしてユングとの縁を切ることにした。縁を切りたいと考える理由が他にもあったことは言うまでもない。ユングは，フロイトが性欲を重視しすぎていると考えていた。この点については，現代の頑なフロイトの信奉者でさえ，ユングの意見に賛同している。しかしユング自身は精神現象の原因についてはさして興味がなかったし，シンプルな仮説よりも，難解で検証不能な仮説を好んでいたから，フロイトから絶交されても意に介さなかった。ユングにとっては，フロイトの問題は心理学の理論の側面にとどまらず，物質主義に傾きすぎていて，霊魂や宗教を否定していることであった。したがって現在，科学者はフロイトの方を好み，科学を理解できない自称ヒューマニストがユングの方を好むのは当然ともいえよう。

現代の精神分析学者と同様に，フロイトにもユングにも，夢についての自己流以外の研究方法に目を向けるだけの勤勉さはなかった。フロイトにとってもユングにとっても，夢こそが自己の理論の根幹であったことを考えると，怠慢のそしりを免れない。睡眠や夢の記録をリアルタイムで集めようとすることもなかった。夢についての神経学的な仮説についても一顧だにしなかった。当時，ヴィルヘルム・ヴントのような，生理学を修めた心理学者はすでに，睡眠に関連した脳の生

8　睡眠と夢の障害

理学的状態の変化が，幻覚や妄想や夢の中の奇態な確信の原因であると主張していたが，フロイトはこれを馬鹿げていると激しく非難した。フロイトが元々は勤勉な神経学者であったことを考えると，信じがたいことである。一方でユングはプロテスタントの牧師の息子であり，魂や信仰を求める人間の心性というものをよく理解していた。科学的なポーズを取ることはなく，神秘主義者であることを隠そうともしなかった。

しかし，脳についてはどうなのだろうか。20世紀の前半に精神分析が世界的なカルトとして成功を収めている間に，フロイトが捨てた神経生物学は着実に発展していた。そして20世紀半ばまでには意識と無意識の脳メカニズムに迫っていた。夢をはじめとする意識変容も射程内に捉えていた。かくしてフロイトとユングの罪が明らかになってきた。彼らは2人とも，有力な方法論である科学を無視していることに気づいていなかったのである。もっとも，当時の科学は開発途上ではあったため，やむを得ない面もある。しかし，現代の精神分析学者にはそういう言い訳はきかない。

ジョン・マックが地球外の誘拐についての本を著した時点ですでに，睡眠研究は十分に進歩し，睡眠と覚醒の境界に生ずる奇妙な意識にかかわる体験について，科学的に説得力ある説明もなされていた。事実ジョン・マックはそれ以前に，『子供の夢と悪夢』という本を著しているのである。その本にはマックの精神分析的な志向が表れてはいるものの，現代の睡眠と夢の科学の知識を彼が持っていたことも表れている。

結局のところ次のように考えざるを得ない。すなわち，たとえ高い教養を身につけた人であっても，別世界との遭遇についての報告をどうしても信じたいという欲求には勝てないのである。多くの人は，精神医学の優れた教授を含め，この世界を超えたいと望んでいるのである。この生命を超えたいのである。この脳を超えたいのである。そして，別の世界，不滅の生命，超自然的な魂を求めているのである。

信仰することは人間の心性と認めよう。信仰に基づく発言を無視してはならない。同時に，認知神経科学者は，私が本書でそうしているように，脳がいかに容易にだまされるかを示す義務がある。特にだまされやすいのは，睡眠時や，睡眠と覚醒の境界時である。もちろん覚醒時にもだまされる。したがって，意識の異常な状態を説明するには，脳の異常な状態に目を向けなければならない。もちろん，信じることを好むという人間の性向には，社会的な力の影響も大きい。この

世のものでない物を支持し，信じさせようとする団体さえあるのだ。
　私が脳を強調する理由を読者に理解していただくため，本章の以下の部分では，睡眠と夢についての2つの障害に焦点を当てる。1つはナルコレプシーである。これは遺伝的な疾患で，覚醒において夢に類似した意識体験をするものである。もうひとつはレム睡眠行動障害である。これは後天的な疾患で，睡眠中の夢の行動が表面化するものである。いずれも，人間の夢と意識についての示唆に富む障害である。

ナルコレプシー

　私の最初のナルコレプシー患者の女性は，以前の主治医の精神分析医から，ナルコレプシーの症状の1つであるカタプレキシーはセックスに抵抗があるために生じていると説明されていた。確かに彼女はセックスに抵抗があった。1950年代の「品位ある」少女は誰もがセックスに抵抗があったのである。セックスに抵抗がなければ，品位ある少女ではなかったのである。1950年代にセックスに抵抗がなかったら，売春婦だとされたのである。
　しかし，品位ある少女の中で，オルガスムの間に麻痺することを理由にセックスに抵抗があったという人を私は知らない。また，ディナーパーティーで突然眠りに落ちるという人も，きわどい冗談を聞いて倒れる人も知らない。ナルコレプシーのこのような症状の説明についても精神分析医は，性的衝動の抑圧が原因であると主張していた。彼ら特有の論理で，抑圧があることを認めないことがまさに抑圧だというのだ。この論理は中世ヨーロッパの魔女狩りの論理に似ている。水につけられて，死んだ女は魔力がないから無罪，死ななかった女は魔力を持っていたから有罪で，また水につけられ，死んだ時点で魔力がなくなったと判断されたのである。こういう論理を持ち出されると，その他の仮説が入り込む余地が全くなくなってしまうのは明らかだ。
　私はナルコレプシーに関しては心理学以外の仮説の中に正当なものがあると思う。それは神経学に基づくものである。なぜか。ナルコレプシーのカタプレキシーに伴う筋緊張消失は，神経系の抑制が原因で，これは腱反射をみることで診断できるからである。腱反射をみるハンマーという有用な医学用具は，精神分析学者が捨て去ったもののひとつである。彼らはハンマーも白衣も捨て，実証的な科学も捨て，性的シンボル解読というエセ科学に走ったのである。もうひとつ，非常に有力な手がかりがあった。それは，ナルコレプシーの患者は，睡眠の初期

に夢を見ると訴えることである。フロイトは，夢というものは覚醒の直前にしか見ないものであると主張していた。この矛盾に対しても，このように言い逃れるのだろうか。「抑圧された性的衝動と，それに対する罪の意識がとても強いことの証明ですね。あまり強すぎるから，眠りに落ちるとすぐに，エゴの抑えが外れて夢を見るのです」。

もちろん1950年代初期に精神分析学者がレム睡眠について知ろうはずもなかった。当時は誰も知らなかったのである。しかし，抑圧をふりかざしたその場しのぎの循環論理が，1953年以後，少なくとも20年間も大きな顔をしていたのである。1953年にはレム睡眠が発見され，次いですぐにナルコレプシーがレム睡眠の異常であることが明らかにされ，覚醒と筋肉緊張の維持の困難は，レム睡眠をオンにするコリン系が異常に強く，レムをオフにするアミン系が異常に弱いことによると，神経学的に説明された。それに加えて，入眠時幻覚，出眠時幻覚，睡眠麻痺（レム睡眠の筋緊張消失が覚醒時にも生じる）などの症状もナルコレプシーの特徴であった。

誤った推測による理論でも，いかに力を持ちうるかという実例がここにある。上記のようなナルコレプシーの症状は，1つ残らずすべてが，本能と情動の暴走によるものだとかつては説明されていたのである。現代では，レム睡眠こそがナルコレプシーの症状理解の鍵であることが明らかにされている。本能と情動が関連していることも明らかにされている。しかしフロイト派の言う本能と情動とは全く違っている。ナルコレプシーで問題になる本能とは，生存であって，生殖ではない。情動とは，恐怖であって，快感ではない。恐怖は扁桃体の活性化により自然に生まれるものである。生存のための必須の回路がコリン作動により刺激され，グルタミン系を介して，扁桃体が反射的にオンになるのである。この反射が生存を目的としたものであることは明白である。危険を感知し，逃走するためである。これこそが防衛だが，精神分析でいう防衛とは意味が全く異なる。

ナルコレプシーの患者は，理由が何であれ，自分の驚愕回路を始動させると，レム睡眠が生じやすいのである。この場合のレム睡眠は，いわばオフラインの逃走行動である。もちろん，このような状況下でレム睡眠に入ることは，進化的にみて適応的でないことは明らかである（同時に，社会的にも不都合である）。カタプレキシーとは，フリーズ反応の一型とみなす考え方もあるかもしれない。フリーズ反応とは，動物が強い敵に直面したときの死んだふり的反応である。しかし，カモシカが空腹なライオンの前でフリーズ反応を起こし地面に倒れるのが最善の

図 8.2
ナルコレプシーでは，図 2.8 の正常な軌跡とは逆転し，夜間の睡眠でも日中の睡眠発作でも，覚醒からいきなりレム睡眠に入る。その背景には，比較的弱いアミン系の駆動と，それに対比する形で増強されているコリン系の駆動がある。それにより，覚醒からレムへの閾値が著しく弱まるのである。

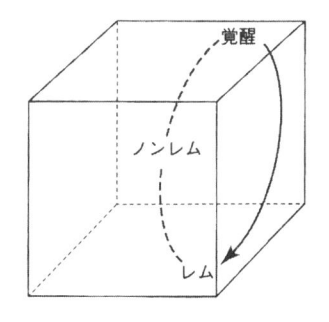

方策であるはずもない。カモシカがナルコレプシーに罹患したら，生存は絶望的で，したがってナルコレプシーの遺伝子も途絶える。ライオンのランチになるばかりである。ナルコレプシーの睡眠周期を図 8.2 に示す。

　では，ナルコレプシーに罹患した人間は，どのようにして生存し，遺伝子を子孫に伝えてきたのだろうか。ひとつの答えは，ナルコレプシー患者には性交を忌避する傾向や，オルガスム時のカタプレキシーがあるという通説は誤りで，十分な生殖行動を行えているということである。2 番目の答えはエコロジカルなものである。人間はライオンのような敵に直面することはまずない。穴居人の中にナルコレプシーの患者がいたとしても，様々な方策によって敵を避けて生存し，子孫を残したのであろう。現代においても，ナルコレプシー患者が仮に強盗に遭った時にカタプレキシーを起こして倒れたとしても，それが強盗に殺される原因になるとは考えにくい。

　しかしながら，ナルコレプシー患者の生存に最も貢献しているのは，薬理学である。ナルコレプシーの症状は薬で治る。薬理学によって，ナルコレプシーにかかわる問題の説明は実にすっきりと完結する。ナルコレプシーに有効なのは，覚醒を強め，レム睡眠を弱める作用を持つ薬である。そのメカニズムは，覚醒を維持するのに必要なアミン系を増強するということである。ナルコレプシーでは，このアミン系として，ドーパミン，ノルアドレナリン，セロトニンが関与している。ナルコレプシーの治療薬は，アミン系を増強することによって，レム睡眠を間接的に抑えるのである。もっとも，中には，コリン系の抑制によって直接的にレム睡眠を抑える薬もあり，これはナルコレプシーに対する最良の治療薬になっている。

　ナルコレプシーをめぐる知見は重要である。その理由は，単にこの疾患の説明にとどまらず，脳の状態の変容の解明につながるからである。ナルコレプシーの

8　睡眠と夢の障害

知見から，脳の状態相互の境界は明瞭ではなく曖昧であることが明らかにされた。境界にはでこぼこが多く，滑らかではないことが明らかにされた。境界はうつろいやすく，固定しているのではないことが明らかにされた。脳が1つの状態から別の状態に移行するには，相当な時間が必要であることが明らかにされた。脳内の非常に多くのサブシステムが関与しているので，移行がまだら状になるのは当然ともいえる。結論としては，人間の脳は同時に2つの状態になり得るということである。すなわち，覚醒し，同時に眠っているという状態である。

　ナルコレプシーから得られた知見と，レム睡眠についての知見を総合すると，意識変容についての雄大な仮説を立てることができる。この仮説は，臨床と生化学の両方にかかわるものである。また，脳局所の神経調節にもかかわるものである。この仮説には，比較的自動的な情動と本能に駆動された力もかかわってくる。そこには比較的意図が関与した，個体にとって意味のある動機が関係するため，神経生物学のみでは扱いきれず，臨床心理学的なアプローチも必要となるものである。

　ナルコレプシー患者の治療には，精神療法と薬物療法の併用が必要であることは疑う余地がない。ナルコレプシーの症状は深刻である。どの患者もサポートを求めている。信頼できる専門家の助言を求めている。その同じ専門家から薬物治療も受けることが望ましいのである。しかし，科学的根拠に基づく精神療法は，決してナルコレプシーの症状が心因性であるなどとは仮定していない。隠れた動機があるとか，無意識の葛藤があるなどとは決して考えない。ナルコレプシーの研究史から得られる教訓は，症状をそれらしく解釈するというアプローチや，症状が何かの象徴であるとするアプローチが，いかに人を惑わせ誤らせるかということである。精神医学を身体医学から遊離させることがいかに危険かということである。精神医学と神経学を分離することは，脳と心を分離するのと同じくらい馬鹿げたことである。「神が結び付けられた絆を，人が解くことはできない」とは，結婚における司祭の言葉である。この言葉の「神」を「自然」に置き換えよう。そして，心と脳の約束された結婚の科学的正当性を切望する，かくも大勢の心理学者に同じ言葉を伝えよう。

レム睡眠行動障害

　これまで私は精神分析家を非難してきた。ナルコレプシーと夢についての言語道断な愚論と愚行を看過できなかったからである。しかしいま私は，私自身同じ

ようなことをしていたことを認め，謝罪しなければならない。奇妙な夢について語る患者の言葉を，私は本当の意味ではなかなか理解できなかったのである。レム睡眠行動障害という疾患に思い当たるまで，長い期間が必要だった。単なる夢遊病者だと思っていたのである。レム睡眠行動障害であるとわかったのが，スリープラボのテクノロジーのお陰だったことは，二重に恥ずかしいことである。私はこのテクノロジーに精通していたのだから，私自身が早くこれを用いて症状を解明すべきだったのである。

　レム睡眠行動障害の解明までの経緯には，2つのポイントがある。第一は，夢遊病についての俗説である。たとえば，夢遊病者は，自分の夢を現実の中で演じているといわれているが，実際にはこれは誤りである。あるいは，夢遊病者を覚醒させるのは危険であるといわれている。これも誤りである。覚醒させるのは非常に困難なことは確かだが，危険ではない。夢遊病者の多くは小児か思春期で，そのメカニズムは徐波睡眠かノンレム睡眠からの覚醒障害である。歩きながら眠っているのである。

　また，夢遊病者は，運動面では覚醒しているが，認知面では（つまり，意識としては）眠っているのである。このことは客観的に証明されている。スリープラボでの実験によって，夢遊病の際には視床皮質系から高電位の徐波が出ていることが示されているのである。この神経活動から，部分的な意識，たとえば「トイレに行かなければならない」という意識が生まれる。しかし，トイレがどこであるか，トイレに着いたら何をしたらいいかについては全く自覚できていないのである。これは夢とは違う。夢遊病者が，トイレまでたどり着くことはあり得る。そこで排尿することもあり得る。しかしそれでも完全には覚醒していないし，その時の記憶も全く残っていないのである。

　催眠とヒステリーで見られる意識変容も，夢遊病に関係の深い解離状態である。夢遊病を表す英単語「somnambulism」には，催眠によるトランスという意味もある。トランスとは，覚醒しているのに一種の睡眠状態になることである。ピエール・ジャネにとっては（シャルコー，フロイトらにとっても），トランスこそは解離の中核であった。精神分析の理論では，催眠によるトランスも抑圧されたリビドーに結びつけられ，夢の根本原因はすべてリビドーであるとされた。行動の動機を無意識に求めるのがフロイトの精神分析である。しかし，結局のところ，あらゆる行動には動機があるのである。本人に意識がなければ，動機も無意識なものであるのは当然である。

ただし，自動的な行動（夢遊病やトランス）にもすべて動機があるかというのは別の話である。自動的な行動は，衝動的な運動である。それには心理学的な動機があるのだろうか。私には確証がない。ここで私は自分自身の告白に戻らなければならない。

 夢遊病はレム睡眠中には起こらない。そしてレム睡眠の定義の一部は，筋肉緊張の抑制とごくわずかな運動も欠如していることなので，いくら夢を見てもそれが実際の行動として表面化することはあり得ないと私は思い込んでいた。私はどうかしていた。第一に，夢というものはレム睡眠以外に見ることもある。しかも，レム睡眠の運動抑制は完全なものではない。だからレム睡眠中でも不完全な運動ならよく生じている。たとえば寝言である。夢の中での不安に反応して叫び声を上げる。本人ははっきりと言葉を発したつもりでいるが，客観的にはうめき声に近いものにすぎない。はっきりした寝言は，夢には伴わないものである。私にはこうした知識があったのにもかかわらず，私は夢遊病とレム睡眠行動障害の違いに40年間も気づかなかったのである。

 何人かの患者とその配偶者から聞いた夢についての話が，大きなヒントになった。ある患者は，自分がプロフットボールのセットバックであるという夢を見て，突然起き上がり，部屋の中をダッシュして，ドレッサーに激突した。ある患者は危険なカーブの道を運転しているという夢を見て，左にカーブしようとして，左腕を180度左に急旋回させ，隣に寝ていた妻をしたたか打った。ある脳外科医の患者は第三脳室の脳腫瘍の手術をしている夢を見て，熟練した手の動きを示すとともに，「メス」「クランプ」などと，助手に指示する声をはっきりと発した。

 なぜ私はそんなに長い間こんな基本的なことに気づかなかったのだろう。上記の患者はみな私より年配だった。意識変容状態から，容易に起こすことができた。彼らが詳細に語る夢の主観的内容は，どれも客観的に観察された現象に一致するものであった。いい加減な報告ではなかった。私がはっと気づいたのは，上記の脳外科医から，日中にナルコレプシーの発作を起こした話を聞いた時だった。このとき彼は，眠ってしまったが，急速眼球運動が見られ，しかし筋緊張消失はなかったのである。これが観察されたのは1日だけではなかった。

 この脳外科医の睡眠ポリグラフを見て，私はついに気づいた。朝までにただの1回も徐波が認められなかったことから，この患者が夢遊病ではないことは明らかだった。認められたのはレム睡眠のみであった。そして彼のレム睡眠には筋緊張消失が見られなかったのである。彼は手術の夢を見続け，手を動かし続けてい

た。これが正常のレム睡眠でないことは明らかである。正常の夢とも違う。ただ言えるのは，これが急速眼球運動（及び，急速な手の運動）を伴う睡眠で，意識変容の内容は，奇怪ではないものの，完全に幻覚だったということである。なぜこんなことが起きているのだろうか。典型的なレム睡眠の筋緊張消失が見られなかったのはなぜだろうか。このことと，日中の睡眠発作や一晩中続く夢には何か関係があるのだろうか。

ベルが私の頭で激しく鳴り始めた。私は以前にも筋緊張消失のないレム睡眠を見たことがあったのだ。それは1960年代，ミシェル・ジューベ Michel Jouvet の研究室だった。そこでは青斑核の破壊実験をしていた。当時は青斑核がレム睡眠の中枢であると考えられていたのである。私の患者の脳外科医も，青斑核に何らかの病変があるのではないか。そういえば彼には不眠や協調運動障害の既往もあったのである。

しかしジューベの実験に用いられた猫には正常な徐波睡眠があった。ステレオタイプな攻撃行動や防御行動はレム睡眠期のみに認められ，覚醒時には認められなかった。つまり脳外科医の症状とは一致していなかった。もし脳外科医の青斑核に病巣があって，それが最終的には命にかかわるものであったら，刺激症状も出るはずである。脳の上部に投射するレム睡眠回路を強く刺激するはずである。この刺激による異常興奮が橋の外側にある PGO 生成ゾーンを活性化することは十分考えられる。この部位にはコリン作動性神経細胞があり，このコリン系を刺激すればレム睡眠が遷延するのである。

神経力動機能障害と神経疾患

レム睡眠行動障害という疾患は，良性で可逆的な睡眠障害の1つである。しかしこの疾患の研究により，非可逆的な意識変容，すなわち昏睡や死に至る脳の器質疾患の解明につながっている。両者の境界が，正常の意識変容相互の境界のように曖昧であるかそれとも鋭いか，でこぼこか滑らかか，連続的か非連続的かは，まだ解明されていないが，ひとつだけはっきりしていることがある。それは器質疾患とそれ以外との境界でさえ，決して超えられないものではなく，いったん超えられると，意識は永久に変容してしまうということである。レム睡眠行動障害の研究が鮮やかにわれわれに示してくれるもう1つのことは，新たな予想だにしなかった発見や，新たな驚くべき概念に，常に目を向け心を開いていなければならないということである。

そのうちの1つを私は本書10章で述べる。それは，うつ病の治療薬として，セロトニン系を増強するSSRIという薬物が，レム睡眠を異常に延長させ，時にレム睡眠行動障害までを引き起こすということである。

そのメカニズムはまだ明確ではない。セロトニンもレム睡眠を抑制し，覚醒時の眼球運動に影響している。したがって，セロトニン系の増強は眼球運動を抑制しそうなものだが，実際にはその逆に，ノンレム睡眠での眼球運動が，レム睡眠と同じように強まるのである。正常のノンレム睡眠でも多少の眼球運動はある。しかしSSRIを飲むと，ノンレム睡眠の眼球運動は正常以上に強まるのである。さらに，夢も見る。いずれもSSRIによる治療初期に見られるもので，一種の解離であるといえる。そしてSSRIの長期使用による副作用にも関連している。それは，睡眠における運動コントロールの障害で，レム睡眠行動障害に類似したものである。ここで強調すべきことは，うつ病という1つの疾患の治療の結果として，レム睡眠行動障害という別の疾患が現れ得るということである。

こうした新天地の研究はまだまだ始まったばかりである。私が書いていることは仮説であると受け取っていただきたい。しかし中心となる仮説は透き通った氷のように明快である。それは，意識をコントロールする神経調整システムを薬物によって変容させれば，望ましい変化も望ましくない変化も起こし得るということである。ここ数年は地道な分析を行わなければならない。その結果，こうした薬物の作用のすべてが明らかになることが期待できるのだ。

第 III 部　意識変容の正常と異常

9　脳機能障害と意識変容

　意識の状態は脳の状態によって決まる。脳障害の症状を見ればそれがありありとわかる。外傷や脳血管障害によって脳が損傷を受けると，意識を維持するのに必須な神経細胞が失われ，昏睡に陥ることもある。また，脳損傷によって脳内の領域同士の連絡が断たれ，意識状態が変化することもある。逆に，神経細胞の興奮が異常に高まる脳障害もある。てんかんや薬物の離脱症状である。その結果，意識が変容し，奇妙な覚醒状態になることがある。側頭葉てんかん発作の「夢幻様状態」がその典型的な例である。

　睡眠による意識変容についての研究は，最近になって，脳血管障害により脳局所損傷を負った患者の夢についてのデータと，脳の活動についての PET や fMRI のデータがそろってきたことで，大きく進歩した。脳の局所の機能解明のためには，損傷データと活動データの両方が必要なのである。どちらか一方だけでは不十分なのだ。局所の損傷によってある機能が失われても，それはその損傷によって重要な連絡が断たれたためかもしれない。局所の刺激によってある活動データが得られたとしても，それは重要な連絡を介して別の部位が活動したことによるのかもしれない。認知神経科学の論文の中には，損傷か活動増強かのどちらかのデータだけに基づいて書かれ，結局は無意味とされ葬り去られたものが大量に眠っている。

　本章の目的は，睡眠による意識変容についての研究データを慎重に検討したうえで，細胞レベル，分子レベルの研究データと結びつけることにある。それが達成されれば，きわめて有力な知見となるはずである。

　まず最初に，意識の正常範囲内の変動を，特に覚醒・夢という側面から検討するために必要な問いを列挙してみよう。

・　意識という体験は脳のどこで生じているのか。認知神経科学における主流の説は，前脳である。加えて，前脳を含めた神経回路である。これは新皮質と皮質下（基底核や辺縁系）に拡がっている。

9　脳機能障害と意識変容

- では前脳でいかにして意識が生れるのか。神経科学における主流の説は，上記の回路が同期して活性化された時というものである。そしてこれは視床皮質系を介してであると考えられている。
- ではさらに問う。上記の視床皮質系と前脳をめぐる回路を活性化するものは何か。神経科学における主流の説は，脳幹の網様体である。その中で特に，橋中脳系と間脳系が重要で，これらが視床皮質系を介して大脳皮質を調整すると考えられている。

　目覚めている時の意識はもちろん，夢の中における意識に関しても，以上3つの問いとその答は適用できる。そしてこれらの答えを支持する証拠としては以下のようなものがある。

- 意識が前脳で生ずるということの根拠としては，無脳児では意識が生じないこと，脳幹が損傷されていない昏睡患者では，調整系を薬物で刺激することにより意識が回復しうること，がある。
- 視床皮質系が前脳の活性化に必須であり，したがって意識に必須であることの根拠としては，視床が大きく損傷された患者では意識が失われること，視床皮質系が損傷されていない昏睡患者では視床皮質系の活性化によって意識が回復しうることがある。症例カレン・アン・クインランが有名である。この患者の昏睡は，視床に限局したごく小さな損傷によるものだが，いかなる方法でも意識を回復させることはできなかったのである。
- 脳幹に中心的な役割があることの根拠としては，外傷や血管障害で脳幹が損傷されると，意識は回復しないことが多いという事実がある。逆に脳幹の障害が器質的な原因によるものでなければ，意識は回復しうるのである。脳炎後パーキンソン病の重症例では，ドーパミンの枯渇を治療すると回復することはよく知られている。昏睡は図9.1のように表すことができる。

　意識に必須の構造と機能は以上の通りである。次にはもっと難しい問いが控えている。それは，覚醒と夢を区別するものは何かという問いである。その鍵は，本書6章で述べた基本的な神経生物学と，本書7章で述べたAIM空間にある。あらためてここに要約してみよう。

図 9.1
昏睡。昏睡は意識の喪失である。活性化レベルが低く，アミン系の駆動がダウンし，知覚運動のゲートが閉じられているからである。したがって昏睡の領域は意識空間の左下前に位置する。昏睡となる病態には，失外套症候群，閉じ込め症候群などいくつもあるが，AIM 空間内の位置はそれぞれ異なっている。

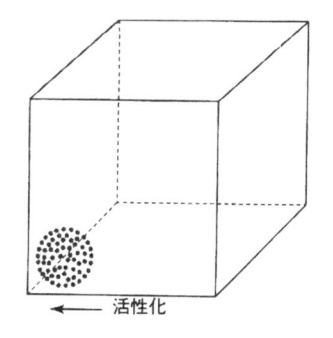

←活性化

- 夢の中の意識はどのように説明できるのか。換言すれば，レム睡眠中に視床皮質系が活性化されても，なぜ覚醒しないのか。知覚の入力と運動の出力が抑制されているからだろうか。もしそうなら，夢は覚醒のオフラインの一型にすぎないことになる。しかしこれは正しくない。夢と覚醒には，重要な相違点が多数存在する。
- その多数の相違点の本質は何か。2つの答がある。第一は，脳幹の橋から大脳皮質への経路の変容である。この変容には，ノルアドレナリン系とセロトニン系の著明な減弱と，コリン系の著明な増強が関与している（少なくとも，橋・中脳・視床下部・視床のレベルで）。第二は，局所の活動の違いである。血流増加が，辺縁系（扁桃体など），海馬傍回，前部帯状回，基底核，前脳基底部，頭頂弁蓋に認められ，血流低下が前頭葉外側穹隆部に認められる。第一の答と第二の答が独立したものか，相互に関連しているのかは不明である。

睡眠と覚醒の相違にかかわる神経調整についての人間での実証データは残念ながらほとんどなく，間接的なデータを示すことしかできない。これまで述べてきた仮説は，医薬品や非合法薬についての精神薬理学的なデータと一致しているが，例外も多い。仮説を支持する有力な事実としての科学的データは2つある。

- 第一は，レム睡眠と覚醒の相違に最も強く関連するのは，神経細胞の化学的性質の相違であることが，動物では示されているということである。（したがって，人間においても同様であると推定できる）
- 第二は，人間において，覚醒を夢の方向にシフトさせる方法は，まさにそのシフトを司る脳内の神経調整物質に直接作用する薬物であるということである。

9 脳機能障害と意識変容

夢についての別モデル

　夢についての起動統合理論が 1977 年に提唱されて以来，この仮説が夢とレム睡眠の関係を特に強調している点が絶えず批判を浴びてきた。なぜなら，夢はレム睡眠以外でも生じる現象だからである。特に睡眠初期や早朝のステージⅡ睡眠では夢がしばしば見られる。このように夢がレム以外でも生ずることは，前脳が脳幹の影響を離れても夢という生理状態に入り得るということである。したがって，夢とレム睡眠の関係は偶然にすぎないという別仮説が生れるのである。

　この別仮説は，「夢の前脳仮説」と呼ぶことができる。この仮説では，末梢におけるインプット-アウトプットのコントロールも，前脳のアミン系-コリン系の変化も全く問題にしない。ほんのわずかな前脳の活性化の変化だけで，覚醒から夢への移行が生じるとしている。

　この「夢の前脳仮説」の支持者は，意識とは多かれ少なかれ夢のようなものであるという。確かに，覚醒していても夢のような状態は十分生じ得る。ファンタジーや白昼夢が好例である。暗室に入るだけで皮質の刺激状態は変化し，夢と区別できないような意識状態が生じ得る。睡眠とは，意識という連続的な系の中の一過性の状態にすぎない。夢の前脳仮説は，複雑な生理学を理解しない一部の認知神経科学者，レム睡眠とノンレム睡眠の区別もよく理解しないような科学者に歓迎された。生理学とは一線を画した夢の科学を樹立したいと望む一部の心理学者にも歓迎された。それは，フロイト派の生き残りで，人間の心理現象に対する解釈的なアプローチを好み，神経生理学からの批判を受け付けない夢理論の樹立を目指している心理学者である。

　意識が連続的な系であるという彼らの見方は評価できると私は考える。その系の中で，複数の状態が共存することがある。たとえば覚醒においても夢に類似した状態があり得る。特に睡眠初期においてそうである。また，早朝の浅い睡眠でも夢を見ることはある。したがって，こうした現象を前脳の活動の分布によって説明することは非常に理にかなっていると私には思える。前脳から脳の他部位にインプットがあるという点についても同様である。

　しかしだからといって，レム睡眠と夢についての科学的研究の価値が減ずることは全くない。夢を見るのに最適な状態はレム睡眠期だからである。三次元の AIM 空間はレム睡眠の研究に基づいたもので，夢とそれに関連した意識を理解するためには最も有力なモデルなのである。

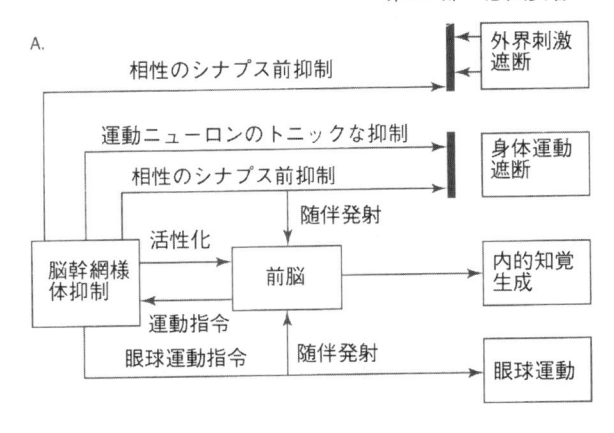

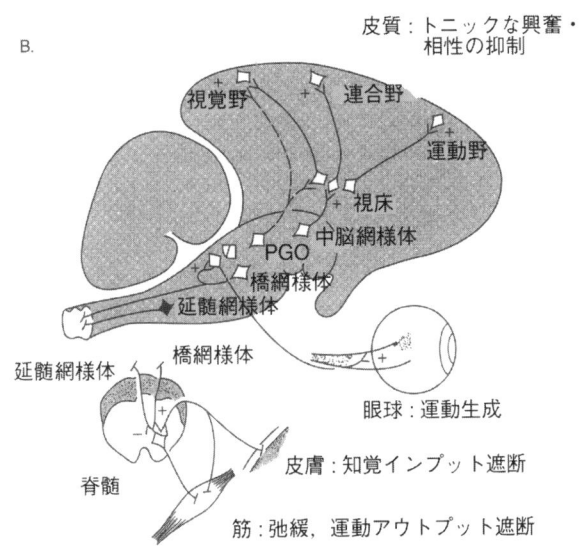

第 III 部　意識変容の正常と異常

図 9.2
起動統合理論。(A) 概念図。(B) 脳内の神経結合。アミン系神経細胞の発火停止による抑制解除の結果，脳幹の網様系が自動的に活性化される。そのアウトプットの影響の1つは，求心系終末の脱分極で，これがシナプス前抑制と外的刺激のブロックを引き起こす。これは特にレム睡眠期に生ずる現象である。さらにシナプス後の過分極があり，これは運動ニューロンの抑制を引き起こす。これは運動指令に拮抗し，その結果身体運動はブロックされる。ただし眼球運動は例外で，これに関係する運動ニューロンは抑制を受けない。前脳は網様系によって活性化される。さらにはアミンによって抑制が解除される。この前脳が受けるのは，体性運動と眼球運動指令の遠心コピーまたは随伴発射である。それによって視覚イメージや動きの感覚のような内的に生成された知覚が生じると考えられる。いずれも夢の特徴である。そして前脳は，それ自体の運動指令も生成し，網様体のポジティブフィードバックを介してこのプロセスを持続させる。(ホブソン 1988 年より)

9 脳機能障害と意識変容

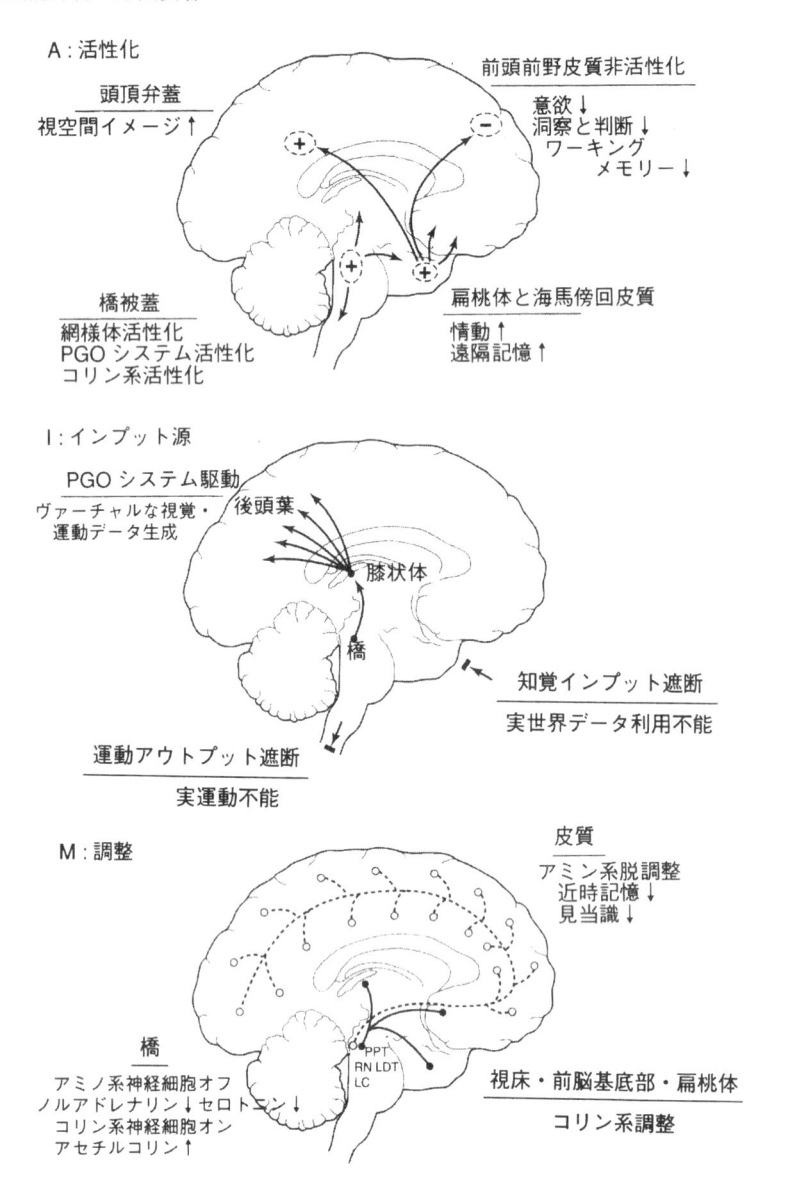

A：活性化

頭頂弁蓋
視空間イメージ↑

前頭前野皮質非活性化
意欲↓
洞察と判断↓
ワーキング
メモリー↓

橋被蓋
網様体活性化
PGOシステム活性化
コリン系活性化

扁桃体と海馬傍回皮質
情動↑
遠隔記憶↑

I：インプット源

PGOシステム駆動
ヴァーチャルな視覚・
運動データ生成

後頭葉
膝状体
橋

知覚インプット遮断
実世界データ利用不能

運動アウトプット遮断
実運動不能

M：調整

皮質
アミン系脱調整
近時記憶↓
見当識↓

橋
アミノ系神経細胞オフ
ノルアドレナリン↓セロトニン↓
コリン系神経細胞オン
アセチルコリン↑

PPT
RN LDT
LC

視床・前脳基底部・扁桃体
コリン系調整

図 9.3
夢の生成。レム睡眠における夢の生理学的徴候と脳局所のメカニズムは3つに分離できる。すなわち，活性化（A；Activation），インプット源（I；Input Source），調整（M；Modulation）である。この図にはレム睡眠における夢を生み出す脳の状態が極端に単純化した形で図示されている。

したがって，夢の前脳仮説は，方向としては十分評価できるが，あまりに極端な方向まで行き過ぎていると私は考える。また，この仮説の主張する内容は，AIM空間に組み込むことができるとも考えている。オリジナルの起動統合理論とその改定版である図9.2と図9.3からそれは明らかだと思うがいかがであろうか。

脳に損傷を受けると夢はどう変わるか

神経心理学の伝統的な方法論は，脳損傷における症状の研究である。たとえば，側頭葉の海馬が手続き記憶に重要な役割を持っているという知見は，海馬の外科的切除術（てんかんなどの疾患の治療のため）を受けた人の記憶機能の研究から得られたものである。また，言語と脳についての知見の多くは，側頭葉や前頭葉の言語野が脳血管障害によって損傷された人の研究から得られたものである。

しかしながら，夢についての神経心理学的研究データはほとんどなかった。その理由は，夢を検査する良い方法がなかったためであろう。「脳梗塞のあと，あなたの夢は変わりましたか？」と患者に問うのは簡単で，これはいかにも簡単すぎるが，1つの方法ではある。しかし精神医学と神経学が分離されてしまった状況では，この簡単な問いでさえ実施するのが困難となっている。脳血管障害の治療をする神経内科医が夢について問うことは通常ないし，夢について問う精神科医は脳血管障害の患者の治療に携わっていないからである。しかも，精神科医の多くは精神機能を客観的に評価しないし，仮に患者が脳梗塞のあとで夢の内容が変化したと述べても，それは抑圧の解除と解釈するにとどまるであろう。

そして実際，問いそのものは簡単でも，答えの解釈は決して簡単ではない。脳梗塞のあと夢の内容が変わったと患者が述べたとしよう。この患者の言葉は本当だと受け取っていいだろうか。それはもちろんいい。しかし，言葉通りそのまま受け取っていいだろうか。そうはいかない。なぜなら，夢の内容を思い出すのは，記憶機能にかかっているが，夢の記憶はそもそもあてにならないものだし，記憶は脳血管障害の影響を強く受けるからである。特に側頭葉やその周辺が損傷された場合には影響が大きい。そもそも睡眠そのものが脳血管障害で変化する可能性が十分ある。睡眠が浅くなれば，レム睡眠に入りにくく，夢もあまり見なくなり，むしろ覚醒しやすくなるだろう。逆に睡眠が深くなれば，夢を思い出すことが困難になるだろう。

したがって，患者の主観的体験の変化を問うだけでなく，睡眠の客観的な記録も必要である。そのためにはレム睡眠，ノンレム睡眠，覚醒などをモニターしな

9 脳機能障害と意識変容

表 9.1 レム睡眠における脳の活性化と，脳損傷の夢への影響

部位	レム睡眠における活動 (PET 研究)	夢への影響 (損傷研究)
橋被蓋	↑	－
辺縁系	↑	↓
視覚皮質	－	↓
縁上回	↑	↓
前頭葉外側弯隆部	↓	
前頭葉内側基底部	↑	↓

↑増加；↓低下；－変化なし

ければならない。それは自宅の寝室で行うことも不可能ではないが，スリープラボや病院での研究のほうが適切である。夢以外についての変化の有無も知る必要があるだろう。さらに，脳血管障害患者の多くは，脳機能も夢も時間とともに改善するので，その経過も記録しなければならない。

マーク・ゾルムス Mark Solms の著書にその記載がある。彼はロンドンの神経心理学者で，脳血管障害などの原因による脳損傷患者 334 名の夢を聴取した。この研究には問題点も多いが，結果はきわめて重要である。なぜなら，それ以前のいくつかの PET 研究のデータを，はからずも裏付ける臨床データとなっているからである。その PET 研究の要点を図 9.4 に示した。脳損傷による夢の変化との関連は表 9.1 に示した。

ゾルムスの研究結果によれば，完全に夢が見られなくなるのは，縁上回（大脳皮質表面）か前頭葉内側基底部（脳の深部）が損傷された時である。どちらも，PET 研究でレム睡眠期に血流増加が観察された数少ない脳領域である。ただし，ノンレム睡眠期には全く血流増加は認められていない。したがって，ノンレム睡眠期の夢に関しては，縁上回や前頭葉内側基底部と関連づけることはできないことには注意すべきである。

縁上回は，視覚処理と空間処理の合流点にあたる部位で，後頭葉と側頭葉の境界に位置している。ゾルムスの研究結果が発表される前にも，縁上回が損傷されると夢が見られにくくなるという研究報告はいくつかなされていた。たとえばクリスチャノ・ヴィオラニ Cristiano Violani とファブリツィオ・ドリッチ Fabrizio Doricchi は，脳損傷患者の文献を検討してこの結論に達していた。マーサ・ファラー Martha Farah とマーク・グリーンバーグ Mark Greenberg は，それぞれ別々に，同様の症状の患者を報告した。ムリ Muri とムラトリ Muratorri 博

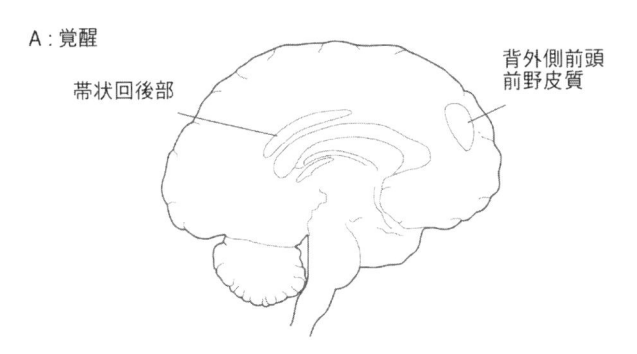

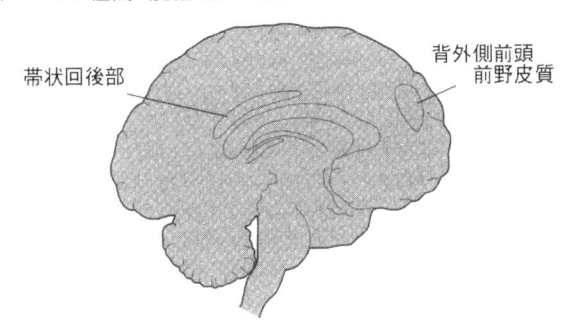

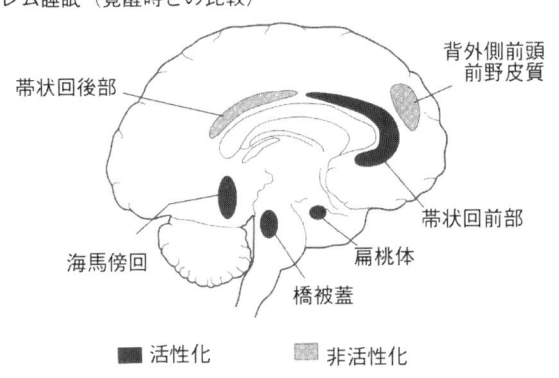

図 9.4
ノンレム睡眠とレム睡眠の PET 研究結果の要約。ノンレム睡眠 (B) では，覚醒 (A) と比較すると広汎な非活性化が認められる。これは睡眠初期における意識の急激な低下に一致するものである。レム睡眠 (C) においては，覚醒と比較すると，多くの部位が活性化されるが（黒い領域），逆に非活性化される部位もある（灰色の領域）。これは，夢の生き生きした知覚・強い情動の色彩・思考の首尾一貫性の低下に一致するものである。(ホブソンら，NeuroReport 9：R1-R14)

9　脳機能障害と意識変容

士が率いるピサの神経学者グループも，縁上回の損傷が夢の喪失の中心であると述べていた。

以上のように，データは一点に収束していた。縁上回こそが夢を見るための必須の部位といってよさそうであった。もともと縁上回は，視空間的知覚の統合のために重要であることが知られていた。縁上回の神経細胞の活動と，視覚・聴覚・体性感覚野の中枢を介して，自分を座標の中心とした三次元の外界マップが形成され，それが意識という体験に結晶するとされていた。それによって人は，世界内を動く個体として自己を知覚するのである。意識という体験のこの側面は，夢にも同じように強く存在しているのである。

このテーマに関しては，ヘルムホルツ Helmholtz の詳細な研究がある。彼は夢の自己観察から出発し，スリープラボの実験の客観的分析に進み，さらには何千もの対象者の自宅での夢の内容を検討した結果，夢の空間内での動きの錯覚こそが，夢という意識の知覚の本質であると結論した。この知覚はかなり実際の知覚に近いもので，覚醒・開眼している時には生じにくいものだが，夢の中なら，脳内に発生したシグナルだけによって驚くほど実際とたがわぬ知覚が生じるのである。

ヴァーチャル・リアリティーとは，コンピューターによるデジタル空間で，自分の頭や手足の動きに応じた動きが知覚できるシミュレーションである。夢はこれにかなり近い。ただし夢では本人の実際の動きがないという点が異なっている。夢というヴァーチャル・リアリティーでは，レムの眼球運動以外はすべてが非現実である。しかし，われわれの知る限りでは，レムの眼球運動も，覚醒時の眼球運動も，フィードバックシグナルを発しない。この点もヴァーチャル・リアリティーとは異なっている点である。

したがって，夢における動きの実感は，フィードバックではなくフィードフォワードから生まれていると考えざるを得ない。夢では，外界から完全に意識が遮断されているのにもかかわらずこの実感が生まれることから，覚醒時の動きの実感にも脳内の自動的なプロセスがかなりの程度までかかわっているのではないかという疑問が出てくる。覚醒時の主観としては，脳内ではなく，完全に外界の情報を受け入れて知覚が生じていると感じられるが，実際はどうなのだろうか。

表 9.1 に要約した PET と脳損傷研究の結果からも，夢という主観的体験は大きく視空間的統合に依存していると考えざるを得ない。脳血管障害のため夢を見なくなっても，覚醒時には問題なく歩いたり運動したりできるので，視空間的統

合の障害は何らかの形で代償されているようである。結局のところ、外界は一定の流れを保ったデータとしてそこに現に存在し、基礎となるパラメーターは患者の実際の動きに応じて適切に変化しているのであろう。それに対して夢では、患者の視空間的シミュレーターが使用不能に陥っているので、少なくとも主観的には、夢が見られないのであろう。頭頂葉損傷によって夢を見なくなった患者が、閉眼して視覚的イメージを思い浮かべることができるか否かは興味深い点である。できなくてもそれに気づかれないままになっているのかもしれない。

　前頭葉内側基底部の損傷によっても、夢を見ることができなくなる。前頭葉内側基底部も縁上回と同様に、レム睡眠期に選択的に活動が強まっていることがPET研究で示されている部位である。この部位は、動機づけにも重要であることが知られている。動機づけは、前頭葉に中脳から上行してくるアミン系を介した機能である。また、情動にも重要で、これは側頭葉の辺縁系との相互作用による。縁上回と同様、前頭葉内側基底部も、都市であると同時に交叉点なのである。したがってここが損傷されると、脳内の領野同士の結合が断たれることになる。

　前述のゾルムスの著書が出版される以前には、前頭葉内側基底部と夢に強い関係があるとは考えられていなかった。ゾルムスは文献をもとに、1930年代に重症の統合失調症や強迫性障害の治療として行われていた前頭葉白質切截術の夢への影響を指摘していたが、注目されることはなかった。ゾルムスによれば、この手術の副作用として、感情鈍麻の他に、夢を見られなくなることがあったのである。

　夢も精神病も、偽の知覚体験（幻覚）であり、情動に強く色づけされた認知という特徴を持っている。このことと、前頭葉白質切截術のデータをあわせて考えると、辺縁系と前脳の情動系と動機づけ系の活性化は、正常な状態（夢）でも異常な状態（精神病）のいずれにおいても、精神の内容を研ぎ澄ますものであると考えられる。

　ゾルムスはこのような論理から、情動系の活性化と動機づけ系の活性化が、夢という現象を生むためにきわめて重要であると強調している。夢とは、脳が動機づけられたときのみに生まれるというのが彼の主張である。さらにフロイトの説の再生も試みている。すなわち、すべて夢とは願望充足である。睡眠中の前脳の活性化はドーパミンによるもので、前脳は脳幹の関与なしに夢に必要な脳の状態を作ることができるというのである。次にこの説について検討してみよう。

9　脳機能障害と意識変容

願望充足としての夢

　フロイトの学説の基礎にあったのは，無意識とは禁じられた衝動（願望）の抑圧であり，それが睡眠中に解放されたものが夢であるという考え方であった。禁じられた衝動は，変装や検閲によって解毒されるのが普通だが，解毒が失敗に終われば，夢は中断されて目覚めるとされた。

　これはどう考えても受け入れ難い説である。夢の中には，ナマのままの強いネガティブな情動が，変装などせずにしばしば現れるし，夢の内容は情動と強く結びついたものが大部分だからである。そればかりでなく，夢は動機づけと報酬の脳回路の活性化に関係していることは現代では明らかだが，これはフロイトのいう無意識の願望とは結びつかない。

　最近の新しいデータから明らかなことは，夢とは，前脳によって強く駆動されているということである。前脳は原始的な欲求を生む部位で，この欲求が夢の内容にかかわるのである。PET研究で示されている扁桃体の活動は，夢では不安という情動が強いことと一致している。しかし不安はフロイトのいう願望とは異なる。不安は，願望同士の葛藤から生れる症状なのである。現代のデータを冷静に受け止めれば，フロイトの願望充足学説は崩れ去る。夢や神経症についてのフロイトの説についても同様である。逆に浮上するのが起動統合理論で，情動や動機づけの部位としての前頭葉内側基底部の中心的役割が重視される。

　そこで次に，前脳は，脳幹の関与なしに，こうした役割を果たしているのかという問いが生まれる。

前脳の駆動とドーパミン

　睡眠覚醒サイクルにおけるドーパミンの役割は，残念ながらいまだにはっきりしない。ゾルムスがこの未解決の大問題を取り上げて，前脳のドーパミン系の活動だけで夢が生れるという大胆な，しかし完全に推定にとどまる仮説を検証してくれると有難い。ゾルムスは，ドーパミン系の活性化は，睡眠のどのステージでも，脳幹の関与なしに生ずると主張しているのである。

　睡眠中にドーパミン系が選択的に活性化されているという仮説は非常に興味深い。ドーパミンは人に行動を促す化学物質である。そして夢の内容は明らかに人に行動を促している。夢の中でネガティブな感情が優位であっても，人はそれによって，たとえば闘争か逃避という行動を促されているのである。これはどう見ても願望充足ではない。フロイトが最も重視した性欲も，夢には滅多に現れない。

フロイトの学説へのさらなる有力な反論は，逆に夢に性が現れる時は，ナマのままの形で，歓喜に満ちたものとして現れ，覚醒するしないにかかわらず，オルガスムスに導かれることもあるという事実である。

　ノルアドレナリン系とセロトニン系の両方がレム睡眠期に選択的に非活性化されることが明らかにされるとすぐに，他のアミン系もすべて非活性化されているのではないかという仮説が立てられた。しかし，アミン系のうち，ヒスタミン系は確かに非活性化されていたものの，ドーパミン系はそうでなかったのである。黒質のドーパミン神経細胞の活動を記録してみると，活動はほとんど変化していなかったのである。ノンレム睡眠でもレム睡眠でも覚醒でも活動はほぼ同じだった。したがって，ドーパミン系への興味は失われた。しかしそれは早計だったかもしれない。ゾルムスの仮説が，ドーパミン系の研究を再開するきっかけになることを私は望んでいる。

　もっとも，これまでの知見はゾルムスの仮説を支持するものとは言えない。ドーパミン系の活性化が一定なのであれば，覚醒中でも睡眠中でも，脳には常に動機づけというエネルギーが注がれているはずである。現実には覚醒と睡眠には明らかな違いがあるのだから，ドーパミン以外の系がここに関与しているに違いない。また，夢はしばしば中断されるが，関与するのがドーパミン系だとすれば，そのアウトプットが一定なのになぜ中断が生ずるのか。なぜノンレム睡眠ではあまり夢を見ないのか。これらの事実は，夢がドーパミンの活動だけで生まれるという仮説への強い反証である。可能性としては，ドーパミンが夢と覚醒の両方において，認知機能の動機づけの側面に関与しているとも考えられる。これは有力な仮説であると言えよう。

　夢においてドーパミンが重要な役割をはたしているという仮説へのもうひとつの疑問は，そのドーパミンがどこから来るのかという問題である。前脳の神経回路には，たとえば視床下部などにはドーパミン神経細胞は確かにあることはある。しかし，脳の他の部位に投射するドーパミン神経細胞はすべて脳幹にあるのである。夢の生成における前脳の独立した役割を主張するゾルムスは，前脳へのドーパミン放出のほとんどが中脳の活動に関連していることを，どう説明するのだろうか。

　この問いへの回答如何にかかわらず，脳の特定の部位が，他の部位とは無関係に独立して作用するという仮説は私には無謀に思われる。これが特に言えるのは，階層構造を持つ系についてである。たとえば前脳の活動を強く規定する網様体か

ら視床の系がそれにあたる。もちろんこの階層的な系においても，その一部が一時的に解離することはある。その結果，時には大脳皮質が，時には視床が，時には脳幹が主導権を握ることはある。しかし，安定したコントロールのためには，シグナルの流れはボトムアップでなければならないのである。

起動統合理論再考

上に紹介した「夢の前脳仮説」は，一部は起動統合理論への誤解から生まれている。その誤解とは，レム睡眠だけが夢に関連し，睡眠中の前脳は脳幹の司令のままに活動しており，したがって夢の内容は全く無意味だと決めつけているのが起動統合理論だというものである。1977年の原著とその後の関連文献を注意深く読めば，これらが誤解であることは明白である。オリジナルの起動統合理論（図9.2）もそこからの発展である AIM 空間モデルも，以下の3点を明解に述べているのだ。

(1) レム睡眠は夢の生成のためには最適な状態である。覚醒は最も適さない。ノンレム睡眠は両者の中間である。

(2) この連続線の理由は，これらの状態を決定するのが脳幹のアミン系とコリン系の相互作用によるためである。

(3) 夢を覚醒から区別する認知の変化，特に，見当識・指向性を持った思考・記憶などは，アミン系とコリン系の相互作用から生れるボトムアップのインプットの変化による。

PETという武器の登場と，脳損傷患者のデータを合わせることで，前脳の活性化について，全く新しい知見が得られている。その結果，覚醒と睡眠についての神経生理学と，その意識変容との関係を修正することが可能になった。そのためには，最新のデータを，既存の動物実験データや睡眠研究のデータと可能な限り統合することが重要である。以下の如くである。その一部は図9.3に示されている。

1. 覚醒からレム睡眠へのシフトには，前述のインプット‐アウトプットのコントロールや調整だけでなく，前脳の局所的な活性化も関係している。
2. 局所の活性化のうち，4つの部位が特に意識の変化の理解に重要である。
    a. レム睡眠における縁上回の選択的活性化。これは，夢における視空間的イメージの主因である。かつては，なぜ夢では視空間的イメージが優勢なのかは不明であった。唯一の手がかりは，ネコの後外側皮質を

PGO 波が選択的に活性化するというデータであった。夢のイメージは，縁上回で作られるとはいうものの，もともとは一次視覚野から遠く離れた視覚連合野で生れるものである。fMRI をはじめとするニューロイメージングによって，縁上回が，人間でも動物でも，PGO 類似の活動シグナルを皮質で作ることに関与していることが示される可能性がある。

b. レム睡眠における扁桃体の選択的活性化。これは，夢の特徴である強い情動（特に不安。さらには喜びと怒り）と関係している。扁桃体に隣接した傍辺縁系の皮質も一次的に活性化されていると思われるが，このことも情動が夢の内容の中心であることと矛盾しない。つまり夢の認知はいかに奇妙に見えようとも基本には情動があるのである。PGO 波は橋外側と扁桃体の両方で発生しているので，夢において情動が活性化されるのは選択的であるという仮説は支持される。なぜなら扁桃体が PGO 波の主要なターゲットだからである。ここでも人間と動物の fMRI が非常に有用である。

c. 前脳の広範囲にわたる活性化。これは視床下部と内側前頭葉を含むもので，これによってレム睡眠における情動の色彩の強い記憶と本能にかかわる要素の生成が促進される。特に前頭葉内側基底部は，アントニオ・ダマジオ Antonio Damasio によれば，情動と体の反応が出会う部位であり，社会的な行動の指針が生まれる部位である。この部位が選択的に活性化されると，夢の内容に，逃走・攻撃・求愛のような色彩が生まれ，このような心理的な原則は動物実験のデータと一致するものである。最近の動物実験では，視床下部や前脳基底部の作用の詳細が明らかにされつつある。そこで，PGO 波がネコのこの部位で発生しているかどうかが大きな研究テーマになっている。また，レム睡眠ではドーパミンが特別な役割を演じているか，また，この部位は脳幹の神経調整プロフィールを反映しているかも重要なテーマである。

d. 前頭葉外側穹隆部の選択的非活性化。これは画期的な発見で，基礎的な睡眠研究からは予測できなかった事実である。このことから，夢の奇怪さや，意志の喪失，内省欠如，首尾一貫しない思考，健忘などが説明できる。いずれもかつては脳の神経調整のバランスのシフトで説明する以外なかった現象である。現在では，この 2 つのメカニズムは

9　脳機能障害と意識変容

統合されて相乗的に作用しているという説が有力である。振り返ってみれば，前頭葉は，前脳の中で，PGO波で侵食されない唯一の部位であるという事実を重視するべきだったといえるかもしれない。

　以上のaからdを統一的に説明するのは，局所の活性化の相違は，前脳部位のターゲットの相違を反映していて，その背景には相性の活性化波（PGOに相当）と，前脳へのコリンとモノアミンのインプットの分布の相違の両方があるという仮説である。この両方があれば，選択的な神経細胞の活性化と非活性化や，局所の血流の直接間接の変化が生じ，セカンドメッセンジャーによる細胞内の化学的イベントの相違も生じ得る。

側頭葉てんかん

　人間でも動物でも，レム睡眠では側頭葉が選択的に活性化されている。そこで，側頭葉てんかんが，睡眠との関係で注目を浴びることになる。側頭葉てんかんの症状は，意識が突然途切れるというものである。これは，脳内の特定の神経回路（てんかんの焦点）が相性に発火することによるもので，通常はその周辺の神経細胞の損傷によって，神経回路の興奮性が変化している。神経細胞の損傷のため，てんかんの焦点への抑制が外れていると考えられている。

　側頭葉の相性の興奮状態は，正常ではレム睡眠のみで起こる。では神経細胞に損傷があると，レム睡眠以外でもそれが容易に起こるということになるのだろうか。側頭葉の脳血管障害などによって夢を見なくなるのだとしたら，側頭葉てんかんでは逆に夢の増加が見られるのだろうか。マーク・ゾルムスによれば，その答はイエスである。この2つの問いを問題にしなければならない理由は2つある。

　第一の理由は，レム睡眠のPGO波がてんかんに類似しているという事実である。どちらも棘波と徐波の複合体の形をとっており，外見上は区別できない。PGO波も側頭葉てんかんも，この棘波と徐波の複合波ができるメカニズムは共通している。抑制系が生理的に低下するか（レム睡眠），構造的な損傷（側頭葉てんかん）によって，神経細胞の抑制が解除され，強く発火し，それが細胞外では棘波と徐波という形で記録されるのである。

　第二の理由は，脳波のこの2つの現象を共通のメカニズムが結んでいると思われることである。レム睡眠においては，この脱抑制は，ノルアドレナリン作動性神経細胞とセロトニン作動性神経細胞の発火の停止と，それに伴うコリン作動性

を含めた他の神経細胞の興奮が関与している。これらの変化がGABAの抑制とグルタミンの興奮のシフトにも関連している可能性は高い。これは側頭葉てんかんで生じている現象と一致している。実験による実証という観点からは，てんかんを強める効果的な方法は，側頭葉のアミン系調整インプットを弱めることである。また，側頭葉の調整バランスの永続的な変化がてんかんを強めているという説もある。

　現象に目を向けると，正常な夢と側頭葉てんかんの病的な夢幻様状態とには，以下の共通点がある。

1. 外界とのコンタクトの喪失と，ヴァーチャル・リアリティへの移行。
2. 幻覚がごく普通に見られ，しかもそれは生き生きとして繊細な視覚的イメージである。
3. 奇妙な認知が生ずる。そこには，連続性のなさ，時間・空間・人物の矛盾がある。
4. 強い情動体験（特に，恐怖・歓喜・怒り）。
5. 主観的な体験は束の間で，あとから思い出すことは困難である。

　アーサー・エプスタイン Arthur Epstein は上記の類似性を重視した。それは彼の著書『Dreaming and Other Involuntary Mentation』に，数々の色彩豊かな例とともに述べられている。精神科医であるエプスタインにとって，この類似性は精神分析的に説明できるものであった。すなわち，性欲の衝動，原始的な思考，夢の象徴性である。一方，認知神経科学者にとっては，この類似性は，一見すると別々の現象の背景には同一の脳-心の状態があることを示すものであった。エプスタインの立場と認知神経科学者の立場は必ずしも正反対のものではない。フロイトが初期には脳を重視していたことを考えればそれは明らかである。

　マーク・ゾルムスが彼の最近の本で指摘しているように，側頭葉てんかんを持っている患者の夢は健常者よりいっそう強烈である。非常に不愉快な悪夢であることが多い。これは扁桃体の活動のためであると考えられる。この仮説を検証する方法は2つある。第一は，スリープラボで患者の語る夢を研究することである。この方法はホセ・カルボ Jose Calvo がメキシコシティで行った。性と年齢をマッチしたコントロールと比較して，側頭葉てんかん患者の夢は不安のレベルが高かったのである。

9 脳機能障害と意識変容

　もう1つの方法は，ニューロイメージングである。この方法はライア・シルベストリ Lia Silvestri とわれわれがボストンで行った。患者がレム睡眠期にある時にラジオアイソトープを注射し，そのSPECT画像を覚醒時と比較するのである。得られた結果はまだまだ検討の余地があるが，側頭葉てんかんの焦点はレム睡眠期に特に活性化されていて，そうでなくても抑制が解除されている部位がレム睡眠をさらに発作的な発火につなげているようであった。

　このように，側頭葉てんかんは自然の実験であると言える。現代の睡眠科学の武器を用いれば，貴重な知見が得られると思われる。たとえば側頭葉をより発作波が出やすい状態に向ければ，レム睡眠の脳波検査で発作波を記録することができ，それは覚醒時に自然に生ずる発作を偶然のように記録するという従来の脳波検査に勝ると思われる。さらには，薬の効果判定にもレム睡眠の脳波を利用できるであろう。さらに重要な臨床的問いとして，けいれんと異常なレム睡眠の認知機能への影響がある。側頭葉と周辺の皮質下構造は情動記憶に重要と考えられているので，長期にわたるけいれんプロセスがこの部位の進行性の機能障害をもたらしても不思議はない。

アルコール，睡眠，振戦せん妄

　アルコールや薬物の乱用をすれば，健常者にもけいれんが起こることがある。このけいれんは離脱期に起こるのが普通である。したがって，乱用の期間中に脳の神経細胞の興奮性が変化したことによると考えられる。乱用期には潜在していたものが，摂取をやめた途端に表面化したのである。薬物の効果を持続させ，しかも離脱期の不快な症状を抑えるために，薬物依存患者は摂取量をどんどん増やし，最後は破滅に陥る。したがって，離脱期のけいれんが，薬物摂取によって抑制されるという現象は矛盾がない。

　本書第V部で述べることだが，離脱期でなく，摂取の初期にけいれんを起こす覚醒剤系の薬物は，神経調整系への直接作用によって睡眠を抑制する。一方アルコールは，中枢神経系全般を抑制する。そのため，覚醒剤系の薬物とは異なり，アルコールの陶酔感はごく一時的なものである。脳への麻酔作用により，リラックスさせ，大脳皮質の抑制を取り，自分や周囲との束の間の親近感を生むのである。

　アルコールの中枢神経系抑制剤効果の1つの結果が鎮静作用である。アルコールは紡錘波や徐波といったノンレムを増強することにより鎮静効果を発揮する。このためアルコールは睡眠薬として一般によく用いられる。しかしアルコールは

鎮静剤としては優れているとは言えない。理由は2つある。1つはレム睡眠を抑制することである。もう1つは，アルコールの体内での分解産物は逆に強い覚醒作用を持ち，早朝覚醒の原因になるからである。このような状態はすでに，脳がけいれんや振戦せん妄の準備状態に入っていると言える。

　この状態は，断酒すれば容易に改善する。大量飲酒のあとの睡眠は深く，夢も多く見ることが多い。レム睡眠を抑制した後のリバウンドとしては典型的なものである。生理学的なリバウンドは迅速かつ正確なのである。ただし，その後もアルコールを摂取すれば，回復しないどころか，悪化する。迎え酒は一時的には2日酔いに有効である。しかし，眠気とレム睡眠のリバウンドを誘発する。このことから，レム睡眠の抑制が，離脱症状に関わる主要な因子であることがわかる。

　いずれにしても，レム睡眠の抑制が長期にわたるアルコール乱用の結果生じることはきわめて明白である。この問題が顕在化するのは，慢性の依存症に陥った場合である。破滅は時間の問題にすぎなくなる。バルビツレートも同様な問題を有する中枢神経系抑制薬である。バルビツレートを実験的にレム睡眠抑制に用いると，実に効果的であるのだが，効果を持続させるためには3～4週間でどんどん増量する必要が生じ，最後にはレム睡眠のリバウンドを抑えることは不可能にまでなってしまう。リバウンドは強い相性の活性化（PGO波）として現れ，激しいけいれんが認められる。

　人間におけるアルコール離脱はもっと複雑な症状を呈する。幻視（虫や小動物が多い），見当識障害，記憶障害，けいれんなどである。

　スリープラボでの実験によると，断酒後の3日間でレム睡眠のリバウンドが非常に強まり，ノンレム睡眠はほとんど消失する（飲酒期には逆にレム睡眠が抑制されノンレム睡眠が強まっている）。レム睡眠の復讐である。振戦とせん妄がどんどん強まり，けいれんも起こりやすくなる。この時点ではレム睡眠が睡眠のほぼ100パーセントを占めるようになる。すなわち脳の興奮性が著明にシフトし，神経調整系を元に戻そうとしていると考えられる。

　精神病の発症は，レム睡眠の覚醒への侵入なのだろうか。あるいは覚醒のレム睡眠への侵入なのだろうか。それはわからない。しかし振戦せん妄については1つ強調すべき点がある。それは体温調節の異常である。これは時には生命を脅かす。特に夏季には，体温が急激に40℃以上にまで上昇し，文字通り脳が調理されんばかりの状況になる（海馬の神経細胞は約42℃で死滅する）。

　体温調節障害のメカニズムは不明である。しかし，レム睡眠が体温調節中枢に

9 脳機能障害と意識変容

関係していることはわかっている。また,レム睡眠を剥奪すると体温の異常が起きることもわかっている。以上を総合すると,レム睡眠を強めるものは何であれ,体温調節を障害するという仮説が導かれる。これに関連して,脳幹のアミン系の神経調整は2つあり,いずれもレム睡眠で非活性化され,温度ストレスに反応して活性化されるという事実がある。

このような精神病状態は,アルコール乱用の経歴がある患者では永続的な病像になり得る。したがってメカニズムとしては,アルコールの急性作用によって脳がある状態に陥り,それが一定以上長く続くと非可逆的になると考えられる。このことから,アルコール以外の薬物でも,それが脳の神経調整系に作用して意識を変容させるものであれば,当初は機能的な作用にとどまっていても,長期使用によって脳の構造にも変化をもたらす可能性があると警告できる。アルコールに関しては,構造的な損傷も機能的な障害も,さらには回復も,中脳辺縁系の報酬系が関与していることは明らかである。このことから考えられるのは,これが究極の共通経路で,夢とせん妄を結びつけているのではないかということである。

本章で扱った3つの病態は,意識変容についての脳研究のための自然実験であると言える。この3つの病態による人間の意識変容の研究から得るところが多いのは驚くべきことではない。脳血管障害は,動物実験における電気的・化学的な神経損傷に対応する。けいれんは,電気的・化学的な刺激に対応する。アルコールは,薬物投与に対応する。この3つの病態に共通する理論を導くための画期的な動物実験が行われることを私は期待している。同時に神経心理学がつきとめた貴重な知見を重視している。

いま大きな期待がかかっているのは,意識変容についてニューロイメージングで研究するための動物モデルの開発である。それができれば,最初に問うべきことは,人間で選択的に活性化・非活性化されている部位が,動物でも共通のパターンを取るかどうかである。あらゆる哺乳類で,睡眠周期の神経生理学は共通しているので,この問いに対する答えがノーであるとはほとんど考えられない。しかし答が何であるにせよ,細胞レベル・脳波レベルの選択的な活性化パターンを血流のデータと比較することが必要である。現時点ではこれはまだなされていないか,あったとしてもごくわずかなデータしかない。

現在あるニューロイメージングのテクニックの中で最も有力なのは,fMRIである。4テスラという強力な磁気が利用できるようになっている。これは視覚研究に用いられ,かつて動物でしか証明されていなかった視覚野のコラムが人間の

脳でも確認されている。この成功から，レム睡眠の視覚系活性化の研究が，人間でも動物でも可能であると考えられている。この研究の主要なテーマの1つは，ネコのレム睡眠ですでに証明されているPGO波の相性の活性化が，人間とネコにおいてfMRIで証明できるかということである。この証明が可能であることはほぼ間違いない。脳波ではずっと不可能だったが，fMRIなら可能なはずである。そうなれば，長年の懸案だった，細胞レベルの研究データと脳局所レベルの研究データの結合が現実のものになるのだ。

第 IV 部　医薬品と意識

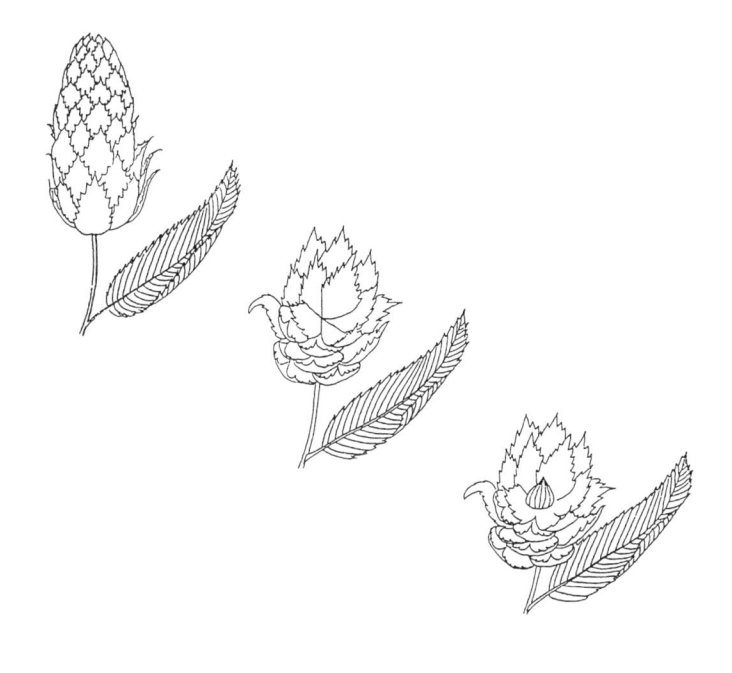

第 IV 部　医薬品と意識

10　日常の精神薬理学：抗不安薬と睡眠薬

　脳 - 心を理解する早道の１つは，精神薬理学に目を向けることである。医師がメンタルな問題のために処方する薬の多くは，脳幹の脳 - 心コントロールシステムに作用するからだ。非合法のドラッグについてもこれは同じである。ということは，合法薬と非合法薬の区別は，法律を作った当局が言うほど明確なものではないということである。

　しかし私はここで法的な議論をするつもりはない。それよりも，この議論の根底にある科学的な原理に目を向けたい。すなわち，意識を変容させるためには，その目的が快楽であろうと，犯罪であろうと，治療であろうと，神経調整系に直接・間接に作用する薬物が必要だということである。この神経調整系は，毎日われわれが経験している覚醒・睡眠・夢といった意識の正常な変化を調整するものである。

　したがって，薬を知ることで，脳 - 心についての理解を深め，神経生物学，臨床精神薬理学，薬物乱用の緊密な結びつきが見えてくる。そのための最大の実例は，精神疾患の治療薬の作用である。その具体的な説明の前に，薬について知っておかなければならない基本的なポイントをまずおさえておこう。それは便宜上，作用部位・作用のタイミング・半減期の３種類に分類できる。

薬の作用部位

　非合法薬にも合法薬にも共通する問題は，脳内の標的部位にいかにしてその薬を到達させるかということである。飲み薬でも注射薬でも，吸収された薬は体のあらゆる部位に分布する。つまり脳内でもあらゆる部位に分布する。したがって副作用が避けられないのである。

　母なる自然は優れた経済観念を持っていて，脳内の化学物質に，脳以外の部位でも何らかの役割を持たせている。したがって，身体におけるある神経調整物質の生化学や薬理学が明らかになれば，それはそのまま脳にも応用できる。その一方で，脳内を標的にした薬物も脳以外の部位にも必ず何らかの作用を及ぼすとい

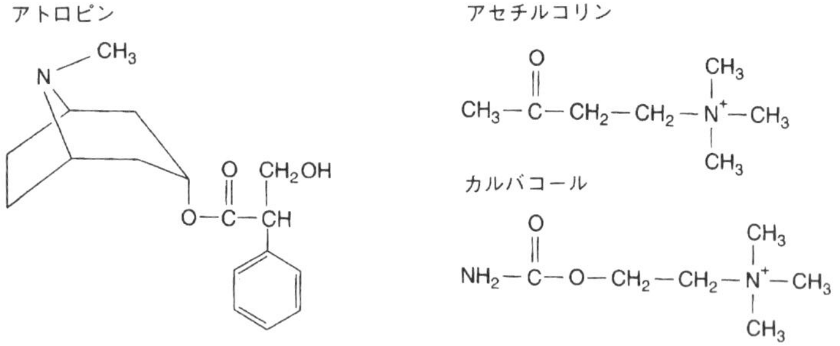

10　日常の精神薬理学：抗不安薬と睡眠薬

図 10.1　アセチルコリン，カルバコール，アトロピンの化学構造式
アセチルコリンは天然物質である。そのアゴニストのカルバコールとアンタゴニストのアトロピンは合成物質で，いずれもメチル化された N 基を有し，この部分がアセチルコリン受容体に結合する。

う欠点も生れている。たとえば脳内のアセチルコリン系を標的にした薬は，腸管，唾液腺など，あらゆる自律神経系に影響を及ぼす。さらに悪いことに，脳内の標的部位は単に部位が脳内にあるというだけでなく，機能も末梢とは異なっていることがあるのである。

　レム睡眠を調整するアセチルコリンがその好例である。脳幹のある部位（橋）ではアセチルコリンは睡眠を惹起するが，別の部位（中脳と延髄）では，逆に覚醒を惹起する。内因性のアセチルコリンは夢という一種のせん妄を促進する物質でありながら，内因性のアセチルコリンをアトロピンのような薬物でブロックするとせん妄をきたすというパラドックスがこれで説明できる。また，コリン系の増強薬であるカルバコールは，脳幹の特定部位に注射するとレム睡眠を強めるが，それ以外の部位に注射すると逆に抑制し，これらはすべてアトロピンでブロックされるのである。図 10.1 にこれらの化学物質の構造を示す。

　このように，同じシステムの増強や抑制があい矛盾した意識変容をきたすことのメカニズムは，単なる作用部位の違いだけではない。たとえば覚醒とレム睡眠においては，アセチルコリンが大脳皮質を活性化しているという点は共通しているが，覚醒では同時にセロトニンやノルアドレナリンも放出されるという点が，レム睡眠とは異なっているのである。

　このように臨床薬理学は，作用部位に関しては，基礎的な神経薬理学からみるとまだまだ不正確なレベルにとどまっている。したがって脳-心のパラダイムと臨床観察を一致させるまでにはまだまだ遠い道のりがあり，臨床研究は必ずしも基礎科学の理論の検証には適さないことを認識しておく必要がある。

第 IV 部　医薬品と意識

薬の服用と作用のタイミング

　脳の状態は絶えず変化している。われわれは自転する惑星に住んでいるから，光と温度は周期的に変化し，24時間ごとにピークとボトムが来る。この宇宙のリズムに適応するため，あらゆる生物は脳内リズムを持っている。休止と活動の周期を，外界から得られるエネルギーに同期させているのである。

　この脳内リズムは約1日を周期としているので，概日周期と呼ばれている。人間を含む高等動物では，この周期は脳幹上部の視床下部にある視交叉上核によってコントロールされている。その名の通りこの核の下には，視神経が交叉する視交叉がある。視神経を通る視覚情報には，日の長さによって脳内リズムを調整するためのシグナルも含まれている。

　覚醒は通常，概日周期のうちの活動相にあたる。睡眠と夢は休止相にあたる。これは，視床下部の概日時計と，脳幹の睡眠周期がリンクすることによって調整されている。このリンクには意識の神経調整系がかかわっているので，意識は概日周期に応じて変動する。そのため，意識を変容させる薬物の作用も，概日周期である程度変化する。およそ意識のコントロールにかかわる主要な神経調整系は例外なく概日周期に応じて変化するのである。

　たとえば，最も日常的な意識変容として，睡眠を考えてみよう。人によっては，1日のうちのいつでも眠ることができると考えている。人によっては逆に，1日のうちの決まった時間以外は眠ることはできないと考えている。どちらも誤りである。睡眠へのおちいりやすさの個人差は大きい。これは睡眠潜時検査で測定することができる。しかしそれでも，人間の睡眠可能な時期（午後の半ば過ぎ）と不可能な時期（夕方半ば）はほぼ共通している。いま私は眠い。午後4時15分である。しかしいまから4時間後の午後8時15分には，眠気は完全に消えているだろう。いずれも体温の概日カーブの影響を受けている。概日周期と AIM 空間は，図10.2のような関係にある。

　夢も概日周期の影響を受けている。夢のピークは早朝で，レム睡眠の強さが頂点に近づいた時である。レムの強さの頂点は夜の睡眠中と思われがちだが，そうではない。眠り続けることができれば，レムに移行する傾向は午前11時まで上昇を続ける。通常は人は起きている時間である。

　以上のように，意識変容には概日周期があるので，薬物を使用する際には，その効果は時間によって異なることを知っておく必要がある。また，いったん摂取した薬物は一定時間体内に残っていることも考慮しなければならない。

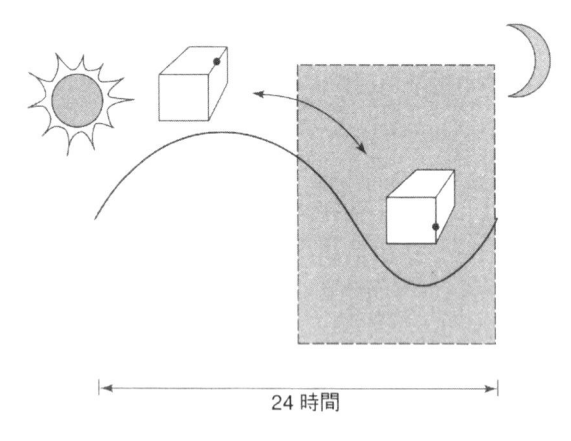

10 日常の精神薬理学：抗不安薬と睡眠薬

図10.2　概日周期とAIM空間
曲線のグラフは体温を示す。体温が最も上昇しているのは覚醒時，最も低下しているのはレム睡眠時である。

薬物の半減期

意識を変容させる薬物の作用時間は様々で，通常これを半減期で表す。半減期とは，血中濃度がピークの半分になるまでの時間である。鎮静剤の半減期には，短時間・中時間・長時間があり，それぞれ半減期は2時間，4時間，6時間程度である。ただし，薬物の代謝産物による作用が出ることがあるので，実際の作用時間はそれほど単純ではない。たとえばアルコールでは，代謝産物が精神状態に影響し，二日酔いの原因になる。また，鎮静効果が長引くと，翌日の倦怠感などにつながることもある。

しかし最も注意すべき作用は，長期間服用を続けた時に生じるものである。抗精神病薬による運動系への作用がその例で，遅発性ジスキネジアと呼ばれている。これが発見されたのは1970年代である。フェノチアジン系の抗精神病薬の使用開始から10年以上経過した時であった。症状は，特に顔面に目立つ不随意運動と，パーキンソン病に類似した硬直である。

抗精神病薬でこのような運動系の副作用が生じることはある意味で必然である。抗精神病薬はドーパミン受容体へ作用する薬物だからである。運動系の初期の症状はアーテンのような抗コリン薬で抑えることができる。つまり薬の副作用を別の薬で治療するのである。これは将来さらに悪い結果を生む可能性もある。

抗精神病薬以外では，最近特に多用されている抗うつ薬のSSRIによるものがある。SSRIはうつ病や強迫性障害の治療薬であるが，アメリカでは日常のストレスに対処し気分を盛り上げるためのいわゆるコスメティックドラッグとして用いられることもよくある。SSRIも長期連用による副作用がある。服用初期には睡眠中の眼球運動が影響を受ける。レム睡眠以外の睡眠でも眼球運動が生じるの

である。その結果，睡眠周期が解体されることになる。自覚的には夢の持続として現れるが，患者にとってはうつの改善のほうが重要なので，あまり気にかけられないのが普通である。ここまではいい。少なくとも悪くはない。

しかし2年連用すると，本書8章で述べたレム睡眠行動障害が現われることがある。夢の中の運動が現実に出てしまうのである。理由はまだ不明だが，SSRIは運動アウトプットの抑制機構に作用するのである。SSRIによるレム睡眠行動障害は，服薬を中断しても消えにくい。クロナゼパムのようなベンゾジアゼピンを用いれば治療可能ではあるが，ここでも薬の副作用を薬で治療することの問題がある。しかも，実際にはまだ臨床例はないが，一般のレム睡眠行動障害と同様に，パーキンソン病の発症につながる可能性もある。

こうした意識変容，すなわちレム睡眠行動障害のような意識変容が永続的なものかどうかは現時点では不明である。しかし，すでにわかっていることはあり，それは以下の通りである。

脳幹の神経調整系は意識変容に直接関与する。それによって，夢の中で精神病に類似した体験をするのである。したがって，この系に作用する薬物を用いれば，統合失調症やうつ病のような疾患の精神状態を正常に引き戻すことが期待できる。しかしそれには代償がいる。疾患に関係のない系にも必ず作用するので，認知や情動に影響することは避けられない。また，こうした薬物を長期間使用すれば，神経調整系に回復困難な何らかの代償的な変化が生じるかもしれない。

そこで悲しい結論に達することになる。治療のための薬物投与は，意に反して，実験医学のプログラムに協力していることになるのだ。神経学と精神医学の接点領域を専門としている医師は，これにより意識についての研究発展を期待する一方で，倫理的なジレンマに悩むことになる。薬のような，精緻とはいえない手段で神経調整系を変容させることにリスクがないと考えていいのだろうか。長期連用による副作用が，何例あらわれた時点で警告を出せばいいのだろうか。臨床試験参加へのインフォームドコンセントにおいては，どのレベルまでの説明が必要なのだろうか。

幻覚剤の使用が法律で禁止されているのは，常用により非可逆的な障害が出るという危惧があるためだが，医薬品についても同じ危惧があることは，皮肉という以外にない。合法薬と非合法薬の境界は科学的には非常に曖昧で，ほとんど目に見えないのだ。この事実から目をそむけることはできない。ということは，法の精神からすれば，あらゆる薬物を合法としなければ不合理ということになるの

だろうか。逆にあらゆる薬物を非合法とするべきなのだろうか。この問いは政治的・社会的・倫理的側面が複雑にからみあってわれわれの前に立ちはだかっている。適切な対処のためには，臨床薬理学についての正確な知識が必要である。

クリーンな薬とダーティな薬

科学的な立場からすれば，実験にあたっては単一のテーマを選ぶことが望ましい。精神薬理学では，したがって「クリーンな」薬を研究すべきである。クリーンな薬とは，脳内の単一の系に作用する薬である。「ダーティな」薬は，脳内の複数の系に作用する薬である。しかし，クリーン・ダーティの二分法は出発点から矛盾をはらんでいる。脳内の系は相互作用があるので，脳内では純粋にクリーンな薬というのはあり得ないのである。薬理学的には単一の系や受容体に作用する薬物でも，脳の複雑さの中ではダーティな作用になってしまうのである。アセチルコリン系を変化させれば，ドーパミン系もセロトニン系もノルアドレナリン系も変化する。どの系同士にも相互作用があるのだ。

近年ではクリーンな薬がますます増えている。たとえばセロトニン受容体だけをブロックするSSRIと呼ばれる抗うつ薬が脚光を浴びている。しかしうつ病の抑うつ気分を改善するためには，1つだけの受容体をブロックするのが最善な方法なのだろうか。また，統合失調症の治療はどうだろうか。抗精神病の効果は，確かにドーパミンのD_2受容体をブロックする力に比例している。しかしこの受容体だけをブロックするのが統合失調症の治療として最善なのだろうか。

すなわち，薬理学的にクリーンな薬が，臨床的にも最善かどうかというのは大問題なのである。意識や精神状態の変化が単一の神経調整系や単一の受容体を介する作用であると仮定すれば，クリーンな薬が求められることになるだろう。医学研究者がそのような仮定を持つのは理解できる。疾患の一遺伝子一酵素モデルは，フェニルケトン尿症に代表されるように，きわめて強力だからである。しかし意識や精神状態の変化の中にはそうでないものがたくさんある。夢を例に取ってみよう。夢にかかわる神経調整系は3つか4つあり，その調和によって夢が成立しているのである。

したがって，薬で夢を強めようするなら，あるいは薬で精神病を治療しようとするなら，その薬は2つか3つ，あるいはもっと多くの神経調整系に同時に作用するほうが良いと思われる。つまり良い薬ほどダーティな薬ということになるのだ。もちろんだからといって薬の作用部位をあまり厳密に考える必要がないとい

うことにもならないし，薬がクリーンかダーティかは重要でないということでもない。ただ，単一のものに還元できるというモデルを全面的に見直す必要があるということである。心や精神というものは複雑な系から生まれているものだから，最も効果的な薬とは，複数の系に，複数のメカニズムで作用する薬なのである。実際，抗うつ薬の中にはそういう薬がある。新しい抗精神病の中にもそういう薬がある。

　たとえばクロザリルという抗精神病薬がある。クロザリルは，ドーパミン以外に，セロトニンとノルアドレナリンにも作用する。実にダーティな薬であるといえる。が，重い統合失調症で，他のクリーンな薬では効かなかった患者にクロザリルが奏功することがある。何年間も無為自閉で妄想が活発な患者がクロザリルによって短期間に正常に復するのを目にすれば，精神薬理学的なクリーンさを信奉する気持ちは直ちに雲散霧消するであろう。

　さらに言えることは，脳そのものがダーティだというとき，そこには二重の意味があるということである。第一に，複数の系が並列されているという意味でダーティである。第二に，時間経過に従って適応的に変化していくという意味でダーティである。たとえば，時間Aにおける効果は，時間Bにおいては反対だったり，全く異なるものだったりする。つまり，薬を投与した瞬間から脳内の系は動き出し，最終結果は（「最終」結果というものがあるとすればだが）全く予期しなかったものになるのである。この場合，「ダーティ」は良いことではない。予期しなかった効果が望ましくないものだったり，非可逆的なものだったりした場合，それから，想像したくないことだが，その両方だった場合に，良いはずがないのである。想像したくなくても，遅発性ジスキネジアという実例があるのはすでに述べた通りである。

　これらすべてを念頭に置けば，いくらかでも物を自分で考える人間なら，そんな危険を冒してまで意識を変容させる薬を，たとえ合法だからといえ，合成したり飲んだりすることに疑問を感じるであろう。私自身すでに，薬を自分で飲むのも患者に処方するのも消極的であることを告白した。現時点で私が望むことはひとつである。それは，正しい知識が広まることである。現在とても広く使われている意識を変容させる薬は，興味深い点も，役に立つ点も，問題点もある。ひとりひとりがそれらを知ったうえで，薬に対する態度を決める必要があると私は考えている。

10　日常の精神薬理学：抗不安薬と睡眠薬

ベンゾジアゼピン

　1970年代の全米売上げベストテン薬の中には，リブリウム，バリウム，ダルメインという3つのベンゾジアゼピン系薬物が入っていた。いずれもロシュの化学者レオ・ステルンバッハ Leo Sternbach が開発した画期的な化合物である。ベンゾジアゼピンは科学的にも重要な意味を持っている。それは，覚醒という意識状態から，不安を初めて分離して取り除いたことである。従来は，不安を取り除くためには，意識状態を覚醒から睡眠にシフトする以外に方法はなかったのである。

　一見するとベンゾジアゼピンは，リラクゼーションに優り，瞑想に優り，精神療法にも優る。この薬を飲むだけで，ストレスに満ちた社会を，不安なしに生きていけるようになるからである。飲む量を増やせば睡眠薬としても利用できる。製薬会社にとっては類い稀なる大ヒットである。1錠飲めば，昼間のイライラが鎮まり，2錠飲めば夜の騒音が気にならなくなる薬，それがベンゾジアゼピンなのである。

　ステルンバッハによるベンゾジアゼピン革命の始まりは，彼がクロルジアゼポキシド（リブリウム）に抗不安作用があることを発見したことであった。ステルンバッハは別の薬の合成の過程でこのことを発見したのである。さらに研究が進むにつれて，脳内にベンゾジアゼピン受容体が存在するという驚くべき事実が明らかにされた。それはイオンチャンネルの一種で，ベンゾジアゼピン以外の薬による鎮静効果や抗けいれん効果にも密接に関係していた。そして重要なことは，ベンゾジアゼピン受容体は辺縁系と扁桃体に非常に多く存在するということであった。

覚醒と不安を分離する

　精神薬理学の最近のテーマの1つは，眠気のない抗不安薬の開発である。通常は，不安が高まれば覚醒度も高まるのは自然である。不安は生体への警告シグナルの1つだから，同時に生体を覚醒させるのである。適応的な関係である。不安という警告シグナルによって生物は，立ち止まり，よく見て，聴いて，警告の原因をつきとめ，それを回避するのである。しかし，現代社会では，警告の原因がわからないのが常である。だからこそベンゾジアゼピンが求められる。

　不安と覚醒は，どちらが原因でどちらが結果なのだろうか。不安があるから覚醒レベルが高まると考えがちである。しかし覚醒レベルが高まっても不安がその

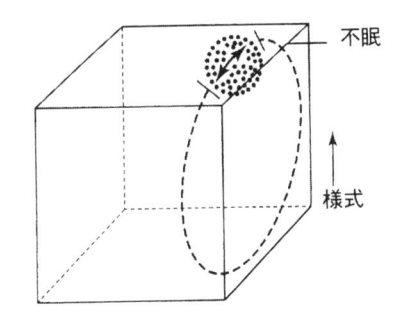

図 10.3　不安と不眠
不安は睡眠に拮抗する。アミン系の活動が高いため，覚醒 - 睡眠の移行が生じないからである。

まま解決されないままであれば，不安はさらに高まってくる。したがって両方向のポジティブフィードバックがここには存在する。このように正常な状態では不安と覚醒は密接に関連しており，脳幹にある覚醒コントロールシステムが不安もコントロールしていると考えられてきた。特に，覚醒シグナルを受け取った青斑核が視床運動系と同時に辺縁系も活性化するという説が有力だった。図10.3がそのプロセスである。

　この説はしかし，実際の不安とは矛盾する。たとえば夢の中で不安のためパニックになることがある。この時，覚醒と不安は完全に分離されている。しかも，青斑核は完全に遮断されている。つまり脳 - 心は青斑核なしでも不安を生成することができるのである。事実，レム睡眠の夢は，ノルアドレナリンにもセロトニンにもヒスタミンにも関係ない。ということはドーパミンとアセチルコリンが候補として残る。ドーパミン系もアセチルコリン系も，覚醒とレム睡眠の両方で活性化されていて，人が不安を体験するのは覚醒とレム睡眠だから，ドーパミンとアセチルコリンが不安に関係する物質であることに矛盾はない。しかしまだ問題は残る。覚醒と不安は分離できるのである。すなわち，覚醒時にベンゾジアゼピンを適量服用すれば，覚醒したままの状態で不安を軽減することができる。しかも，多量に服用すれば，睡眠を促すのである。

　ロシュの開発したダルメインの利点は，従来からある睡眠鎮静薬のバルビツレートの持つ2つの副作用がないということであった。その2つとは，レム睡眠の抑制と，呼吸中枢の抑制である。バルビツレートは中枢神経抑制薬で，意識を低下させる。しかし適量を少し超えると脳幹への作用が呼吸を抑制する。このためバルビツレートは安楽死の道具として用いられることもある。

　呼吸中枢は，脳幹の活性系の一部である。したがって呼吸中枢の働きは，生体内の状態によって変わってくる。これは深い意味を持っている。呼吸のレベルは

脳幹による覚醒のレベルに大きく影響される。そして覚醒のレベルは呼吸によって大きく影響される。おそらくこのために呼吸の意図的なコントロールが意識変容のプロセスに重要なのであろう。気を鎮めて沈思黙考するとき，人は深呼吸する。それが一種のリラクゼーションになるのである。いずれにせよ，ベンゾジアゼピンは脳幹の覚醒システムを抑制して抗不安作用を発揮するのではない。過量服薬しても呼吸抑制はわずかである。したがってベンゾジアゼピンで自殺に成功することは少ないのである。

　一方バルビツレートには，少量でもレム睡眠を抑制するという欠点がある。アルコールも同様の作用があるが，それと同じように，レム睡眠の抑制は望ましくない帰結に至る。たとえば激しいリバウンドが起こる。目を覚ましているのに夢のような状態になることもある。レム睡眠の解体が進むと，薬物の離脱症状としてのせん妄が生じる。けいれんが起こることもある。したがってベンゾジアゼピンはバルビツレートより安全で作用も生理的である。もっとも，安全というのは事実だが，生理的かどうかはまだ研究の余地がある。いずれにせよ，ベンゾジアゼピンはレム睡眠を抑制することはない。レム睡眠行動障害の治療薬として用いられることもあるが，それでもレム睡眠を抑制するわけではない。

　ベンゾジアゼピン受容体はイオンチャンネルタンパクの一部だが，このチャンネルの鎮静・けいれん受容体にもベンゾジアゼピンが作用するのは偶然ではないだろう。ベンゾジアゼピンの鎮静的な薬理効果は抗けいれん効果に並行している。したがってこの2つの効果のメカニズムは同一のように思われる。

　ひとつ明らかなことは，ノンレム睡眠の神経回路とけいれんの神経回路はほぼ同期するということである。同期とは，広い範囲にわたって調和的に生じる神経細胞の発火である。睡眠やけいれんの時は，この同期によって，脳-心は外界とのコンタクトが断たれるのである。これを証明した実験もある。すなわち，ベンゾジアゼピンはノンレム睡眠のステージⅢとⅣを抑制する。一方でレム睡眠は抑制しない。ステージⅢとⅣは，睡眠のステージの中で最も同期が強いステージで，昏睡に近いものである。したがって，ベンゾジアゼピンを服用すると，早く眠りにつくことができ，長く眠ることができるが，睡眠が深くなるわけではない。

　ということは，ベンゾジアゼピンによる睡眠は生理的とはいえない。正常な睡眠のステージⅢとⅣでは，成長ホルモンや性ホルモンが分泌されている。ベンゾジアゼピンがこれも抑制するか否かについてのデータはないが，思春期におけるベンゾジアゼピンの服用ではこの可能性も考慮する必要がある。

思春期を過ぎても，ベンゾジアゼピンの服用には注意を要する。理由は2つある。離脱による不眠と，依存性である。このためやめることが難しくなる。飲むのをやめると，かえって以前よりも不眠が強くなることもあるからである。そしてまた飲みたいという欲求が強くなる。特に，不眠によって日中の不安や倦怠や集中困難が助長されている場合はそうなる。だから私は患者に，ベンゾジアゼピンを飲んでみる前に，ジョギングやサイクリングやセックスを勧めている。こうした行為なら，睡眠にも心の健康にも良い。

睡眠と不安にはもうひとつ興味深い接点がある。それはベンゾジアゼピン受容体の脳内分布である。ベンゾジアゼピンには不安を取り除く作用がある。とすると受容体が主に分布しているのはどこと考えられるだろうか。もちろん辺縁系である。そして実際にそのとおりなのである。しかもその中で最も集中しているのは扁桃体なのである。思い出していただけるだろう，扁桃体はレム睡眠で選択的に活性化される部位で，それがレム睡眠の夢における不安の原因だった。

ベンゾジアゼピンが扁桃体-前頭葉外側穹隆部のバランスを後者に傾ける作用があると仮定すれば，ベンゾジアゼピンで不安が解消し，しかも遂行機能が保たれることが説明できる。覚醒はより覚醒らしい性質になり，夢のようではなくなるのである。この結果，集中力が増し，不安が取り除かれるという二重の利点が生まれる。しかしタダほど高い物はないという諺を忘れてはならない。昼間の不安は取れ，夜間の睡眠が得られる。代償として睡眠周期は乱れ，しかも薬から逃れられなくなるのである。

抗不安薬の開発者のひとりであるフランク・バーガー Frank Berger は，あまりに多くの人々がこの薬を使って日常の問題を解決しようとしているのを見て恐怖している。彼は，自身が開発した薬であるメプロバメートについて，以下のように述べている。

> メプロバメートは，単に日常の問題を軽くすることを目的として，安易にたくさん処方されるようになった。確かに効果はあるかもしれない。しかしそれは日常につきものの悩みやフラストレーションへの感受性を鈍くさせているだけである。そういう目的に使われたとき，メプロバメートは抗不安薬ではなくなる。人が自分の問題と戦うための自尊心を薬で得ようとすることが，私には信じられない。(Berger, 1981年，291ページ)

しかしもちろん製薬会社は笑い飛ばして金を儲けるのである。

11 心のコントロール：抗うつ薬

　情動と認知には密接な関係がある。これが何より明らかなのは，気分が与える思考への影響の大きさである。うつ病は脳のエネルギーを奪う。思考は遅くなるばかりでなく，どこまでも暗く，どこまでも悲惨な内容にこだわるようになる。うつ病になったことがなくても，落ち込むという経験は誰にでもある。悪い報せを聞いたとき，親しい人が亡くなったとき。冬に太陽が沈んだときでさえ，気持ちが暗くなることがある。

　抗うつ薬の発見とその進歩は，精神薬理学の歴史の中で最も大きなトピックの1つである。うつ病のアミン仮説と抗うつ薬の作用メカニズムは，睡眠や夢と直接関係しているので，意識変容との関連でもきわめて重要である。単純化すれば，脳 - 心のエネルギーをコントロールするシステムは，睡眠と夢，さらには気分もコントロールしているのである。ただし，コントロールのタイムスケールが全く異なっている点が，注目に値する不可思議な事実である。

うつ病のアミン仮説

　人類が最初に手にした抗うつ薬であるイミプラミンとイソニアジドは，いずれも偶然に発見されたものである。イソニアジドはもともと抗結核薬で，服用していた患者の気分が高揚しているのを観察したネイサン・クライン Nathan Kline が研究に着手し，抗うつ効果を発見した。ロナルド・クーン Ronald Kuhn はイミプラミンを合成した。これはクロルプロマジン類似の三環構造を持つ物質であった。しかしイミプラミンには抗精神病薬としての効果がほとんどないことを知ったクーンは，うつ病患者の治療に試みたところ，意外にも効果があったのである。ただし効力の発揮には時間がかかった。イソニアジドも同様だが，イミプラミンの抗うつ効果は飲み始めてから1週間から4週間を要したのである。

　この2つのワンダードラッグはいずれもノルアドレナリンとセロトニンのシナプスに作用するものだが，そのメカニズムは全く異なっていた。イソニアジドは

アミンを分解する酵素であるモノアミン酸化酵素の阻害薬で，その結果，放出されたアミンのシナプス間隙への滞在時間を長くするものであった。イミプラミンも最終的な効果としては同じだが，作用メカニズムは，アミンのシナプスへの再取り込みの阻害であった。これはノーベル賞科学者のジュリウス・アクセロード Julius Axelrod によって発見された。

偶然の発見で輝く科学者は多い。ただし偶然の発見をする科学者は，単に幸運なのではなく，それなりの準備状態にあることが必要である。ルイス・パスツール Louis Pasteur は見事に言い当てている。

「偶然の偉大な発見は準備状態に微笑む」

もちろん商業的な因子も必要である。発見された薬の特許を獲得した製薬会社の力である。効果を立証するために臨床試験を行い，市場を動かして世に広めるという力である。

うつ病を回復させる薬は，作用メカニズムに違いはあっても，どれも結果的にはノルアドレナリンとセロトニンの効果を高めるという事実からは，うつ病の背景にこれらのアミンがあることは疑う余地がないだろう。このことはもっと以前にレゼルピンという脳内アミンを枯渇させる薬がうつ病を引き起こすことから推定されていたことである。

かくしてジョセフ・シルトクラウト Joseph Schildkraut とセイモール・ケティ Seymour Kety の仮説が生まれた。それは，

「アミン低下 = うつ病」

というものである。したがってもうひとつの仮説が続く。それは，

「アミン増加 = 抗うつ効果」

である。実に単純である。実に明快である。実に正論である。しかし実に不完全である。しかも実に納得いかない点が残る。(a) アミンの低下がなぜうつ病の原因になるのかがわかっていない。(b) 抗うつ薬の効果発現までになぜ日数がかかるのかがわかっていない。シナプスのアミン減少は，抗うつ薬によって直ちに改善される。しかし臨床効果が出るまでには日数がかかるのである。ここに謎が残っている。

睡眠，うつ病，アミン仮説

イミプラミンのような抗うつ薬の効果は，睡眠の改善の度合いから予測できる。ここには2つの重要な意味がある。第一に，飲み続ければ効果が出てくるとわか

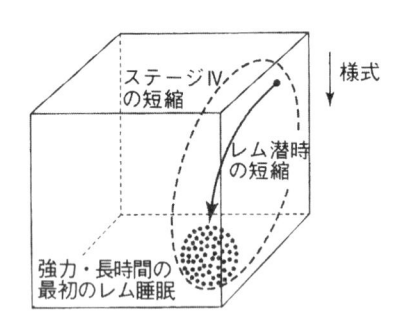

11 心のコントロール：抗うつ薬

図 11.1 うつ病
うつ病の基礎には，アミン系の低下とコリン系の増強がある。したがって M（様式）の値は低くなる。うつ病患者の睡眠では，ステージⅣが減少する結果，レム睡眠に入るまでの時間が短くなり（レム潜時の短縮），さらには1回目のレム睡眠が強く長くなる。抗うつ薬によって M の値が正常に復すると，この睡眠障害は回復する。

れば，医師も患者も効果が出るまで耐えようという気持ちになれる。第二に，速やかに改善する睡眠と，遅れて改善するうつ状態に，何らかの因果関係があると考えられ，それはうつ病の脳内メカニズムにかかわっていると推測できる。それはどのようなものだろうか。

この問いに答えるためには，うつ病の睡眠についてもっと詳しく知る必要がある。ポイントは3つある。第一は，うつ病患者では，睡眠に入ってから最初のレム睡眠までの時間（レム潜時）が非常に短いということである。第二は，ステージⅢとⅣが非常に短いということである。この2つのステージはノンレム睡眠の中で最も深いステージなので，うつ病患者は眠ってもすっきりしないのである。第三は，最初のレム睡眠の持続が長いことである。これらを AIM 空間に描いたのが図 11.1 である。

以上を総合すると，うつ病の睡眠の特徴は，エネルギーの回復に必要な深い睡眠が弱まっていることと，レム睡眠を抑えることができなくなっていることの2つになる。うつ病患者のレム睡眠は早く始まり，長く続く。その代償として深いノンレム睡眠が少なくなっているのである。うつ病患者にとっては二重のマイナスである。ひとつの良いものを取りすぎ，もうひとつの良いものを失っているのである。

レム睡眠を維持するもの，それはノルアドレナリンとセロトニンである。どちらの作用もうつ病では低下している。話は完璧にうまく合う。1つの理論で3つの現象が説明できる。日中の抑うつ気分，夜間の睡眠障害，レム睡眠の増強の3つである。どれもアミン系の障害による結果である。

かくしてうつ病患者にとって最悪の睡眠は，うつ病患者で最も強まっている睡眠，すなわちレム睡眠である。レム睡眠剥奪が一時的にうつ病を改善する理由はここに関係しているのかもしれない。抗うつ薬，特にモノアミン酸化酵素阻害薬

がうつ病に効く理由も同様に考えられる。どちらもコリン系の過活動をおさえこむのである。レム睡眠剥奪のコリン系に対する効果は1日か2日続く。抗うつ薬のコリン系に対する効果は服用を続けている限り続く。何と興味深いことだろうか。うつ病の症状（うつ，睡眠障害）は，治療効果と見事に対応しているのだ。すなわち，アミン系の減弱（そしてコリン系の増強）は，うつ病を引き起こし，同時に睡眠障害の原因にもなっている。うつ病に有効な治療は，アミン系を増強しコリン系を減弱することである。これにより睡眠も改善する。ただし，不可解な点が残る。それは，うつ病の改善と睡眠の改善に時間差があることである。睡眠の改善が先行し，うつ症状の改善は何日も，あるいは何週間も遅れるのである。

睡眠とうつ病の長期プロセス

抗うつ薬の効果が出るまでに日数がかかることの理由はいまだ謎である。睡眠障害が最初に改善することが何かヒントにならないだろうか。抗うつ薬を投与すれば睡眠はその夜から改善する。ということは，うつ病に伴う睡眠パターンの異常は，シナプスのアミン変化の直接の結果であることを意味している。しかしこのことから逆に，抗うつ効果はそうでないということになる。すなわち，シナプスより下流の，細胞内プロセスに目を向けなければならない。細胞内代謝の長期のシフトが，うつ病の症状と治療に強くかかわっているはずである。

ここで思い出してみよう。抗うつ薬で睡眠が改善すれば，それはうつ症状も改善することの前兆なのである。つまり，うつの改善にはシナプスの変化が必要であり，しかしそれだけでは不十分ということになる。ノルアドレナリンやセロトニンのシナプスの活動が高まればすぐに，細胞内にセカンドメッセンジャーのサイクリック AMP（cAMP）が大量に産生される。セカンドメッセンジャーの最終効果は遺伝情報の転写で，それがゲノムに働きかけて遺伝子産物の産生を促進する。細胞内代謝をコントロールする酵素のレベルも上がる。その逆が，アセチルコリンとそのセカンドメッセンジャーのサイクリック GMP（cGMP）である。したがって，セカンドメッセンジャーのシグナルが適切なバランスを取ることで，細胞の代謝コントロールシステムが作動し，それが薬物の作用を定めることになる。

しかし実際には，睡眠と細胞代謝について，わかっていることはほとんどないのが現状である。それでも明るい材料はある。第一は，健常者では睡眠によって疲労が回復するという誰もが知っている事実である。第二は，睡眠剥奪によって

11 心のコントロール：抗うつ薬

疲労はどんどん悪化していくという事実である。第三は，睡眠剥奪は，3週間から4週間続けられると，生命にかかわるという事実である。

3週間から4週間とは，抗うつ薬の効果が出るまでの期間に一致している。睡眠剥奪と抗うつ薬には共通するものがあるに違いない。たとえばイソニアジドのようなモノアミン酸化酵素阻害薬が，抗うつ効果とともに，レム睡眠の抑制効果を持っていることは顕著な例である。抗うつ薬によるうつ病の回復は，脳内のシステムをレム睡眠を剥奪する方向に傾けることが関係しているのかもしれない。

抗うつ薬の効果と睡眠剥奪の共通点は単なる偶然だろうか。私にはそうは思えない。睡眠剥奪が時に生命にもかかわるのは，細胞内のエネルギーのフローとバランスが乱されるからである。睡眠剥奪を続けられた動物は，食事により摂取したカロリーを有効に利用できないため，いくら食べても体重が減少する。さらに温度変化に著しく弱くなる。外界の温度変化に合わせて体温を調節することができなくなるのだ。最後には免疫系が破綻し，感染に耐性がなくなり，自己の腸管の細菌にやられて死に至る。ここまでには数週間かかるが，眠りさえすれば直ちに回復するのである。

類似性について述べてきたが，だからといって，うつ病／抗うつ薬と，レム睡眠／レム睡眠剥奪のアミン系の動きが単純に同一だというわけではない。結論を出す前に，以下の問いへの答えが必要である。健康な人では，覚醒時に放出されたエネルギーは，睡眠による細胞のエネルギー代謝のシフトによって回復されているのだろうか。睡眠剥奪はこの回復を阻害することで生体に害をもたらすのだろうか。うつ病によって細胞のエネルギー代謝は睡眠剥奪と同じ方向にシフトするのだろうか。長期間のうちには，抗うつ薬は健常な睡眠と同じような回復効果を持つのだろうか。そもそも，うつ病と睡眠剥奪の際の細胞代謝の実体は何だろうか。睡眠研究が分子生物学の領域に踏み込んだ時，睡眠と気分調整の神経エネルギーについて新たな地平が拓けることが期待できる。

SSRI

従来の三環系抗うつ薬には副作用としての睡眠障害や心臓への影響があった。この点を改善するため，そして薬は理論的にはクリーンなほうがいいという原則のもとに，製薬会社はSSRI（Selective Serotonin Reuptake Inhibitors ；選択的セロトニン再取り込み阻害薬）を開発した。第三世代の抗うつ薬である。

宣伝の効果も大きかった。社会の受け入れもよかった。SSRIは，うつ病の治

療薬としてだけではなく，強迫性障害や不安障害にも用いられた。さらには患者が希望さえすれば処方されるという事態にまでなった。人生をもっと生き生きと，前向きに生きるためという目的でもである。ニューヨーカーズに掲載されたジョークはあながち誇張とも言い切れない。それは，SSRIを飲んでいないと，競争社会では不利だというものである。言い換えれば，あまりに無節操に処方されたので，医薬品の範疇を超えてしまったのである。合法薬と非合法薬の区別があまりに曖昧になった現在，われわれは法律の制限を外れたドラッグカルチャーに暮らしているという感を禁じえない。

　SSRIは，その名のとおり，セロトニンの再取り込みを阻害し，ノルアドレナリンには影響しない。SSRIの中にはフルオキセチン（プロザック Prozac）のように抗コリン作用がほとんどゼロの薬もあれば，パロキセチン（パキシル Paxil）のように三環系抗うつ薬と同じ程度の抗コリン作用を持つ薬もある。残念ながら，睡眠障害の副作用に関してはどのSSRIも三環系抗うつ薬と同程度である。

　だからSSRIは，昼間の気分を明るくするが，夜間の睡眠を損なう。ロシアの爆撃機 Grozny in Chechnya に匹敵する。実際，SSRIは女性や子どもを殺すことはないが，脳幹の眼球運動コントロールシステムを攻撃し，レム睡眠とノンレム睡眠の間の壁を破壊する。爆撃と同じように，攻撃が多ければ多いほど，つまり服用量が多ければ多いほど，睡眠の構築は破壊され，最後には壁はすべて崩れ落ちてしまうのである。

　脳幹のレム睡眠生成装置への作用の結果として，当然ながら様々な種類の興味深くかつ悩ましい影響が睡眠と夢に現れる。しかしその中で最も注意すべきことは，睡眠への影響の中には，SSRIの服用を中止しても1年近く残るものがあるということである。これは看過できない。クロルプロマジンのような抗精神病薬の影響を思い起こさせずにはいられない。前述のように，抗精神病薬は副作用としてパーキンソン症状を引き起こし，これは抗コリン薬で抑えることができるものの，服用を続けた結果として遅発性ジスキネジアが生じ，これは服用を中止しても残ることがある。患者の運動系に非可逆的な変化が生じていることは明らかである。SSRIにはこのような何らかの遅発性の副作用はないのだろうか。

　これを書きながら私は，自分が警告屋と呼ばれることを意識している。お前は薬によるプラスの効果はリスクより小さいと考えているのかと迫られるだろう。直ちに答えよう。薬によるプラスの効果はとても大きいと私は考えている。しかしそれがリスクを上回るかどうかについては，私は何も言えない。誰も何も言え

ないはずである。しかしクロルプロマジンの歴史を考えれば，早い時期にリスクについて警告することは大切だと私は考える。そして医師も患者もそのリスクを認識し，最小にするよう努力すべきだと考える。

SSRIの睡眠と夢への影響

この項でまず指摘しなければならない重要な点は，睡眠の基礎研究者は長いあいだ実にひどい誤りを続けていたということである。1969年から1975年まで，セロトニンは睡眠を促進するという定説が流布していたのだ。もしそれが本当なら，SSRIが睡眠を障害するはずはない。実際には，かなりの患者にパラドキシカルな鎮静効果が出るが，それはセロトニン系の増強によるものではない。セロトニンは睡眠を阻害し，覚醒を増強するというのが真実である。しかしそれが明らかにされてからも，実に15年間にわたり，教科書にはセロトニンが睡眠を促進すると記載されていたのである。

タダで何かを手にすることはできないのは，一般社会でも脳-心の世界でも同じである。SSRIは，覚醒時の元気の代償に睡眠を阻害するのである。SSRIを服用すると，寝つきが悪くなり，いったん眠っても覚醒しやすく，しかも夢が多くなる。その原因の1つとして考えられるのは，睡眠のステージIの増加とステージIIの減少である。これは特に夜の早い時間には，意識にはのぼらない。夜遅くなるとステージIIの夢が通常よりさらに多くなり，眼球運動もそれに伴うようになる。ステージIIIとIVは，うつ病ではもともと短くなっているが，SSRIを服用するとさらに短くなる。

脳-心パラダイムとその3次元マップであるAIM空間の観点からすると，SSRIは刺激効果と同時にパラドキシカルな鎮静効果も有している。M次元がアミン系の駆動により上方にシフトし，深い睡眠を不可能にする。この点はアンフェタミンと類似している。SSRIを服用していると睡眠が浅く覚醒に近い状態になるので，当然夢が多くなりしかもそれをよく覚えているようになる。何回も目覚めるからである。

しかしまだ話の続きがある。SSRIにはレム睡眠を増強する作用もあるのだ。セロトニンは脳幹の眼球サッケード（物を見る際の連続的な非自発的な眼球運動）生成装置調整の主役である。このサッケードシステムが完全に停止することはない。実際，ノンレム睡眠といっても常に何らかの眼球運動が認められるのである。しかしSSRIの服用量が一定を超えると，サッケード生成装置はどんどん作動が

弱まる。セロトニンによる抑制がかかるためである。その結果，ノンレム睡眠はレム睡眠に近いものになり，睡眠中の夢はどんどん増えることになる。実に単純な図式といえると思うがどうだろうか。

SSRIとレム睡眠行動障害

カルロス・シェンク Carlos Schenck とマーク・マホワルト Mark Mahowald は，SSRIはノンレム睡眠における眼球運動を促進するだけでなく，レム睡眠行動障害も起こすことを示した。正常な状態では，たとえ生き生きとした夢を見ても，脊髄の抑制メカニズムが作動して，それが実際の行動につながることは抑えられている。SSRIは，サッケード生成装置の抑制を外すことに加えて，この脊髄の抑制メカニズムにも作用するのである。

典型的なレム睡眠行動障害は稀だが，潜在的なものは非常に多い。このことからシェンクとマホワルトは，

眼球運動解放現象（すべての人に生ずる）
↓
潜在的なレム睡眠行動障害（25パーセントの人に生ずる）
↓
典型的なレム睡眠行動障害（2パーセントの人に生ずる）

という連続性を述べている。

仮にこの連続性仮説が正しいとしても，この程度のことは，うつ病や重症の強迫性障害の治療のためには容認しなければならない副作用かもしれない。しかし忘れてはならないことは，レム睡眠行動障害の症状は，薬を中止しても残ることがあるということである。もう1つ忘れてはならないことは，薬物が原因でないレム睡眠行動障害は，パーキンソン病の早期徴候のことがあるということである。もちろんだからといってSSRIがパーキンソン症状の原因になるということにはならない。しかしだからといってそれを警戒しなくていいということにもならない。クロルプロマジンによる遅発性ジスキネジアの実例を忘れてはならない。

SSRIとレム睡眠行動障害の関係は，クロルプロマジンと遅発性ジスキネジアの関係に非常によく似ていないだろうか。一見異なるこの2つの症状には，何か共通するメカニズムがあるのではないだろうか。たとえばドーパミンである。パーキンソン病では，黒質のドーパミン産生が障害されている。抗精神病薬でドーパミンをブロックすると，副作用としてパーキンソン症状が起こる。セロトニン

11 心のコントロール：抗うつ薬

はドーパミンを抑制する。したがってSSRIも間接的にドーパミンを抑制するのである。アセチルコリンは，セロトニン・ドーパミン両方と相互作用する。アセチルコリンがドーパミン系を増強するか減弱するかは，脳内の部位によって異なっている。

ここでのポイントは私が本書で繰り返し指摘したことである。夢に影響する薬は，それが医薬品であれ非合法の幻覚剤であれ，意識と行動にも影響するのである。その中には良いものも，あまり良くないものも，悪いものも，直ちに生じるものも，遅れて生じるものも，ずっとずっと遅れて生じるものも，短期間で消えるものも，長期間持続するものも，それに，非可逆的なものもあるかもしれないのである。心しておこう。薬はキャンディではないのだ。

12 精神病と抗精神病薬

　精神病にだけはかかりたくないと思う人は多い。自分が自分でなくなるというのは，想像するだけでも最悪の事件である。しかし実際には精神病の罹患率は非常に高い。たとえ自分がかからなくても，家族の誰かがかかる確率はかなり高い。アルツハイマー病もうつ病も躁うつ病も統合失調症も1人も親戚にいないという人は稀である。私の親戚にはアルツハイマー病が2人いた。いまのところ幸運にもそれ以外はいないが。誰もがいつかは，精神病を身近に実感し，治療法の開発を切実に望むという経験をするはずである。

　精神病という語で私が意味しているのは，幻覚や妄想が一定以上の強さで，一定以上の期間持続し，知覚や認知を損なう病気のことである。そしてもちろんここには異常に強い情動が伴うのが常である。私自身，非常にはっきりした幻覚を見たことがあるが，実に恐ろしかった。また，何らかの理由で強い不安を感じた時には，妄想まではいかないが，私はまわりの人々の言動を誤解しやすくなった。つまり，精神病の症状は情動に影響し，また逆に情動が精神病の症状を引き起こすのである。

　仮に以上のことに納得しきれなくても，夢の中での精神病的体験を思い起こせば，それが日中起きることがいかに大変なことかを理解できるであろう。夢の中の精神病体験は，どの点から見ても重い精神病に似ている。夢はそれ自体が幻覚で，視覚，聴覚，知覚運動系が圧倒される。夢の内容をその時は現実であると信じるのは妄想と同じであることは指摘するまでもない。夢の内容がいかに奇妙であっても，現実として受け入れてしまうのである。この理由の1つは，夢の情動の迫真性である。夢の中の視覚イメージと夢の中の思考は，たとえ互いに矛盾していても，情動はその両者に矛盾しないのである。

　したがって，精神病であることの主観的体験は，夢を思い起こせば理解できる。そして，悪夢から醒めた時の安堵感を思い起こせば，精神病から回復した時の安堵感も理解できる。夢で本当に良かった。覚醒しさえすれば，夢は終局する。こ

のことから直ちにわかることは，覚醒によって脳の神経調整系のバランスを取り戻すことができるということである。このバランスの乱れこそが，夢の中の幻覚妄想を作っているのである。

　精神病の症状は疾患によって異なっている。夢の中の幻覚妄想とも異なる点があることは見逃してはならない。器質的な原因がある精神病，たとえば薬物やアルコールや神経細胞の変性による精神病は，夢の中の幻覚妄想に最もよく似ている。幻覚は視覚領域に現れることが多い。記憶にも大きな変化があり，見当識障害や健忘が認められる。躁うつ病や統合失調症ではこうした症状はまずない。したがって，器質性精神障害と夢には，他の精神病にはない何らかの特殊な共通する変化が脳に生じているはずである。それはノルアドレナリンとセロトニンが非常に低いレベルになっていることだと私は推定している。

　夢の中には，躁うつ病の躁状態と類似した症状もある。誇大妄想と情動の高揚である。躁状態では，夢と違って幻覚は視覚領域より聴覚領域に現れる。パラノイア的妄想も現れ得るが，これも夢では驚くほど稀である。被害的な内容の幻聴も夢では稀である。精神病では，幻聴と被害妄想は共存することが多い。夢ではどちらも認められにくいことは意味深長な事実であるが，それ以上のことはまだ何も言えない。

　うつ病の精神症状には，死や病気へのこだわりや，体の一部がなくなるとか腐るといった妄想的なものもあり，夢にも似たところがある。夢の中では，歯が砕けたり，危険な目に遭ったりするが，これらはうつ病の妄想と共通点がある。しかしうつ病よりはずっと軽いものである。なぜだろうか。それらしい答えとしては，夢の中の情動は，不快なものが多いものの，うつであることは滅多にないから，というものである。怒りや不安は多い。しかし悲しみや羞恥や罪悪感は比較的少ない。夢では，こうした情動が出てもおかしくない場面でも，出てこないのである。

　夢に最も似ていない精神病は統合失調症である。統合失調症では被害妄想や幻聴がよく見られるが，夢では滅多にない。平坦な感情も，夢とは異質なものである。不安については共通しているが，統合失調症に特異的とはいえない。典型的な統合失調症が夢とは異なるのは当然かもしれない。統合失調症に最も関係している物質はドーパミンで，ドーパミンは夢に関係していないと思われる唯一の神経伝達物質だからである。夢と統合失調症の相違は興味深い。次にそれについて述べてみよう。

抗精神病薬のメカニズムと夢

　夢の中に幻覚妄想があっても，レム睡眠から目覚めた瞬間にそれは終わる。これはノルアドレナリン系とセロトニン系の再活性化と，コリン系の鎮静によるものと思われる。なぜそれで夢の幻覚妄想が消えるのだろうか。それがわかれば，同じような効果を持つ抗精神病薬についても何かわかるかもしれない。

　これを考えるポイントは，神経調整物質による脳-心のモードの変化には2種類あるということである。1つは脳局所の活性パターンの変化である。もう1つは脳全体の細胞の生化学的な状態の変化である。この2つのプロセスについて，精神病とそこからの回復という観点から考えてみよう。

　夢を見ている時には，脳幹の橋と辺縁系の前脳，さらに部分的に視覚野と連合野が活性化されている。この活性化パターンが精神病状態を生み出している。脳-心の内部にイメージと情動が作り出され，精神病的なストーリーを構成するのである。さらに2つのプロセスが精神病的な内容を維持させる。1つは知覚インプットの能動的な遮断である。このため，外界の時間・空間・人のデータが入ってこない。2つ目は前頭葉外側穹隆部の選択的な非活性化である。このため，自己をふりかえる意識や遂行機能が損なわれる。

　私の仮説は，現象としての脳内バランスの乱れはあらゆる精神病状態に共通する特徴を持っているというものである。それを簡潔に述べるとこうなる。

(1) 脳内に生まれた知覚の増強
(2) 脳内に生まれた情動の増強
(3) この2つが思考に拮抗して作用する。

　この仮説からさらにいえることは，精神病状態のバランスの乱れは常に脳の活性化パターンの変化の結果であって，それは脳内に作り出された感覚と情動の増強と，外界からのインプットと遂行機能の減弱を伴っている。言い換えれば，外界の現実と内的な現実検討の相互作用が，正常では知覚-情動生成システムをチェックしているのである。この2つのシステムのバランスが変化すると，精神病状態が多かれ少なかれ発生しやすくなるのである。

　夢についての研究からわかることは，精神病の方向に傾いた脳内システムのバランスを元に戻すためには，セロトニン系とノルアドレナリン系を弱めることが必要だということである。これによってアセチルコリン系とドーパミン系が正常に作動することになり，脳内に生まれた知覚と情動の調整が可能になる。逆に，精神病の発生は，ノルアドレナリン系とセロトニン系がアセチルコリン系とドー

12 精神病と抗精神病薬

表12.1 主な向精神薬と神経調整系

	↑セロトニン	↑ノルエピネフリン	↓ドーパミン	↓アセチルコリン
モノアミン酸化酵素阻害薬	++	++		
三環系抗うつ薬	+	+		+
SSRI	++			+
抗精神病薬			++	+

パミン系をコントロールすることによる。このような化学的シフトによって、辺縁系とその周辺の知覚・情動生成システムが抑えられ、前頭葉外側穹隆部を介したトップダウンのコントロールが強まるのである。

したがって、抗精神病薬の作用メカニズムの一般法則は以下のように要約することができる。

1. セロトニン系の増強
2. ノルアドレナリン系の増強
3. ドーパミン系の抑制
4. コリン系の抑制

表12.1は、主な向精神薬と神経調整系の関係のまとめである。この表を見ると、すべての系に作用する薬はないことがわかる。また、セロトニン-ノルアドレナリン系の増強薬と、ドーパミン-アセチルコリン系の抑制薬に二分することができることがわかる。しかし例外もある。非定型抗精神病薬は、ドーパミン系だけでなく、セロトニン系も抑制し、それによって効果を発揮するものである。

抗精神病薬、ドーパミン、統合失調症

ドーパミンと統合失調症の研究の端緒となったのは2つの互いに関連する事実であった。第一は、ドーパミン系を増強する精神刺激薬のアンフェタミンやコカインが、幻聴と被害妄想を中心とした統合失調症類似の精神病（薬物性精神病）を引き起こすことである。第二はこのような薬物性精神病にも統合失調症にも有効な薬は、ドーパミンブロッカーであることである。さらに、抗精神病薬の効力は、ドーパミンD2受容体への親和性の強さに比例することも明らかにされた。

このような画期的な発見に続き、統合失調症の病態と治療についての知見は深く洗練されたものになっていった。精神病状態の一般モデルという観点から非常

に興味深いのは、中脳から前脳に投射するドーパミン神経細胞の存在が証明されたことである。これは夢の中の幻覚妄想と深い関係があると強く推定されていたものである。この中脳皮質経路は、腹側被蓋野と前頭葉外側穹隆部を結合するもので、かねてより夢（レム睡眠）で選択的に非活性化されることが知られていた経路である。中脳辺縁経路は、腹側被蓋野と辺縁系の側坐核を結合するものである。辺縁系が夢では選択的に活性化されている部位であることもたびたび述べた通りである。夢との関連で重要なことは、中脳辺縁系の過活動が、薬物性精神病とも統合失調症とも強く関係することである。もう1つは動物実験で、前頭葉を非活性化させると、中脳辺縁系の活動が高まることである。

以上のように、薬物性精神病と統合失調症には、

(1) 辺縁系の活動増強

(2) その反動としての前頭葉の活動抑制

という重要な共通点がある。そして(1)(2)はいずれもアミン系が大きくかかわっているので、薬物性精神病・統合失調症・精神病状態としての夢、の三者におけるアミン系の活動の比較の検討が脚光を浴びることになる。

夢のPETによる研究では、中脳辺縁系の活性化が示されているが、ドーパミン系の過活動の徴候は特に認められていない。しかし、セロトニンとノルアドレナリン系の活動を介して、ドーパミン系の活動が高まることはわかっている。したがって、セロトニンとノルアドレナリン系の抑制によって、間接的にドーパミン系の活動が高まる可能性があるということになる。レム睡眠で見られる辺縁系の活動増強と前頭前野の活動低下があらゆる種類の精神病症状に共通するメカニズムなのかもしれない。薬物性精神病と統合失調症では、それぞれそこに至る経路は異なるものの、これによって症状が形成され、いずれにせよ最終的にはドーパミン系が過活動となっている。本書9章で指摘したマーク・ゾルムスのドーパミン仮説の問題点が、これで解決できそうである。

定型・非定型抗精神病薬と脳‐心

黒質線条体系は、黒質と線条体を結ぶ経路で、運動に重要な役割を持っている。黒質が損傷されるとパーキンソン病になる。またパーキンソン症状は、レム睡眠行動障害から発展することがある。

第一世代の抗精神病薬は、現在では「定型」抗精神病薬と呼ばれているが、いずれもドーパミンD_2受容体をブロックするもので、副作用としてパーキンソン

症状を生じやすい。抗精神病薬の効果はD_2受容体への親和性に比例することから，ドーパミン系の過活動が統合失調症の病態の中心メカニズムで，ドーパミン系を直接ブロックすることが統合失調症治療では必須であると考えられていた。しかし，定型抗精神病薬は，治療のターゲットである中脳辺縁系のドーパミン系だけでなく，黒質線条体のドーパミン系にも作用する。したがって残念ながら，精神病治療の代償として，パーキンソンという運動障害が出てしまうのである。

しかし，運動障害という代償は必ずしも必要ではないことがわかった。それがドーパミンD_2受容体をブロックする力が弱い第二世代の抗精神病薬の登場である。たとえばクロザピンは，パーキンソンの副作用がないが，精神病の治療効果は高度である。

この発見によって，統合失調症の精神薬理学は革命的に変化した。精神病症状は，ドーパミン系だけの変調によるものではなく，複数の神経調整系の相互作用によるという考え方が主流になったのである。だとすれば，ノルアドレナリン系とセロトニン系を変化させることによって，間接的にドーパミン系を変化させることもできるはずである。夢の中の幻覚妄想が覚醒によって解消するのと同様のメカニズムである。

このメカニズムの理解のためには，セロトニン系とノルアドレナリン系の神経細胞は，抑制されない限りは自発的に発火を続けているという事実が重要である。つまりこの2つの系は神経系のペースメーカーの役割を持っていて，他の系を調整しているのである。しかし，もう1つの重要な特徴は，ネガティブフィードバックによって活動が自己調整されていることである。このフィードバックを介するのは自己受容体で，これはしばしば抑制的に作用する。

クロザピンがブロックするのがこの自己受容体である。ブロックの結果としてノルアドレナリンとセロトニンの放出が増加する。これによって，ドーパミン系とアセチルコリン系が抑制されるのである。ここでのポイントは，精神病状態から正常へのシフトの背景には，ドーパミン系やアセチルコリン系の抑制という共通点があるということである。したがって，治療のためには，夢の中の幻覚妄想が覚醒によって自然に消滅するのと同じ化学的な変化を脳に起こさせるのが最も良いということになる。しかし説明のつかない例外もある。抗コリン薬によってもせん妄のような精神病症状が起きることと，抗セロトニン薬がドーパミン系の活動を増強することで統合失調症の陰性症状を改善することである。

統合失調症の発達モデル

　統合失調症に遺伝因子があることを示すデータは大量に存在する。しかし，遺伝負因があれば必ず発症するわけではなく，逆に遺伝負因が全くない人に発症することもある。すなわち，統合失調症の発症には遺伝と環境の両方が必要条件であるということである。

　最もよく研究されている環境因子は胎児期や出生後早期の脳損傷で，それによって脳の発達が阻害され統合失調症につながるというものである。この時期の脳は血流の低下に特に敏感で，酸素低下による損傷を受けやすい。たとえばある仮説によると，発達早期の障害の結果として，微細な認知障害が後に現われる。それは前頭葉外側穹隆部と遂行機能が発達する思春期頃に特に現れやすいという。また別の仮説としては，側頭葉の発達が障害され，その結果，やはり微細な障害として，記憶や情動機能に問題が生ずるとする。

　いずれにせよその結果は，脳がレム睡眠類似の方向に強く傾くことになる。統合失調症のPET研究では，前頭葉の非活性化と辺縁系の過剰な活性化の併存が示されている。これらから考えられるのは，精神病症状は，大脳皮質のコントロールが外れ中脳辺縁系の経路が過活動になるというメカニズムである。このパターンは夢の中の幻覚妄想についての仮説とも一致する。すなわち，前頭葉外側穹隆部の非活性化と，辺縁系の過剰な活性化である。

　この仮説を検証するため，ダニエル・ワインバーガー Daniel Weinberger は，前頭葉を実験的に損傷したラットの成長過程を観察し，思春期に達した後に行動異常を呈することを示した。そしてこの行動異常には抗精神病薬が有効であることも示した。興味深いことは，非定型抗精神病薬のクロザピンのほうが定型抗精神病薬のハロペリドールより有効だったことである。このラットで，損傷の前と後，さらには抗精神病薬投与の前と後で，睡眠を記録すれば非常に興味深いデータが得られたことであろう。私の知る限りではこの困難だが有意義な実験はまだ行われていない。さらに興味深いのは，このラットの局所脳活動の研究である。しかし現在のところ，実験動物の睡眠におけるニューロイメージング研究は非常に限られたものしかない。

統合失調症とコリン系

　研究が進むにつれて，ドーパミン仮説だけでは統合失調症の病態は説明しきれないことがはっきりしてきた。そこで新たに注目されてきたのがコリン系である。

その背景には，クロザピンがノルアドレナリン系とセロトニン系だけでなく，コリン系にも作用するという最近の知見がある。コリン系の受容体にはムスカリンとニコチンの2種類がある。夢との関連では，クロザピンがムスカリン受容体に最も高い親和性を持っていることが何より重要である。

それは，ムスカリン受容体を活性化すると，レム睡眠が大きく増大するという動物実験のデータがあるからである。この強い活性化はコリン作動性の薬物の脳への注入以外では達成できない。そしてレム睡眠が脳幹のコリン系によって生成されることは他のどのデータからも明らかな事実である。すなわち，健常者の夢の中の幻覚妄想はムスカリン受容体の活性化によるのである。エドガー・ガルシア・リル Edgar Garcia Rill も投げかけた問いだが，同じプロセスが統合失調症にもあるのだろうか。

この問いは決して新しいものではないが，答はまだ明らかでない。薬物の作用メカニズムが複雑なことと，脳内の神経調整系が複雑に相互作用していることのためであろう。統合失調症と抗精神病薬についての定説は次々に変遷している。

1960年代からしばらくの間，統合失調症のレム睡眠は正常であるというデータが確立したものとされていた。現代ではそれとは異なり，統合失調症ではレム睡眠の増強が示され，正常という仮説は過去の遺物と断ぜられている。

そして精神薬理学の世界では，上記からわずか10年後の1970年代に，ドーパミン系とアセチルコリン系のバランスの乱れが統合失調症の病態であるという説が出てきた。ドーパミン系の過剰な活動によってコリン系が抑制され，これを治療するためにコリン作動性の薬物が必要になるというのが大枠であった。

1980年代になってこの説が見直されてきた。抗コリン薬には，抗精神病薬の効果を弱めて幻覚や妄想を治りにくくし，さらに，ひきこもりや無為を改善する作用があることが明らかにされたのがその契機であった。

統合失調症の幻覚や妄想は「陽性症状」と呼ばれている。この語が示唆するのは，知覚や認知に関連した脳の上部の回路の興奮性が高まっているということである。健常者がアトロピンのような抗コリン薬を大量に服用すると幻覚や妄想が引き起こされる。これは，大脳皮質のアセチルコリンが増加するためであると思われる。夢の中の幻覚妄想でも同じメカニズムが想定されている。

統合失調症の陰性症状とうつ病の外見上の共通点として，無為，自閉，ひきこもりなどがある。うつ病に見られるこうした症状は「陰性」症状と呼ぶことも可能で，睡眠障害が改善された後にも数日から数週間続く。この場合，抗うつ薬の

間接的な抗コリン作用が画期的な効果を発揮する。それは，まずはレム睡眠を抑制し，後には脳の正常なエネルギーの流れを回復させるのである。このように抗コリン薬はエネルギーを高め，意欲を高め，ひきこもりを改善する作用があることから，抗うつ薬の一種と位置づけることもできる。

　統合失調症の病態にアセチルコリンが関連しているという説が見直される一方で，夢の中の幻覚妄想とのドーパミンの関連という説が新たに浮上してきた。つまり，ドーパミン系とアセチルコリン系がともに活性化されることが，精神病症状（夢の中の幻覚妄想と統合失調症）に共通するメカニズムなのではないだろうか。この状態に加えて，他のアミン系が抑制されたのが夢やうつ病で，ドーパミン系の活動がコリン系を上回ったのが躁病や統合失調症なのではないだろうか。

　もしそうだとすれば，ひとつの大きな仮説が立てられる。すなわち，精神病が生ずるのは，アセチルコリンがブロックされるか（アトロピンによるせん妄），ドーパミンが増強された時（覚醒剤，統合失調症，躁病）で，さらにはアセチルコリンとドーパミンの両者が増強され，ノルアドレナリンかセロトニンが抑制された時（うつ病，夢の中の幻覚妄想）であるというものである。

　この仮説が正しければ，治療のためには，この4つの系のバランスを取り戻せばいいということになる。夢の中の幻覚妄想が覚醒と同時に消える，あるいはうつ病が治る，これらはいずれも抑制されていたノルアドレナリン系とセロトニン系の両方が強まり，アセチルコリン系が抑制された時である。統合失調症や躁病の精神病症状が回復するのは，ドーパミン系がブロックされ，アセチルコリン系とノルアドレナリン系とセロトニン系が増強されて正常に復した時である。もしセロトニン系が増強されすぎれば，気分も過剰に高まり，躁状態になる。もしドーパミン系が増強されすぎれば，精神病状態になる。いずれにせよ，正常な精神状態は，化学物質の精緻で脆弱なバランスの上に成り立っているのである。

グルタミン酸と統合失調症

　グルタミン酸は脳内の主要な興奮性の神経伝達物質で，シナプス後膜を過分極させる。グルタミン酸受容体には，NMDA，AMPA，カイニン酸の3種類がある。いずれも結合する合成化学物質に基づいて命名されたものである。統合失調症との関係では，NMDA受容体機能低下仮説が最も有力である。この仮説は，かつてのアミン系の機能異常（ドーパミン，セロトニン）だけに着目した仮説に替わるもので，根拠となっているのは幻覚剤の作用メカニズムである。

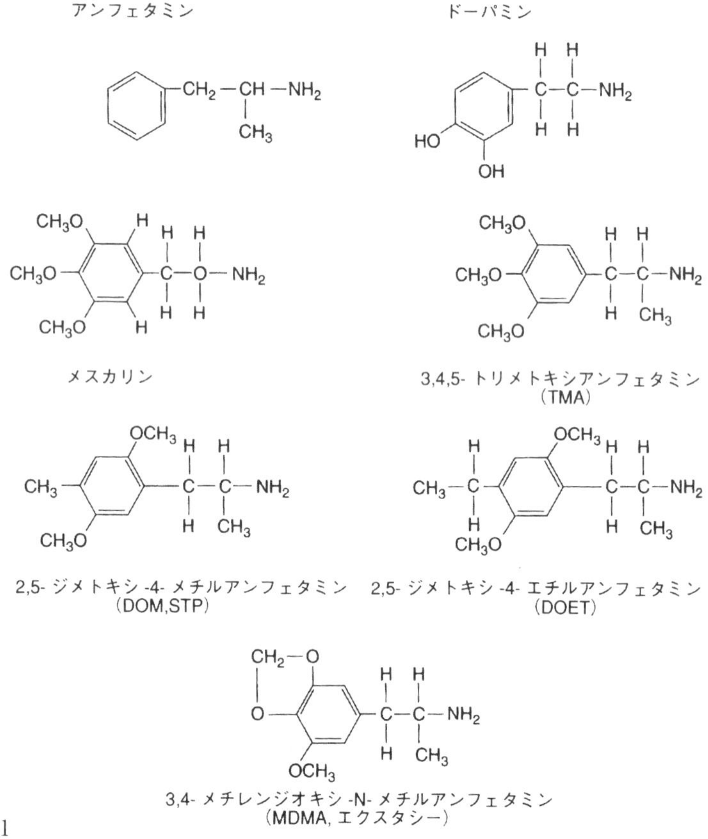

12 精神病と抗精神病薬

図 12.1
ドーパミン，アンフェタミン，メトキシアンフェタミンと類似化合物。構造はセロトニンに類似している（図 13.2 を参照）

健常者に NMDA 受容体ブロッカーのフェンサイクリジン（PCP。「エンジェル・ダスト」とも呼ばれる幻覚剤）や，類似化合物であるケタミンを投与すると，統合失調症に類似した陰性症状（無感情など）と認知障害（記憶障害など）が認められる。陽性症状（幻覚など）が認められることもあり，これはアミン作動性の幻覚剤（LSD，メスカリンなど）や覚醒剤でも認められる（図 12.1）。しかも，グルタミン酸系の機能障害はさらに統合失調症の 2 つの症状に関連している。第一は初発時で，統合失調症の好発年齢である思春期は前頭葉へのグルタミン酸のインプットが成熟する時期である（神経細胞の髄鞘化による）。第二は人格荒廃に向う経過で，これは正常でも生ずる神経細胞の死（アポトーシス）が関係していると考えられており，その引き金となるのが非 NMDA 受容体のグルタミン酸

神経細胞の過剰な興奮である。脳内にはもともとNアセチルアスパリルグルタミン酸が存在し，これは病的な状態ではNMDA受容体に作用してPCPやケタミンと同様の効果を現す。

　グルタミン酸とNMDA受容体と他の神経伝達物質（ドーパミンやセロトニンなど）の相互作用は非常に複雑で，NMDA受容体の機能低下と統合失調症についての仮説はまだまだ少ない。一例としては，中枢神経系の主要な抑制系の神経伝達物質であるGABAの合成にNMDA受容体が関与しているが，ここに障害が生ずるため，GABA以外の興奮性の神経伝達物質が相対的に高まり，その結果として大脳皮質と辺縁系の特定の部位が過活動になるというものである。これは健常者に短期的な精神病症状をもたらす。統合失調症ではこれが長期的に生じている。同様なメカニズムによって，興奮性の神経細胞の変性も引き起こされる。

　PCPによる精神病と統合失調症におけるグルタミン酸とNMDA受容体についての理論と，アミン系であるドーパミンとセロトニンについての理論も統合されつつある。たとえば，最近の動物実験のデータから，トルングニ・スヴェンソン Torngny Svensson は，PCPと統合失調症は，皮質下（中脳辺縁）回路へのドーパミンインプットのバランスとタイミングが変化していると述べている。このモデルによれば，PCPは前頭葉（「高次の」精神機能にかかわる）への介在的・情報伝達のドーパミンインプットを遮断し，その一方で中脳辺縁に投射するドーパミン神経細胞の発火パターンは維持されている。つまり，グルタミン酸系の幻覚剤の作用は，二次的なドーパミン系の活性化によるとされている。

　セロトニンに関連した最近の研究としては，新しい抗精神病薬（クロザピンやリスペリドン）もセロトニン系の幻覚剤も，大脳皮質のシナプス後5HT2受容体に作用するというデータがある。この分野の権威であるフランツ・フォレンヴァイダー Franz Vollenweider は，「セロトニン・グルタミン酸・ドーパミンの三者のバランスの乱れが，辺縁系の皮質線条体視床回路で生ずることが，精神病症状の成立の本質であると思われる。正常な思考も異常な思考も，その神経基盤は，脳内に分布する神経ネットワークおよび相互作用する神経伝達物質システムに関連している」と述べている。この仮説を支持するものとして，スヴェンソンが動物実験で示しているのは，PCPによって誘発された中脳辺縁系と中脳皮質系のドーパミン系の発火のバランスの乱れに対する新しい抗精神病薬の効果は，セロトニン系とノルアドレナリン系を介しているというデータである。セロトニンについてのもう1人の権威であるジョージ・K・アガジャニアン George K. Aghajanian は，5HT2 受容体に作用する幻覚剤も，大脳皮質のグルタミン酸系に影響し，その一方で NMDA 作動薬も 5HT2 受容体に作用する，このことから，NMDA 受容体に作用する幻覚剤も 5HT2 受容体に作用する幻覚剤も共通のメカニズムを有していることを示している。

抗けいれん薬，細胞膜安定性，躁状態

統合失調症に関して，神経調整にしぼって述べてきたが，もうひとつ注目すべきこととして，脳の興奮性がある。これは一方でレム睡眠，他方でけいれん発作につながるものである。本書9章で私は，現象的にも生理学的にもレム睡眠とけいれん発作に共通点があることを述べ，いずれも側頭葉の活性化との関連が重要であることを強調した。

ここで精神病症状を抑制する薬に戻ろう。てんかんの治療に有効で，かつ気分障害，特に躁病や躁状態に有効な薬がある。躁状態にみられるせん妄的な要素は夢と共通点がある。恍惚感や，誇大妄想や，判断力の低下による社会的に不適切な行動などである。器質的な原因によるせん妄だけが，夢の中の幻覚妄想に非常によく似ているのである。なぜだろうか。

最も有力な仮説は，躁状態では，恍惚感や誇大感がある夢と同様に，脳全体の活動が非常に高まっていて，特に内側中隔などの辺縁系にあるポジティブな感情を生成する部位の活動が高まっているというものである。覚醒剤の摂取により同じことを引き起こすことができるので，ドーパミンの過剰（またはドーパミン受容体の過感受性）がここに関わっているという推定が成り立つ。

しかし，躁状態の神経調整系がどのような状態にあろうとも，辺縁系の過活動から発散される溢れるばかりのポジティブな感情は，前頭葉外側穹隆部の活動が相対的に低下しているため，チェックされずに解放される。したがって，判断力の低下と破滅的な社会活動の不適切さが生れる。脳内の刺激に思考も行動も支配されてしまうのである。これはてんかんや夢の中の幻覚妄想とちょうど同じ状態なのである。

われわれのテーマに大きく関わる臨床的なポイントは，躁状態には常に不眠が伴うことである。すなわち，ノルアドレナリン系とセロトニン系の正常な遮断能力が失われ，コリン系が解放されている。躁状態は，いわば天然の睡眠剥奪なのである。

そして睡眠剥奪は，しばしばけいれん発作を誘発する。おそらくこれは，睡眠

とけいれん発作には，神経細胞の同期した活動という共通点があるためであろう。逆に言えば，よく休息を取れば，けいれん発作を抑制することができるのである。ノンレム睡眠の紡錘波や徐波や，レム睡眠のPGO波も同様である。ここには疑いなくGABAとアミン系の調整，特にセロトニンが関与している。しかし睡眠への欲求が高まると（すなわち，睡眠剥奪によって），また，紡錘波や徐波やPGO波を生成する欲求が高まると，局所のコントロールが外れててんかんの焦点が生れやすくなるのである。この意味では，脳にとっては，眠ることはけいれん発作に似ている。そして目を覚ましていることは躁状態に似ているのである。

考えてみよう。ハイな気分の時。原因は酒でも薬でもセックスでもいい。眠くなるだろうか。ならない。恍惚感があるだろうか。ある。脳内の局所をコントロールする神経細胞の大部分は，抑制系の神経伝達物質であるGABAを利用している。GABAの抑制を弱める薬はけいれんを引き起こす。ペニシリンも，ペンチレンフェンタゾールもストリキニーネもそうである。GABAの抑制を増強する薬，あるいは局所の神経細胞の興奮性を抑制する薬には抗けいれん作用がある。神経細胞はそれでも適切に発火することもあるが（発火のレベルが抑制されない時），急激に発火が止まることもある（フィードバック抑制や内因性の再分極が迅速で有効な時）。

こうした薬は，脳を抑制するわけではない。古典的な鎮静剤のバルビツレートなどとは事情が異なるのである。ベンゾジアゼピンとも異なる。単に，ハイになりすぎるのを抑え，コントロールを失うのを抑える。脳内のあらゆる局所回路の暴走傾向を減らすことから，抗てんかん薬は神経系の警察官ということもできる。スピード違反を取り締まるのである。

ではどのようにして？　多くの効果ある薬と同じように，そのメカニズムはよくわかっていない。しかし「細胞膜の安定化」という作用があると考えるのが適切であろう。抗けいれん薬にも抗躁病薬にもこの作用がある。どちらの薬にも共通するメカニズムは，脳細胞のエネルギーの力動を調節するサイクリックAMPのようなセカンドメッセンジャーを抑えるということである。脳内のあらゆる神経細胞は複数のメカニズムで発火するが，いずれも細胞膜に収束する。GABAによる抑制を強める薬も，イオンチャンネルの透過性を変化させる薬も，脳細胞の発火の閾値を上昇させる。そのため，不適切な発火は起こりにくくなる。過剰な興奮性は山火事のようなもので，どんどん広がっていく性質を持っているので，脳の発火というのはてんかんや躁病の比喩としてはぴったりである。細胞膜を安

定化させる薬が躁病をコントロールできることに不思議はない。

　ここで，脳には可塑性があることを思い出そう。可塑性，すなわち経験にしたがって変化するという性質を脳は持っているのである。過去の経験がトラウマであれ（顕在記憶にコードされる），単純な条件付けであれ（自動的な行動として認識される），脳はそれを記録する。タイムスケールはミリセコンドから一生涯の範囲になる。記録を脳内に維持することが様々な状態を生む。たとえばキンドリングと呼ばれる発火類似のプロセスによって，躁状態が生れる。たとえば海馬損傷によって，PTSDの症状が生れる。

　けいれん発作が1回生じれば，2回目も生じやすくなる。躁状態のエピソードが1回あれば，2回目がある可能性は高くなる。これを繰り返すことによって，けいれんや躁状態に抵抗する脳の能力は崩壊していく。最終像は，安定したものだが，良いものではない。「燃え尽きる」という哀しいほど適切な語で表される状態である。

　予防的治療の必要性が主張されることがある。もっともなことである。てんかんや躁病は，発症してから抑えるのではなく，発症するリスクのある人に，1回目の症状が出る前に，予防的に薬を投与すべきだというのである。しかしここには明白な問題が2つある。1つは，誰に発症するリスクがあるかがわからないことである。もう1つは，長期的に治療をすることのコストである。

　誰に発症するリスクがあるのか。脳震盪を起こした人はすべててんかんを発症するリスクがあるのか。気分障害の家族歴のある人はすべて躁病を発症するリスクがあるのか。仮にどちらの問いへの答えもイエスだったとする。そうするとリスクのある人は膨大になる。一般人口の3分の1くらいにはなる。

　コストはどうだろうか。金銭的な面からいえば，製薬会社の商魂と保険会社の審査の厳格さにかかってくる。どちらも指数関数的に上昇しそうである。それを変化させる余地はあるが，それには社会の革命的な変化が必要で，それはまだ全く見えてこない。個人のコストという面からいえば，計算は不可能である。どの薬も，10年，20年，50年と続けた場合，何が起こるか誰にもわからないからである。予防という概念は私は大いに尊重する。しかし，予防による直接の利益があると楽観することは到底できない。

第Ⅴ部　幻覚剤と意識

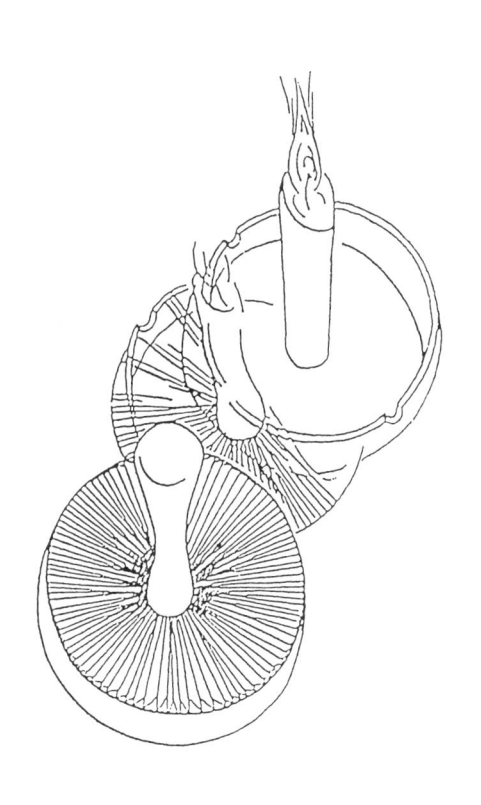

第 V 部　幻覚剤と意識

13　LSDのトリップ

幻覚剤
　幻覚剤の化学構造は，どれも神経伝達物質のノルアドレナリン，セロトニン，ドーパミンによく似ている。
—— ソロモン・スナイダー

　脳の状態は神経細胞によってコントロールされている。そして神経細胞の活動は化学物質の動きによる。したがって，意識を変容させる薬物の効果が，脳の化学物質への影響によって生まれるのは当然である。
　本章のテーマは幻覚剤である。また，幻覚剤には含まれないが，よく知られている興奮剤であるアンフェタミンやコカインも取り上げる。これらは，脳内にドーパミン類似の作用をおよぼすことによって陶酔感を誘発する。麻酔剤の中にも，アヘンやヘロインのように，鎮痛効果に加えて陶酔感を誘発する効果を持っている物もある。このような薬物は，当初は多幸感をきたすが，使い過ぎると脳の状態をコントロールする化学物質の系を乱し，せん妄を引き起こす。せん妄とは，一種の白日夢に非常に近い精神症状である。
　メスカリンやLSDのような本格的な幻覚剤は，脳内のセロトニン系に影響し，精神病症状を直ちに引き起こすことから，1960年代のアメリカでの大流行につながった。LSDによる精神病症状は，せん妄とははっきり異なるものである。しかし，LSDが，白日夢を抑制する脳内の化学物質系に作用するという事実は，本章のメインテーマを支持するものである。そのテーマとは，夢とせん妄と幻覚剤による意識変容の3つが，いずれも共通のメカニズムを持っているということである。それは，アミン系からコリン系へのバランス変換である。
　幻覚や妄想を引き起こす薬は，精神症状誘発性を持つということができる。レム睡眠も同様である。スナイダーは明言している。「精神症状誘発性を持つ」とは，「覚醒からレム睡眠への移行を調節する神経伝達物質に作用する」ということで

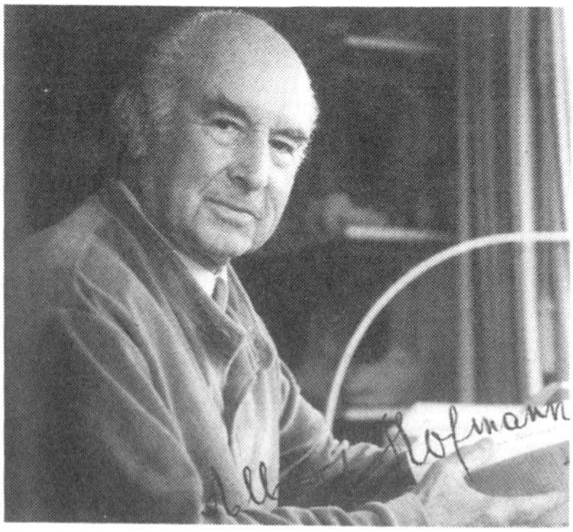

13 LSDのトリップ

図13.1
アルバート・ホフマン。スイスの生化学者。LSD-25の幻覚作用を偶然に発見した。この発見は,末梢の自律神経障害治療薬研究の副産物であった。ホフマンは全く予期せぬ桁違いに重要な事実を発見したことに気づいたのである。すなわち,LSDが脳に直接作用し,化学バランスを変化させ,精神病や夢の方向に変容させることを。ホフマンは自らが被験者となりそれを実体験した。(アルバート・ホフマンファウンデーションの好意による)

あると。本章ではまず,この仮説を検証する。検証は,現象学,生理学,構造生化学のそれぞれのレベルで行う。精神症状誘発性の薬としてはPCPも挙げられるが,私は本章ではLSDに焦点を当てる。LSDが,おそらく最もよく知られており,最もよく使われている幻覚剤であることがその理由である。LSDは本書の主役であるともいえる。

アルバート・ホフマンのLSDトリップ

Q. 科学者が科学者でなくなる日はいつか?

A. 日曜日!

これは,私の同僚ジェフリー・セイバー Jeffrey Saver の結論である。彼はハーバードの学生時代に,世界的な科学者40人にインタビューし,宗教的な信念(日曜日の世界観)と科学的な信条(月曜日から土曜日までの世界観)をどう整合させているかを質問した。人は,魂ということに意識を向けている時には,科学に必要な批判的思考を維持することは事実上不可能であることを示唆する結論であった。

セイバーがインタビューした多くの科学者と同様,スイスの生化学者アルバート・ホフマン(図13.1)も宗教の信者であった。けれども彼には上記の一般論は通用しなかった。

Q. アルバート・ホフマンが科学者でなくなる日はいつか?

A. ない!

ホフマンは,たとえ意識が変容していても,正確な自己観察の能力を保っていた。だから彼は二重の英雄であるといえる。彼はLDS-25を合成している最中に

幻視を体験した。しかし，それを神の姿であるとか精神病であるなどと解釈しようとする衝動に打ち勝って，客観的な冷静と分析的な好奇心を持って研究を進めたのである。

　LSD を誤って摂取してしまった彼は，上司であるアーサー・ストールに，自分の主観的体験を報告している。

> 　去る 1943 年 4 月 16 日金曜日の午後，私は研究室での仕事を中断して帰宅せざるを得なかった。ひどいイライラ感と軽いめまいのためである。家で私は横になった。どちらかといえば心地良い，酔ったような気分に浸っていた。次から次へと想像力が溢れてくるような感じだった。夢にも似ていた。目は閉じていた。日光がとてもまぶしく目に刺さったからだ。しかし私は流れるように知覚したのである。それは幻想的な情景，万華鏡のように様々な原色が飛び交う異様な形状であった。2 時間ほどで，これらは徐々に消えていった。(LSD：私の問題児，1980，15 ページ)

　注目していただきたいのは，「次から次へと想像力が溢れてくるような感じ」で「夢にも似ていた」という表現である。「日光がとてもまぶしく目に刺さった」という事実と「幻想的な情景」を「流れるように知覚した」ことの対比から，LSDによってホフマンが体験した幻視は，脳の視覚機能を司る化学物質のバランスの乱れによって引き起こされたものであると自然に結論することができる。実際，ホフマン自身の仮説も，脳の視覚機能が刺激されたのは LSD のセロトニンへの作用によるというものであった。当時は，セロトニンがレム睡眠を大きく減少させることはまだ知られていなかった。

　ホフマンがこのような自然な結論を下すことができたのは，「万華鏡のように様々な原色が飛び交う」という幻視体験によるところが大きい。このような幻視は，何か外的な作用による視覚体験の変化に共通したもので，夢や精神病のような自然な状態ではあまり起こりえないものだからである。そしてめまいは，脳幹の前庭平衡系への作用の現れと解釈できるもので，これは酩酊と共通したメカニズムである。幻視の体験が 2 時間という比較的短時間であったことも重要な点である。後からわかったことだが，ホフマンにこのような幻視体験が生じたのは，非常に微量な LSD が彼の指先から体内に入ったためであった。皮膚から吸収されたのか，うっかりして指で口に触れたのか。いずれにせよこうしてホフマンは，LSD

の強力な効力を即座に知ることができたのである。この効力は，脳の主要なコントロール系に特異的に作用することでしか説明できないものであった。

わずか3日後，ホフマンは今度は故意にLSDを摂取した。25ミリグラムという微量であったが，それでも，強くはっきりした精神病体験が長時間に渡って続き，これによって彼の仮説は立証されることになった。前と同じように，摂取直後は，不安，めまい，視覚のゆがみが体験された。そして今回は前回になかった「麻痺の症状」と「笑い発作」が加わった。前者は脳幹の，後者は辺縁系の，姿勢と情動コントロール系への作用を示すものであった。

自分の症状の強烈さに驚愕したホフマンは，家まで送るよう助手に頼んだ。ただしこう言ったのである。「自転車で帰ろう。自動車は駄目だ。戦争中で軍が自動車を禁止しているから」。ホフマンは自分では動けないと感じていたが，実際には自転車を速く見事にこいで帰宅した。それから：

> めまいはとても強くなり立っていることができなくなったので，ソファに寝るしかなかった。そして周囲が恐ろしい様子に変わった。部屋のすべてがくるくると回転していた。何もかも，見慣れた家具でさえ，恐ろしい相貌になり迫ってくるようだった。あたかも生きていて，自らが不安を内在しているかのように，絶えず動いていた。隣の部屋にいた女性が，いや本当にそんな女性がいたのかどうかもわからないが，ミルクを持って来てくれた。私はその晩2リットル以上のミルクを飲んだ。彼女はもはやミセス・R．ではなかった。毒々しい色のマスクを着けた，悪辣な，魔女が変装していたのであった。(LSD:私の問題児, 17ページ)

ホフマンの視覚領域に現れた妄想には，夢と共通点がある。それは絶え間ない動きの感覚である。この感覚によって，単なる視覚体験ではなく，そこに運動の要素が加わっているように感じられるのである。これは重要な点である。LSDも夢も，脳の運動の領域から生まれていることを示唆するからである。その領域とは，脳幹の眼球運動と前庭コントロール系であると考えられる。

どんどん強まるネガティブな感情によって，ホフマンのLSD体験は「バッドトリップ」になるのだが，これは夢体験の特徴でもある。したがって，セロトニン系に変調が生ずると，その原因が自然であれ（夢），病気であれ（うつ病），人工的であれ（LSD），辺縁系にある不快感の中枢が活性化されると推測すること

ができる。そして，夢と同じように，意志ではコントロール不能になる。ホフマンはそれを次のように書いている。

> 外界が悪魔的に変化したのはまた序の口だった。真に恐ろしいのは私の内面の変化だった。私は意志を働かせようとした。外界の変化を終わらせようとしたのである。自我の崩壊を食い止めようとしたのである。しかし，すべては無駄だった。悪魔が，私を侵略した。私の体から奪い取った。心を，魂を，奪い取った。私は跳び上がって，そして，大声で叫んだ。悪魔から逃れようとした。しかしその瞬間に，再び力を失ってソファにくずれ落ちた。私が実験に使おうとしていたLSDという薬物が，逆に私を完全に支配していた。それは悪魔だった。私の意志を征服しあざ笑う，悪魔だった。軽蔑するように私の意志に打ち勝った悪魔だった。私は発狂の恐怖におののいていた。（LSD：私の問題児，17ページ）

　ホフマンはまさに悪魔が支配する国に足を踏み入れたのである。意志は崩壊し，自己は分裂し，ホフマンの一部は自分でないもの，すなわち悪魔の薬に乗っ取られていた。人を堕落に導く悪魔の影が，男を誘惑するサキュバスの影が，眠りの中で女を誘惑するインキュバスの影が，現代の男女を引き裂き地球外の惑星に連れて行き，奇怪な儀式や強制的な外科手術を施す宇宙人の影が，彼におおいかぶさっていたのである。実際，精神病症状の頂点に達したときには，ホフマン自身が自分の魂が体の外に出てしまったと強く感じていたのである。これこそ徹底的な解離である。
　知覚と自己イメージの解体にもかかわらず，ホフマンは医者を呼ぶだけの冷静さを保っていた。しかし医者が到着したときには，ホフマンはろくに話ができない状態になっており，助手が経緯を医者に説明した。急性精神病の常と同様，その時点でもホフマンには身体所見はなく，瞳孔の散大が認められるのみだった。医者はベッドで休むことを指示した。薬は処方されなかった。そしてまもなく危機は過ぎ去った。回復の途中，ホフマンはまた新たに幻想的な体験をした：

> 少しずつ，これまで見たこともない様々な色の，様々な動きの影が，目を閉じた暗闇の中に見え始めた。万華鏡のような幻想的な映像が私に降りかかって来た。次々に場所と色が変化し，円や螺旋の形に開き，

そして閉じ，色鮮やかな泉の中にはじけ，配列を変えたり融合したりしながら，秩序正しい動きを繰り返していた。特に印象的だったのは，すべての音響の知覚，たとえばドアノブの音や道の自動車の音が，視覚に変換されていたことだった。あらゆる音が，生き生きと変化する視覚的イメージを生んだ。その形と色は鮮やかだった。(LSD：私の問題児，19 ページ)

ここでも注目すべきとことは，視覚的イメージが幾何学的なものであって，脈絡はなく，したがって夢に似ているということである。私も睡眠前の強い自己暗示によって夢の中に万華鏡のようなイメージを誘発できたことがある。つまり自己暗示は視覚の低次レベル，時には網膜レベルにさえ有効であるということである。しかし対照的に，最近の画像研究によれば，レム睡眠における脳活動が最も強いのは，非常に高次な処理を行う皮質の連合野で，このことは夢がある程度のストーリーを持っていることを説明できる。

しかしながら，聴覚の刺激を通して視覚のイメージを生み出すことは，明らかに，知覚チャンネルの特異性にかかわる障害で，これはシネスシージア synesthesia：共感覚と呼ばれている。これらすべての現象に共通の原因として最も考えられるのは，抑制障害である。そこにはセロトニンが関与している可能性が高い。脳のセロトニン受容体に LSD が結合することによるのである。

夜が更けるまでには，LSD はホフマンの脳のセロトニン受容体から外れ，彼は眠ることができた。残念ながら，ホフマンはその夜の夢については何も記述していない。ただ，睡眠から覚めると精神病症状は完全におさまっていたと書いている。彼が目覚めたとき，

私は治ったと感じた。生まれ変わったような感じだった。朝食はこの上なく美味しかった。私は躍り上がるほど嬉しかった。それから庭を歩いてみた。雨が上がり，日光が降り注いでいた。新鮮な光の中に，すべてが光り輝いていた。世界が生まれ変わったようだった。私の五感のすべてが震えていた。この上なく敏感になっていた。この感覚は1日中続いた。(LSD：私の問題児，19 ページ)

ホフマンが体験した覚醒後の陶酔感は，LSD の効果が残っていたためだろうか。恐ろしい精神病症状からの回復のためだろうか。もはやそれを知ることはで

きない。体験全体がホフマンの大発見だったことは確かである。ホフマンは有頂天になったに違いない。自然がニュートンに与えたリンゴと同様である。

ニュートンは引力の法則を発見した。ホフマンが発見したのは，脳 - 心の法則であった。LSD がホフマンの脳に与えた打撃によって発見されたのである。脳のデリケートな神経調整のバランスが何らかの方法によって崩されれば，脳 - 心はその禁じられた領域から姿を見せるのである。

ホフマンが彼の経験を書き上げた 1980 年までに，セロトニンやドーパミンのような物質の，意識コントロールにおける役割が明らかにされていた。ホフマンはガドゥム Gaddum らの研究から，LSD が動物の脳において，セロトニンをブロックし，ドーパミン伝達を促進することを知った。しかしホフマンは慎重だった。自分の LSD 体験を安易に動物実験のデータから解釈しようとはしなかった。

ここに 2 つの有力な仮説を立てることができる。ホフマンの LSD 体験を睡眠と夢の研究に結び付けるものである。統合失調症の研究にも結びつくものである。睡眠と夢の研究に結び付けるのはセロトニンである。統合失調症の研究に結びつけるのはドーパミンである。

セロトニンと夢

脳幹の縫線核での単一細胞電位記録によって，レム睡眠ではセロトニン細胞の活動が抑制されていることが示されている。レム睡眠は最も夢を見やすい睡眠ステージである。セロトニン系はアセチルコリン細胞に抑制効果を及ぼす。この細胞が，視覚系の活性化と夢や幻視に重要な役割を持っている。セロトニン系が抑制されると，レム睡眠という自然な状態でも，あるいは LSD という薬物によってもたらされた状態でも，コリン系が開放され，幻視が出やすくなるのである。分子構造がセロトニンに類似していることが，この LSD の作用に関係しているのであろう（図 13.2）。

もちろん，LSD と夢や幻覚の間には重要な相違がある。LSD による幻視は万華鏡のようであることが多いが，夢では形を持った物が見え，ストーリー性もある。また，LSD がセロトニン神経の活動を抑制しても，それによってレム睡眠が増強されることはない。それどころか，LSD は人でも動物でも覚醒度を高める。これはおそらくドーパミン系の促進によるもので，このことが LSD と統合失調症を結びつけている。

このような対照的な効果から生まれるのは，解離した意識状態である。これは

13 LSDのトリップ

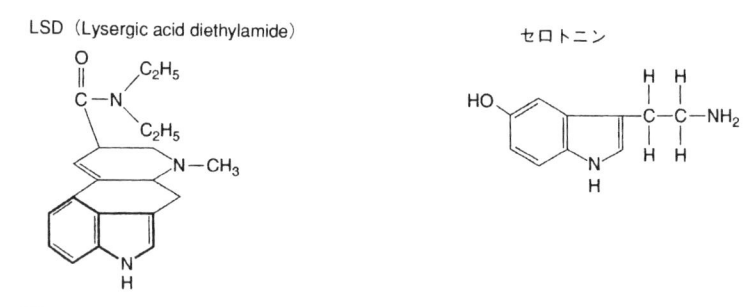

図 13.2
LSDとセロトニン。どちらもインドールアミンの構造を有している。

過覚醒の状態の夢という色彩を持っている。

ドーパミンと統合失調症

　LSD精神病の不快な側面，特にホフマンが実に鮮やかに記述した自我の解離の感覚は，LSDのドーパミン系増強効果によると考えることができる。抗精神病薬がドーパミン系を抑制することから，統合失調症の脳にはドーパミン系の異常があると昔から考えられていた。

　ホフマンの記述の中には，他にも統合失調症との関係で興味深いものがある。それは隣室のミセス・Rの魔法のような変身である。「毒々しい色のマスクを着けた，悪辣な，魔女が変装していたのであった」という記述がそれである。さらに，見慣れた物や家具がグロテスクで恐ろしい形に変わったという記述も注目すべきである。このようにして最初に生じた知覚の歪曲は，悪夢や統合失調症の幻覚と同じように，ネガティブな感情，特に恐怖によってどんどん強められたものである。

　1回目の偶然のLSD摂取に伴ったのは不快ではない感情だったのに対し，2回目に故意に摂取した時は全く異なった不快な感情を伴っていたが，両者の違いは摂取量の違いによることは明らかである。その後の精神医学的研究によって，摂取したLSDが2ミリグラムから13ミリグラムの範囲では陶酔感が得られるのに対し，25ミリグラム以上になると不快感に変わることが示されている。

解毒剤と回復

　夢の幻覚妄想は，覚醒すれば消え去る。レム睡眠が終わるとすぐに，セロトニン系の抑制は解除され，視覚系の調整が開始され，外界の歪んだ認知が矯正される。

第 V 部　幻覚剤と意識

LSD の効果が次第になくなるにつれて，ホフマンは深い眠りに落ちた。それによって，脳のセロトニン系の機能が回復されたのである。この回復の夜に，ホフマンの レム睡眠を記録できなかったのは非常に残念である。レムの程度が強かったかどうかを確認したかった。さらに LSD の影響後の夢も調べたかった。

1943 年におけるホフマンの解毒剤はミルクであった。しかしミルクの LSD に対する効果は，ミルクの不眠症に対する効果と同じ程度しかない。1980 年までに，ミルクよりクロルプロマジンが効くことが明らかになった。クロルプロマジンは，1955 年に開発されたフェノチアジン系の抗精神病薬で，精神医学を革命的に変化させた。この薬物は，統合失調症だけでなく，LSD 精神病にも効果があったのである。そしてクロルプロマジンがドーパミン受容体をブロックすることから，LSD 精神病に対する効果と合わせて，精神病症状のドーパミン仮説がさらに裏づけられることになるのである。

幻覚剤体験と夢の比較

知覚が鋭く研ぎ澄まされ，思考力が鈍くなる。これこそが夢や精神病で生じていることである。表 13.1 は，この点をめぐって，LSD などの幻覚剤体験と夢を比較したものである。この２つは驚くほどよく似ている。以下に検討してみよう。

感覚

幻覚剤体験では，視覚刺激の増強や視知覚の変容が見られる。しかし，これは夢の中ではあまり生じない。睡眠では外部からの刺激が遮断されているので，感覚は著しく低下しているためである。しかしながら，寝入りばなの夢では，シネスシージア（共感覚）のような現象が生じることがある。知覚のゲートがまだ開いているからである。したがって，夢の視覚イメージは，幻覚のように強く，物や人物が魔法のように奇怪に変容し，この点では幻覚剤体験に似ている。また，痛みへの感受性が弱まっていることも，寝入りばなの夢と幻覚剤体験のよく似ている点である。夢にしても幻覚剤体験にしても，いかに不気味で，恐ろしく，支離滅裂な内容であっても，痛みはあまり感じないのである。

注意と知覚

幻覚剤体験でも夢でも，注意が何かに強くとらわれてしまい，他の物に注意を向けることができないということが体験される。外界の刺激と内界の刺激の知覚

13　LSDのトリップ

表 13.1　幻覚剤体験と夢の比較

	幻覚剤体験	夢
感覚		
強度	↑	↓
シネスシージア	↑	↑
痛み	↓	↓
注意	↑↓	↑↓
知覚		
直感像	↑	↑
ボディイメージ	↑	—
情動		
不安	↑	↑
高揚	↑	↑
攻撃性	↑	↑
認知		
見当識	↓	↓
短期記憶	↓	↓
知能	↓	↓
想像	↑	↑

　バランスが変化しているためである。幻覚剤はこのバランスを大きく変化させる。夢もそうである。ただし，幻覚剤体験では外界の刺激の知覚が強まっているのに対し，夢では逆に内界の刺激の知覚が強くなっている。

　中枢の視覚系の興奮性は，幻覚剤体験でも夢でも強まっている。直感像が増加することもこれを裏づけている。たとえば私は昨夜，ローマの浴場にクリスタルのような透明の石鹸があるという夢を見た。身体イメージや身体感覚が夢では失われるが，原因は，睡眠中には脳が真の身体シグナルにアクセスできないためである。身体イメージがそもそもないので，歪曲されることもない。そして，大部分の夢の体験は1人称的であるが，自分の身体感覚はほとんどない。夢の内容は3人称的に体験されることもあるが，それでも身体の変化はないものである。例外として重要なのは，外傷や外科手術でこうむった身体変化が，夢に組み込まれるという事実である。

情動

　夢では，不安と多幸感と攻撃性が非常によく体験される。幻覚剤体験でも同様である。羞恥心や罪悪感のような良心にかかわる感情は逆に背景に退く。悲しみや絶望感や無力のような喪失感情も同様である。薬物によるバッドトリップは，

悪夢と同様，不安，恐怖，攻撃感情が無限に強化される。その一方で，多幸感はない。羞恥心や罪悪感が誇張されて抑うつ気分になることもある。

認知

　幻覚剤体験でも夢でも知覚と感情が強化されているので，思考や推論や論理的分析能力が低下しているのは当然である。見当識（時間，場所，人を認識する能力）も障害される。時間感覚の拡大と圧縮や，物の歪曲と変容と誤認や，人の魔法のような変身が見られるのである。親しい友人であっても，変化したり，他人に入れ替わったと体験されることもある。
　このように大脳を大混乱させた主犯（あるいは犠牲者）は，短期記憶（ワーキングメモリー）である。短期記憶が障害されると，思考が本来の道筋から外れてしまうのである。夢の中で革新的な発想が生れたとする例は華々しく伝えられてはいるが（たとえば，ケクレ Kekule のベンゼン環，オットー・レーヴィ Otto Loewi のアセチルコリン実験，スウェデンボルグ Swedenborg のエルサレム教会など），実際には夢の中の創造物は，せいぜいが良くできた小説，大部分はたわ言であるといっても過言ではないだろう。同様に，幻覚剤によって生れた，現世を超越した誇大的・超俗的・天才的な発想は，日光のもとで冷静に見れば，価値のないものである。
　すなわち，幻覚剤体験でも夢でも，知的能力が増大したと自覚されるのは錯覚にすぎない。現実検討という抑制力が，薬物や夢による想像力と感情の大波の力に圧倒されるのである。

比較生理学

　幻覚剤体験と夢の相違点も検討しなければならない。それによって両者の理解が深まるはずである。
　この検討は，末梢と中枢に分けて行うことが望ましい。その理由は2つある。第一の理由は，両者に解離が存在するからである。すなわち，末梢が交感神経的に活性化されている時，中枢は交感神経的に活性化されていることも，副交感神経的に活性化されていることもある。第二の理由は，中枢の変化が，現象としてははるかに重要だからである。なぜなら，覚醒とは中枢の問題であり，末梢から中枢への影響はほとんどない（覚醒）か，あるいは全くない（レム睡眠）からである。

13　LSDのトリップ

表13.2　交感神経系の変化

	幻覚剤	レム睡眠
瞳孔	散大	縮小
心臓血管系		
心拍数	↑	↑
血圧	↑	↑
体温調節	?	↓
体温	↑	—

末梢生理学

　幻覚剤は，交感神経系を介して末梢の自律神経系の働きを強める傾向がある。表13.2に示したように，このような変化の多くはレム睡眠でも同様に認められる。

　末梢生理学では，幻覚剤体験と夢の重要な相違点として，瞳孔に正反対の作用を及ぼすことが挙げられる。レム睡眠はいわばオフラインである。すなわち，脳はインプットからもアウトプットからも切り離されている。その理由は，中枢神経系への求心性の刺激がブロックされているからである（その結果，瞳孔は散大する）。遠心性の筋肉への運動の指令も同様である（その結果，深部腱反射は抑制されている）。仮にそうでなかったら，レム睡眠は睡眠でなく覚醒になるであろう（あるいは睡眠と覚醒の中間状態になるであろう）。そしてもし逆も正しくなかったら，幻覚剤体験は，夢とほとんど同じものになるであろう。

　レム睡眠で身体に生じているその他の現象も交感神経系の活性化を示唆している。レム睡眠についての最初の記述であるアセリンスキー Aserinsky とクライトマン Kleitman の論文（Science, 1953）には，心拍数と呼吸数がいずれも増加していることが記されている。その直後に出されたフレデリック・スナイダーの論文には，レム睡眠において収縮期血圧が上昇し，時には危険なレベルにまで達することが記されている。そして，精神状態を変容させる薬物も，血圧を上昇させるのである。

　ここで1つはっきりさせておかなければならないことがある。これらの現象は，幻覚剤が末梢の自律神経系に直接作用したことによるのか，それとも中枢への作用による二次的なものであるのか。もちろん末梢への直接の作用は否定できないものの，中枢への作用によると推定できる根拠もある。

　その第一は，体温の上昇である。これは視床下部の体温調節中枢が薬物の影響

を受けている証拠である。すなわち，この中枢へのコリン系（副交感神経系）が強まるか，アミン系（交感神経系）が弱まっているはずである。

では，それがどのようにして末梢の交感神経系を活性化するのだろうか。これに関連して，中枢のアミン系をブロックする薬物は，どのようにして末梢の交感神経系を活性化するのかという疑問もある。答えは共通しているかもしれない。すなわち，レム睡眠においても，幻覚剤体験においても，中枢と末梢の自律神経系の解離の原因は，中枢のアミン系にあるのかもしれない。

中枢のアミン系の調節障害：幻覚剤体験とレム睡眠

LSDが実験に使用できるようになったのは，レム睡眠のメカニズムが科学的に研究され始めたのとほぼ同時期であった。LSDは精神病状態を引き起こすから，レム睡眠や夢を増加させるであろうと単純に予測された。しかし，実際はその逆だった。睡眠前にLSDを投与すると，その投与量に比例して，レム睡眠が抑制され，覚醒が促進されたのである。

LSDは当初，ハマグリの心臓への作用の研究から，セロトニンシナプスと相互作用することが認められていた。具体的には，LSDはセロトニン受容体に結合することによって，一部のセロトニン神経の作用を増強し，別の一部をブロックした。もしセロトニンが睡眠を調整する物質であったとしたら，LSDのセロトニン受容体への作用は，不眠か過眠を引き起こすはずである。その度合いは，セロトニン受容体全体への作用のバランスによって決定されるはずである。

睡眠におけるセロトニンの役割についてのその後の研究から，脳内でのセロトニンの放出は覚醒時に最も多く，睡眠の開始時には一貫して放出は低下していることが示されている。実際，ノンレム睡眠においてはセロトニン放出の減少はどんどん進み，レム睡眠の開始時には最低レベルに達する。レム睡眠中にはセロトニン神経細胞が完全に活動を停止することもあった。

このことが意味するのは，セロトニンは覚醒を促進し，その作用の一部は，レムの侵入を抑制することにあるということなのである。LSDがこの抑制の作用を持っている限り，覚醒においてレム類似の現象を引き起こすのである。したがって，視知覚における幻覚類似の変化は，脳内に生成されたイメージのセロトニンによる抑制との干渉によるのかもしれない。そして感情の増強も同様に，通常ならセロトニンに抑制されている辺縁系の感情生成装置の解放によるのかもしれない。セロトニンは前頭葉にも影響するから，魔術的な思考，判断力の低下，知

13 LSDのトリップ

的機能の低下なども LSD の効果として押し寄せてくることになる。

　LSD とセロトニンについてのこれらすべての仮説は，前脳部の広範囲の神経終末にも関係している。脳幹そのものはどうだろうか？　睡眠覚醒とセロトニンの関係が明らかにされたのとほぼ同時期に，ラットの縫線核のセロトニン作動性神経に対する LSD の効果についての画期的な発見がなされた。これは簡潔にいうと，レム睡眠と同様に，この神経を LSD が抑制するのにもかかわらず，ラットは睡眠に陥らないというものであった。ということは，覚醒している動物の脳において，LSD がレム睡眠類似のセロトニン脱調節をもたらしているかもしれないということである。分子レベルでも解離が起きているのである。

　科学者というものは，仮説に非常によく適合したデータが得られても決して満足しないものである。例えば，LSD を投与されると，人はなぜ過覚醒になるのか。逆に睡眠に傾くはずではないのか。縫線核が抑制されれば，生じる現象は睡眠のはずである。この問いに対する答えは，セロトニンが覚醒にかかわるあらゆる側面を促進するのか，それとも一部を促進するのにすぎないかによって変わってくる。一部というのはすなわち，内的・外的に生じた視覚イメージのバランスであり，感情であり，知的能力である。もし一部というのが正しければ，脳の機能が部分的に抑制され，部分的に増強された覚醒という状態があり得るということになる。すなわち，警戒心や至福感や詩的発想などが高まった特異な覚醒状態である。これはまさに LSD によって引き起こされる状態である。だからこそ，LSD を求める人々がいるのである。

　セロトニン系の変化が，意識状態の一部の機能だけに影響することは，理論的にも重要な意味を持っている。

　第一に最も重要なことは，意識変容という漠然とした概念の輪郭を明確にすることができる。意識のどの側面が変容しているかを知り，そのメカニズムを特定することができるからである。

　第二に，意識は高度な可塑性を持ち，ダイナミックな機能で，ほとんど無限のパターンを取りうると見るべきであるということになる。

　第三に，さまざまな意識状態の比較から有意義なデータが得られることになる。すなわち，ある意識状態（例えば，夢）を，別の意識状態（例えば，覚醒）と比較して，通常ならないはずの共通点が認められれば，それは脳の正常なコントロールシステムの一部の単純な変化によるものであることがわかる。

　理論よりも実際的な見地からは，LSD のような薬物による意識変容というもの

を，心理学的・生理学的に説明することから，この意識変容と精神病の類似性が支持されることになる。同時に，正常な夢との連続性が示されることで，夢こそは，最も普通に見られる，研究が容易な精神病モデルだということができる。さらには，精神病や夢の研究から，意識についての臨床に役立つ知識が得られることが期待できる。われわれすべてにとって，これは朗報である。特に精神疾患に罹患している人々にとって朗報である。

LSD とセロトニン

　セロトニン系神経細胞は脳幹の縫線核にある。その形態は他の神経細胞と同様で，中心に細胞体があり，脳全体に軸索を分枝し，様々な受容体を介してシナプス後の標的と相互作用している。セロトニン神経細胞は，その3つの特徴によって，覚醒している脳の基本状態の維持に貢献している。第一の特徴は，ペースメーカーとしての機能である。セロトニン系の神経細胞は，定常的に膜からのイオン漏洩があり，それによって自然に脱分極し，外部から抑制されない限りは持続的・規則的に発火する。第二の特徴は自己抑制機能である。セロトニン系神経細胞は，縫線核内に密に存在し，互いに密接に連結しているためこれが可能になっている。第三の特徴は，サイズが小さいことである。このため軸索における伝導速度が遅くなる。これら3つの特徴の総計として，セロトニン系神経細胞は，全体として着実・規則的に活動し，シナプス後にある膨大な標的に，常に一定のセロトニンを供給している。

　したがってセロトニン系神経細胞は，脳全体に常に一定の生化学的コントロールを及ぼしている。これこそが神経調整の本質である。神経インパルスは，背景状態の変化なしに，運動神経経路内で強まったり弱まったりする。これによって，活性化のレベルの変化や，情報源のコントロールや，情報処理が可能になるのである。LSDのような薬物の効果が劇的であることの理由は，化学構造的に，セロトニン同様のインドール環を有しているということに関連しているのかもしれない。この構造によって，セロトニン受容体にセロトニンの替わりに結合すると考えられるのである（図13.2参照）。

　以上のような物理的特徴は，LSDのような薬によってセロトニン系が劇的な影響を受けることの理由にもなっている。例えば，たとえ微細な量であっても，縫線核の自己受容体に高い親和性を持っている薬物は，セロトニン系を迅速かつ完全に停止させることができる。その理由の1つは，このような薬物は，セロト

ニン系の自己抑制とほぼ同一の結果をもたらすからである。もう1つの理由は，この自己抑制は長期にわたり一定であるからである（自己抑制に関連する生理的状態と同様である）。こうして，通常なら非常に安定した状態にあるセロトニン系が，一挙に不安定になるのである。

　ヒトの縫線核のセロトニン放出がLSDで完全にブロックされたら，脳内のセロトニン系以外の受容体にLSDが影響するか否かはもはや問題ではない。しかし実際のところ，ヒトで通常用いられているLSDの量で，縫線核系が完全にブロックされているかどうかは不明である。縫線核の抑制が十分以上に強いか否かも不明である。したがって重要になるのは，LSDによりもたらされたセロトニン系の自己抑制効果が，縫線核そのものではなく，たとえば視覚系の辺縁系のような標的神経細胞のブロックによっても生じるかどうかという点になる。おそらく縫線核での効果とシナプス後の効果の相加作用によって，LSD精神病は生じるのであろう。

　セロトニンの効果は，神経細胞の抑制と調整の両方である。夢の研究によってわかることは，脱抑制と脱調整という概念によって多くの精神症状を説明できるということである。すなわち，幻覚，感情の増強，作話といった陽性症状は脱抑制によるものである。一方，記憶障害，見当識障害，奇怪さといった陰性症状は脱調整によるものである。視覚の歪曲と幻視は，視覚系の脱抑制によって生じる。感情の増強は辺縁系の脱抑制によって生じる。作話は連合野の脱抑制によって生じる。このように，セロトニン系のブロックによる脱抑制は，モデル精神病のメカニズムの1つになっている。

14 鎮痛薬の蠱惑(こわく)

　睡眠は天然の鎮痛薬である。実際に体に痛みがある場合を別にすれば，夢の中では痛みの感覚はない。睡眠では意識が弱まっているために，痛みを感じにくいからだと単純に考えがちだが，そうではない。睡眠の鎮痛効果には深い意味がある。夢は，完全にヴァーチャルでありながら，生き生きとしており，不快な情動である不安や恐怖や怒りを伴う。自分が追跡されたり，捕まったり，殴られたり，撃たれたり，刺されたりすることもある。しかしそれでも痛みは感じないのである。夢の麻酔状態。これを説明するためには，痛みを感知する機能が止まっているのか，あるいは痛みそのものが抑制されているのかをまず見極めなければならない。

襲撃

　ナイフで刺されても痛くないのは，夢の中だけとは限らない。私の同僚のラルフ・リディックは，ボストン・ヘラルドに「バンタム・ドクター」として紹介されたことがある。3人の悪漢に襲われたが，ナイフで撃退したという武勇伝が載ったのだ。この3人ともナイフで重傷を負ったが，痛みを全く感じていなかった。おそらく襲撃の興奮で内因性のオピエートが脳内に分泌されていたためであろう。

　この3人は酒を飲んでいた。そのため頭が若干は麻酔されていて，それがラルフを襲うというまずい判断につながったとも思われるが，それでも眠ってはいなかったことは確かである。夢遊病でもなかった。ラルフにとっては，この3人が徐々に迫って来る感覚は，それまでは夢の中でしか感じたことはなかったものであった。追跡されるという夢の典型的なストーリーは，不安がパニックに発展し，さらには強い恐怖感で足がすくみ逃げられなくなる。そして襲われる。普通はそこで目が覚め，ストーリーは終わる。しかしラルフの場合はそう都合よくはいかなかった。

14　鎮痛薬の蠱惑

　ボストン・ヘラルドの記事にもあったように，この3人は見習いの海兵で，遠方のジャングルでの危険な戦闘のための訓練を受けていた。3人がラルフを襲ったのは野球場で，遠方のジャングルではなかった。そして，3対1という襲撃は，戦場では卑怯な方法ではないが（戦場では卑怯な方法などそもそもないのだ），平時では卑怯である。ラルフがゲリラであったのなら，武装していることを想定して襲っていたであろう。しかし，まさかスリープラボの科学者が切れ味鋭いナイフをポケットに持っていてすかさず反撃してくるとは予期していなかったのである。

　肉弾戦が始まり，3人が勝利したかに見えたことで，彼らはさらに判断を誤った。ラルフは捕らえられ殴られたものの，ナイフを取り出し，切りかかり，敵に相当な損害を与えた。ラルフは暴漢の1人がこう言うのを聞いた。「やっちまった。血だらけだ。ずらがるぞ」。そして3人は逃げた。

　ラルフが街灯の灯りの下に戻った時，服に多量の血がついていることに気づいたが，自分自身は傷を負っていないことがわかり安心した。そしてすぐに警察を呼び，状況を説明し，暴漢は傷を負っているだろうと話した。実際その通りだったのである。3人はボストン地下鉄で逮捕されたが，1人は切り傷，1人は気胸，1人は上腕二頭筋切断の重傷を負っていた。あまりに重傷だったので，弁護士はラルフの方を傷害で訴えようとしたほどであった。いわれのない襲撃から身を守るためでも，相手に重傷を負わせると，法は自分に味方してくれなくなるのである。

内因性の鎮痛薬

　傷の原因が東南アジアの地雷であろうと，都会でナイフで刺されたのであろうと，この3人には痛みを和らげるためにモルヒネが投与されるであろう。モルヒネの必要量は単純には決められない。本人の感情の状態，傷の重症度や原因，薬物使用歴などが考慮されることになる。

内因性オピオイド

　上腕二頭筋が切断されたのに痛みを感じないというのは信じ難いことである。しかし，戦闘で頭に血が上った時には，十分あり得ることなのである。人間の脳は，他人を追跡している時や自分が追跡されている時には，過剰な覚醒の状態を作ることがある。餌食を前にして高揚している時や，敵に襲われて恐怖を感じた

時もそうである。戦闘のような熱くなった状態では，高揚と恐怖という正反対の情動は，入れ替わったり，混じり合ったり，熱狂が伴ったりする。状況次第である。

ラルフは恐怖にかられて逃げようとした。捕まったので，戦った。この戦いはゲームでないから，真剣だった。殺すか殺されるか。私はその感覚がわかる。私も3人の暴漢に襲われたことがある。鼻にフックを受け倒れ，足蹴にされた。その時こう考えたことを覚えている。「このままだと殺される」そして私は信じられない力を出した。2人の暴漢が背中に組み付いたままの状態で，私は立ち上がったのである。「こんなことはあり得ない」私はそのとき思った。こんな力が出たことはいままでなかったのだ。それに鼻が折れていることに気づいたのも，3人が逃走してからだった。通りかかった車を停めて助けを求めた時だった。車のドライバーは私の顔を見て恐怖し逃げてしまった。私は自分の鼻に触ってみた。いや鼻があるはずのところに触ってみた。そこに鼻はなく，どろっとした血だけがあったのである。それでも私は痛みを感じなかった。痛みを感じたのは医者が治療を始めた時だった。それはあり得ないほど強い痛みだった。

生きるか死ぬかの時，脳の覚醒状態は急激に高まる。このとき，神経調整物質（腹側被蓋からのドーパミンや青斑核からのノルアドレナリン）や，ホルモン（漏斗からのコルチコトロピン放出因子や下垂体からのACTH）や，短時間作用型の鎮痛物質（エンケファリンやエンドルフィン）が，非常に高いレベルまで上昇する。その結果,「生存」だけが必須課題になり，痛みや恐怖は感じなくなるのである。

他人との暴力的な争いは，悪夢やPTSDのフラッシュバックのようなヴァーチャル体験のまさにエッセンスであるが，現実の争いは，ヴァーチャルとは3つの重要な相違がある。(1) 麻痺していない（したがって実際に逃げたり戦ったりすることができる）(2) 認知機能は過剰に活性化されている（したがって速やかに有効な対抗策を考え出し実行することができる）(3) 記憶が研ぎ澄まされている（したがって危機の様子を細部まで思い出すことができる）。私はラルフの事件と直接の関係はない。しかしそれでも現地を通りかかれば，ラルフの事件を思い出さずにはいられない。そしてその地で誰かが私に近づいて来れば，私は足早に逃げるのである。

暴力的争いのような状況で痛みを止める脳内物質は，エンケファリンまたはエンドルフィンと呼ばれている。エンケファリンの語源は脳を表す「エンセファル

ス」で，エンドルフィンの語源は内因性を表す「エンダジニャス」とモルヒネ（モルフィン）である。どちらの物質もモルヒネと同じ受容体に結合し，同じセカンドメッセンジャー（サイクリック AMP）を駆動する。そして速やかに分解されるので，作用はヘロインやモルヒネより短時間である。では，ヴァーチャルな緊急事態であるレム睡眠の夢で，これらの物質は脳内に放出されているのだろうか。これはまだわかっていない。しかし，睡眠中に他のホルモンが放出されていることから，同様に放出されていると考えて矛盾はない。

押し寄せる高揚感

ベトナム兵がサイゴンでヘロインを買う。ジャングルの戦闘で負った傷にモルヒネを投与される。このとき得られるのは，一時的な麻酔以上のものである。特にヘロインについていえば，押し寄せる高揚感が得られる。深い安堵感が得られる。無敵感さえ得られる。これは慢性のうつ（愛する祖国から遠く離れていることによる）に対する特効薬である。無力感（勝ち目がなく，意味もない戦争を戦っていることによる）や恐怖感（次に戦場に出たら重傷を負うか命を落とすかもしれない）に対する特効薬でもある。麻薬の持つ恍惚作用には青斑核からのノルアドレナリンが関係していると考えられている。しかし，夢で恍惚感が体験されることから，青斑核の活動が止まっていてもこの感覚は得られるのは明らかである。したがって，側坐核からのドーパミン放出が恍惚のメカニズムとして考えられる（腹側被蓋のドーパミン神経細胞をコントロールする GABA 神経細胞へのオピエート受容体が関与する）。

ラルフと3人の暴漢は，その夜は一睡もできなかった。襲撃という外的な因子が青斑核や視床下部といった脳内の覚醒システムに作用した結果である。十分安全な状況になり，十分刺激の少ない状況になって初めて，脳は休まり，アセチルコリンの関係する長期記憶システムが正常に動き出すことになった。

そこで初めて夢を見ることが可能になる。夢も，襲撃の時と同様，痛みはなく，情動は過剰で，運動も激しい。したがって，襲撃というオンライン（覚醒時）の現象も，夢というオフライン（睡眠時）の現象も，よく似ている。私はこのことから，人は夢の中で戦うか逃げるかという場面を練習しているので，実生活でもそれをすぐに応用できるのだという仮説を持っている。さらに，実生活で適切な厳しい反応が要求されると，その実体験データが夢にインプットされ，次の機会に生かされるのではないかと思っている。

第 V 部　幻覚剤と意識

日常生活の中の戦場

　都会の情景の多くは戦場にたとえられる。生命を脅かす物はあらゆる所にある。無実な市民も犠牲になる。「フリーズ」と命じられた時に，手を動かしたために射殺された人もいる。走っている自動車からの射撃もある。監視もある。マフィアもどきの処刑もある。都会には危険はどこにでもある。だから間違いもしばしばある。

　恐怖が常である世界を生きるために，薬が用いられることがある。しかし薬は結局，恐怖の炎をあおり地獄の業火にまで拡大することになる。コカイン。ヘロイン。こうした薬と睡眠や夢と幻覚の関係，それは都会のスラム街の誕生や睡眠神経科学の革命などよりずっと以前から人々に知られており，幻覚剤は植物から抽出されて宗教の儀式で使われていた。現代の幻覚剤が，素人でも精製抽出でき，ストリートで売られていることからわかるように，抽出は技術的には簡単なのである。

　ケシの抽出物が人間に多幸感や眠気や夢のような状態をもたらす作用があることが発見されたのは 4000 年以上前に遡る。ギリシア神話の夜の神ニュクスは，ケシを調剤していた。ニュクスの息子の 1 人ヒプノスは，睡眠の神である。もう 1 人の息子タナトスは死の神である。夜，睡眠，死は，古代ギリシアでは一親等の関係にあったのである。

　夜は暗闇である。睡眠は精神の停止である。そして死は肉体の消滅である。どれもケシの効果に関連している。睡眠とも関連している。夢ともである。イギリスの詩人コールリッジ Coleridge とその一派はアヘンを使い，過剰な連想から生まれた視覚イメージを利用して詩作を行った。ニュクス（夜のケシ調剤者）がヒプノス（睡眠）を生み出したのと同じように，ヒプノスはモルフェウス（人間の夢）とアイスルス（動物の夢）とファンタゼウス（人間でも動物でもないものの夢）を生み出したのである。

　化学物質モルヒネの名は，夢の神モルフェウスの名から生まれた。モルヒネはドイツの化学者フリードリッヒ・ザルトゥリエール Friedrich Sarturier が 1805 年にアヘンから抽出した。ちょうど同じ時，サムエル・コールリッジとトーマス・ド・クインシー Thomas de Quincey のアヘンへの傾倒が始まっていた。ロマン時代の作家の多くはアヘン依存であったが，それはアヘンが意識を夢のように変容させるからであった。このような変容が生ずるのは，普通は睡眠中に限られている。また，睡眠初期，目を閉じた直後に起こることもある。しかし覚醒意識を

侵食することは滅多にない。コールリッジはアヘン体験をもとに『クーブラ・カーン --- 夢幻 --- 断章』を書いた。ド・クインシーはアヘン体験を見事に書き残しており，そこから現代の睡眠・夢の薬理学が得たものは多い。アヘンの脳への作用メカニズムは何か。アヘンによる夢の増強はどのようにしてなされているのか。こうした問いへのヒントを，ド・クインシーの記載から読み取ることができる。

トーマス・ド・クインシー：夢の激烈な化学作用

『英吉利阿片服用者の告白』で有名なド・クインシー（図14.1）の生活史は，3期に分けることができる。第1期は，1804年から1812年にかけてで（この時期にド・クインシーはアヘンを週に2回常用していた），アヘン中毒症状は全くなく，知的機能も正常で，意識の著明な変容もなかったということである。第2期は，1814年以後で（この時期には毎日常用するようになった），この時期も中毒症状はなく，それどころか彼が1813年からかかっていたうつ病に効果があった。読書や研究に集中し楽しみを見出すことができていた。第3期は1816年以後で（完全にアヘン依存となり，仕事に集中することが不可能になった），強度の悪夢に悩まされ，入眠時幻覚も出現していた。

この幻覚をド・クインシーは「子ども視点への回帰，あるいは過敏な心の昇華」と呼んだ。幻覚が自分の意志によるものではないという点では，望ましくないものだった。「消えろと言えば，消える。しかし，時には来いと言っていないのに来る」のであった。

ド・クインシーは夢幻体験を次のように描いている。

> 1817年の中頃だったと思う。この能力が私にとって耐え難い苦しみになった。夜，眠れぬままにベッドに横たわっていると，幻影の大行列が憂愁に沈みながら過ぎて行った。それは終わりなき物語の装飾帯のようで，私には物悲しく荘厳に思えた。あたかもオイディプスやプリアモスよりも前 --- ティルスよりも --- メンフィスよりも前の時代の物語のようだった。そして同時に，それに呼応する変化が私の夢の中に生起した。1つの劇場が忽然と姿を現わし，私の脳内で鮮やかに照らし出された。それは毎夜，この世のものとは思えぬ華麗な情景を見せてくれるのだった。

このように解き放たれた入眠時イメージと，夜の夢の結びつきは，ド・クイン

第 V 部　幻覚剤と意識

図 14.1
『英吉利阿片服用者の告白』の著者トーマス・ド・クインシー（1785-1859）は，理想主義のロマンチストだった。若い頃は詩人を志していたがそれを捨て去り，「真の哲学の創始者」になることによって人類の知性の恩人になることを夢見た。彼の中心的考えは，痛みと悲しみは魂の発展のために必須であるというもので，これは彼の放浪生活の中に生き生きと現出されていた。アヘンの常用のため，安定した生活は不可能になった。しかし彼はこのマイナスをプラスに転じようとした。自らの「夢と白昼夢」を，ライフワークの「無上の美質」として描いたのである。（Edmund Gosse, Outline of Literature 4 巻, 1904 より）

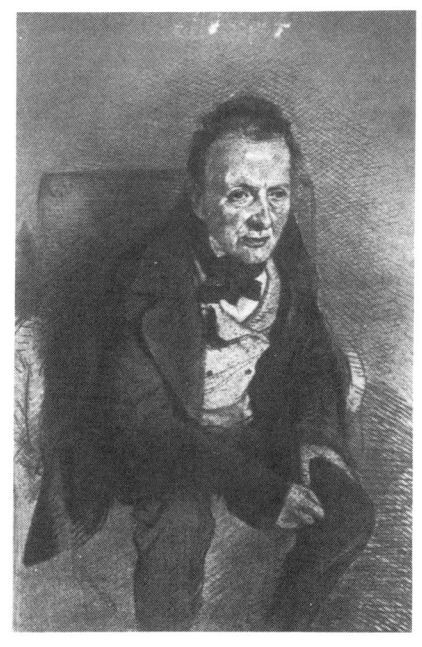

シーにとっては明らかだった。どちらも脳内の視覚の興奮性の増加によると彼は考えたのだ。

　　幻影を創造する眼の状態が強まるにつれて，脳の覚醒状態と夢幻状態の間に，ある種の共鳴が起こるように思えた —— つまり，たまたま何かの幻影をよび起こして，それを暗闇の上に何気なく描くと，それが必ず夢の中に登場するのだった。だから私は自分のこの能力を恐れた。ミダース王のようなものだから。彼はあらゆる物を黄金に変えた。だがそのためにかえって彼の希望は裏切られ，彼の人間的欲望は騙し取られてしまった。私もそうだった。視覚的に表現し得るものを私が暗闇の中で思いつくと，それは必ず即座に眼の幻影と化して現れたのである。そして同じ必然的な作用で，私の心は苛立たされた。ひとたびかすかな夢のような色彩で描かれると，幻影はあたかも生きた心を持ったインクで書かれたかのように，私の夢の激烈な化学作用で耐え難い程の華麗な光彩を帯びたものになったからである。

ド・クインシーはこのようにして夢の「激烈な化学作用」を通して思考を視覚

イメージに変換できることを発見したが，その代償はネガティブな情動だった。「これも，夢の中のどの変化も，深く根ざした不安とメランコリーが伴っていた。とても言葉では言い表せないほどの」(「告白」p.60)

　ド・クインシーの脳は長期間のアヘン使用によって変容していたと考えるべきであろう。ではどのような変容であったのか。どのようなメカニズムによって夢が強まり耐え難い激しさにまでなったのか。この問いに答えようとする前に，ド・クインシーが夢について述べた2つの点に注目しよう。幻視と強い情動に加えて，見当識と記憶の顕著な変容についても彼は述べている。いずれも正常な夢の特徴でもある。見当識障害は次のように描かれている。

> 建物や風景，その他の物が，肉眼では知覚し得ないほどの巨大さをもって姿を現した。空間は膨張し拡大して，名状し難い無限の大きさに拡がった。だが，これよりも一層私を困惑させたものがある。それは，時間の膨大な拡張だった。一夜にして七十年も百年も生きたような気がする時もあった。いや，時には一千年が過ぎ去ったかのように感じた。とにかく人間の経験の限界をはるかに超えた長い時間が流れたかのように感じたのである。

　これは夢に普通に見られる見当識障害が単に強まっただけとは思えない。むしろ幻覚剤体験に似ている。同様に，夢に普通に見られる記憶の増強もあらゆる点で過剰になっている。催眠でトランスになった被験者の偽記憶のようである。

> 子ども時代の極めて些細な出来事や，青年時代の忘れていた色々な情景が，しばしば甦った。思い出したという表現は適切でない。というのは，目が覚めている時にその内容を人から言われても，私はそれが自分の過去の経験の一部だとは認め得なかっただろうから。しかし夢の中で直感のように目の前に現出すると，そして，消え去った状況とそれにまつわる様々な感情に包まれると，私はそれらを自分の過去だと瞬間的に確信したのだ。

　長年に渡るアヘン乱用と，夢の中での自動的な創造性の結びつき。ド・クインシーの詩心だけが表現できた，夢の激烈な化学作用の分析で初めて明らかにできたことであった。

　クインシーにとって，アヘンの効果は当初は快いものだった。脳幹のアミン系

受容体の作用によって，覚醒度を強めるものであった。それによって脳が強く活性化され，多幸感が惹起されたのである。クインシーはこれを求めた。そして得た。アヘン吸引生活の初期のことである。当時クインシーはアヘンを断続的に使用していたので，アヘンの効果を客観的に評価できた。認知機能が損なわれることはなかった。しかし，アヘンを自らのうつの治療に使い始めてからは様相が一変した。そもそも彼のうつはそれまでのアヘン乱用によるものだった。クインシーはアヘンを毎日常用するようになり，ついには依存症に陥った。その結果生じたせん妄状態の遷延は，うつよりもさらに悲惨なものだったのである。

　ド・クインシーの脳のアミン系に慣れが生じるにつれて，離脱症状を防ぐために過剰なアヘンを摂取せざるを得なくなった。そして，アルコール依存症と同様，せん妄になりやすい状態になった。アヘンによって増強されたアミン系により長期にわたり抑制されていたレム睡眠が，覚醒に侵入するためである。ド・クインシーが断続的にアヘンを使用していた時期には，この抑制は部分的だったため，容易に回復した。連続的に使用するようになって，回復はどんどん困難になり，そしてついに非可逆的になったのである。その理由は，コリン系がどんどん増強され，それに伴いレム睡眠が増強され，覚醒を圧倒せんばかりになったためである。そして夢は大きく誇張・歪曲され，著しく不快な感覚が生み出されたのである。

　究極の皮肉は，当然ながら，ド・クインシーは最後にはせん妄だけでなくアヘンに起因するうつになったということである。アヘン乱用により覚醒と夢が変容しただけでなく，感情システムも追い込まれ，逃げ道がなくなったのである。ド・クインシーが1859年に死んだ時は，孤独で気難しい人物になっていた。アヘンの夢は『告白』に永遠に刻印された。

　19世紀のアヘン常用者はすべてアヘンを口から摂取せざるを得なかった。それにはマイナス面も（純度が低いために大量に摂取する必要があり，消化器系の副作用が強く出た），プラス面も（致死的な過量摂取，感染，肺塞栓を避けることができた。これらは1853年にアレックス・ウッドが注射器を発明してから蔓延した）あった。その後，純粋なモルヒネが注射で摂取できるようになって，急激な多幸感と燃え上がる情感と依存症に伴う渇望の軽減のすべてが得られるようになった。脳に大量のモルヒネが急速に注入されるからである。モルヒネに2つのアセチル基を付けて合成された化学物質であるヘロインは，脳への流入がさらに強いものであった。

14 鎮痛薬の蠱惑

表 14.1　オピエート受容体と主観体験

主観体験	関連する受容体
痛み	
体	脊髄 I 層および II 層
頭	脊髄後角膠様質
知覚	視床核群
多幸感	青斑核
	腕周囲核
情動	扁桃体
	分界条
	手綱核および脚間核
	手綱脚間核路

　モルヒネが脳に入ると，それからどこに行くのだろうか。脳局所の受容体に選択的に結合するのだろうか。だとすれば，モルヒネの研究は，痛みや快感や夢といった主観的な体験の理解につながるのだろうか。1970 年代になってこの問いへの答えが得られるようになった。ジョンス・ホプキンス大学医学部のマイケル・クハール Michael Kuhar，ソロモン・スナイダー Solomon Snyder，キャンデイス・パート Candace Pert の研究の成果である。脳切片で顕微鏡的に受容体を同定する方法（クハール），試験管内で様々な化合物の結合親和性を同時に測定する方法（パートとスナイダー）の開発によって，ジョンス・ホプキンスの研究グループは脳内のオピエート結合部位をほぼ突き止めたのである（表 14.1）。

　痛みの緩和は，痛みを介在する受容体にオピエートが結合することによって実現される。この時，痛みのインパルスの伝導か，あるいは，痛みの知覚にかかわる回路が遮断されているはずである。被験者の主観では，痛みそのものは感じられるが，それに伴う不快感がないので，後者の仮説が支持される。私はボストンの劇場でバートホルト・ブレヒトの『ガリレオ』を見た時のことを覚えている。それは智歯を 2 本抜いた直後のことだった。口の中の 2 つのぽっかり開いた穴だけでなく，深い痛みも感じていた。しかし，演劇には問題なく集中できた。実際，私は上演中ずっと笑い続け，時には爆笑さえした。しかし，『ガリレオ』を見た人なら皆知っているように，これは喜劇ではなく，ジョークなど出て来ないのである。では何が私を笑わせたのか。

　60 ミリグラムのコデインが私を笑わせたのである。抜歯の麻酔に使われたモルヒネ類似物質であるコデインが，私の視床の痛覚介在神経細胞をブロックしていたのである。では私の多幸感と空虚な笑いは，青斑核と脚間核と扁桃体への作

用によるものだったのだろうか。しかしこれらの系が活性化されるはずはない。コデインによって生じるのは，神経伝達の遮断による受容体の占拠だからである。おそらく私の馬鹿笑いは解放現象だったのであろう。脳内の他の情動系の脱抑制だったのであろう。この情動系は，正常ではノルアドレナリンによる抑制か扁桃体を介したネガティブな情動によって中和されているのである。

　この仮説を側面から支持する事実として，夢では，本章でこれまで述べてきたように，痛みが麻酔されていて，しかも情動が過剰であるということが挙げられる。しかしレム睡眠は，オピエート受容体は遮断しない。単に青斑核（ノルアドレナリン系）と縫線核（セロトニン系）を遮断するだけなので，脳の多くの部分は脱抑制状態になる。夢は多幸的だろうか。常にそうだというわけではない。むしろ中心は不安である。しかし夢の第二の特徴である高揚感（多幸感）は，まさに脱抑制の特徴である。また，私の夢の多くは荒唐無稽で喜劇的であることも，脱抑制の反映と解釈できる。ブレヒトのガリレオへの私の反応も同様である。ではコデインをもっと使えば楽しく過ごせるはずなのに，なぜしないのか。1つの答は，私はそう何回も智歯を抜かないからである。もう1つは，依存症になることを恐れるからである。しかし決定的な答は，コデインのような薬なしでも，幻想の世界にひたる方法を私は知っているからである。それは，ベッドに行き，眠り，夢を見ることである。あとは私の脳内のドラッグストアに委ねればいい。脳内の薬剤師が夢を処方してくれる。自己暗示の力によって夢は，薬物依存の詩人の創作に匹敵する細密な構造を持ったものにさえなるのだ。

人智を超えた洞窟：サムエル・コールリッジとトーマス・ド・クインシーへの返信

xxxx 年5月10日　月曜日

　朝早く目が覚めた。強烈な夢の記憶があった。空を飛び，墜落する夢だった。私がいままで見た中で，最も長く，最も複雑な夢だった。昨夜はよく眠った。週末にプラム島のニューベリーポート，ロウリーに行って疲れていたからだ。島ではよく眠れなかった。家族5人で小さな屋根裏部屋に泊まったからだ。5人のうちの2人は3歳の騒がしい双子だったし。日曜日の朝が出発だった。私は現地の本屋でトーマス・ド・クインシーの『英吉利阿片常用者の告白』を見つけた。前に同僚のヘルムート・ウォールから聞いた本だ。私は買って読むことにした。私が昨夜見た奇怪な夢は，レム睡眠の剥奪と，このクインシーの本を読んだことが

原因に違いないと思う。薬などが原因ではない。

　私は自転車に乗っていた。ペダルは軽く，すごいスピードだった。しかしいかにも脆く不安定だった。私は乱暴にスピードを出していた。ふと道を間違えていることに気づいた（コロラドへの道だったのだろうか？）。そこで無理にＵターンをした。危うく次々に通る車にぶつかりそうなのをやっと避けた。

　山奥深くで，私は洞窟に入った。そこでスティーブ・フッテに会うことになっていたようだった。スティーブは講演で忙しかったので，時間を節約するために私は，近道の洞窟を抜けようとしたのだった。私は前に突っ込んだ。が，そのときには私は自転車を降りていたか，あるいは空を飛んでいたのだった。こう考えたことを覚えている。「コロラドまでは１日もかからないはずだ」（コロラドでなくボストンだったかもしれない）

　洞窟の壁はでこぼこで切り立っていて，飛ぶのは容易でなかった。らせん状の構造の無限に広いギャラリーのようだった。私の心は常の通り，確信（もちろん私は飛べる）と疑惑（飛べるわけがない）が入り混じっていた。高揚感と恐怖も入り混じっていた。

　それはそうと，その洞窟には人の手が加えられていた。たとえば壁はコンクリートで補強されていた。全体としては壮大な建築で，ゴシック風で巨大だった。私はこれはどうも変だという感じは持ったが，だからといってこれは夢だとまでは思わなかった。

　洞窟の頂上に近づくと，光が見えたが出口は見えなかった。私は翼のような物に紐でつながっているようだった。なんだか危なっかしかった。私は考えた。「私は65歳で，３歳の子どもが２人いる。こんなに年をとっていて，責任もまだまだあるのに，こんなふうに洞窟の中を飛んでいるのはいかがなものか」理にかなった考えだったが，すぐにめくるめく飛行がまた始まってその考えも吹き飛ばされてしまった。

　私は洞窟の天井近くの窪みに入り込んだ。出口と間違えたのだ。そこは洞窟の底から100メートルくらい上空だった。突然私は急降下し始めた。ひやっとした。衝突の予感がした。しかし，自分は飛べたんだと思い直して安心した。自分の力でこんなに高い所まで来たのだから。そして着陸は幸いにもソフトだった。

　しかし今度は私はスティーブに会わなければならないのだった。自分が戻って来たこと，そして直ぐにまた発たなければならないことを説明しなければならな

い。ボストンに帰らなければならないのだ。しかし出発したかどうか，その前に目が覚めたのか，私は思い出せない。しかしとにかく私は目を覚ましたのだ。朝の4時だった。ここまで書いた内容をまとめるため私はしばらくそのまま横になり，恐ろしい体験を思い出していた。

　私は何もこの洞窟の夢がド・クインシーの建築的な狂詩文に匹敵するなどと言うつもりはない。コールリッジのクーブラ・カーンに匹敵するなどと言うつもりもない。夢と幻想と芸術的な創作は同一ではない。しかし類似点はある。多くの夢には，不法薬物使用者がドラッグに求めるのと似た体験がある。そして公的な覚醒の標準からすれば，文字通りすべての夢は自動創作であって，芸術的ではないにせよ，本人にとっては光輝く内容があって，それはどんな絵画や映画や詩にも勝るものである。
　しかし，エキゾチックな夢の本当の価値は，それが自然に生れたものだということである。夢は生命維持のための睡眠中の脳の活動の産物である。したがって，人間に必要というだけでなく，無料で，怪我をするおそれもないし，長期使用による健康被害もあり得ないのである。

15 カルトからラボへ：マッシュルーム，サボテン，コカ

　人は現世からの脱却を求めて幻覚剤を使用する。夢も人を現世から連れ出してくれる。だからドラッグのカルトも夢のカルトも現代に現出した。どちらもカリフォルニアにある。古代メキシコのカルトと同じくらい容易に現出した。意識の変容，それも，高度に不安定で，可塑性がある変容，そして何よりも幻覚は，預言者や僧侶やシャーマンや教祖にとって，この上ない価値があるのだ。

　多くの文化において，幻覚や錯覚を誘発する植物が発見され，宗教などの儀式に用いられている。そして植物から抽出したこのような化学物質はどれも，脳内にもともとある夢に関連した物質にきわめて構造が似ていることは注目すべきことである。

　北米のサボテンの一種であるペヨーテ（メスカリンが含まれている）とメキシコのキノコであるマジック・マッシュルーム（シロシビンが含まれている）はその好例である。いずれもメキシコインディアンが発見し，現在では生化学的な研究が徹底的に行われた結果，合成可能になっている。

　科学的な解明が進んでも，カルトでの使用が鎮まることはなかった。睡眠の神経生理学によっても，夢のカルトへの熱中が冷めないのと同じだった。科学によって示された世界観の限界が人々に受け入れられることはない。無謀でも，根拠がなくても，医学的に危険でも，人々は常識を打ち破ることを望む。脅威を振り払い，異界と交流しようとするのである。

ペヨーテ，メスカリン，関連物質

　ペヨーテの効果はハインリヒ・クリューバーが記載し，後にアルドス・ハクスリーが有名な『知覚への扉』に詳細に書き記している。ペヨーテからはメスカリンが抽出され合成されたが（メスカリンはハファー Haffer が抽出し，スペイツ Spaets が 1918 年に合成した），開発はそこで止まることはなかった。メスカリ

ンの作用は弱く，消化器系の副作用も強かったため，アレキサンダー・シャルギン Alexander Shulgin はこれを改良した物質を 1960 年代に合成した。これがストリートドラッグの元となり，現在でもアメリカでは非合法的にあちこちで合成されている。TMA（メスカリンのアンフェタミン誘導体），MDMA（エクスタシー），DOET，DOM などである（図 12.1）。アンフェタミンと同様に，これらのドラッグは自己意識を研ぎ澄まし，多幸感や幻覚・錯覚を引き起こす。大量に摂取すると精神を錯乱させる。自然物質であるメスカリンに比べて作用が強いことの理由は，メチル基を付加したことによって酵素による分解がされにくくなっているからである。実際，DOM がカリフォルニアのヒッピーに人気があるのは，作用時間がきわめて長いためである。彼らはこの薬を STP と呼んでいる。Serenity（平静），Tranquillity（静穏），Peace（平和）の頭文字を取ったものである。本書との関連でいえば，上記のドラッグはすべて，睡眠とレムを抑制するアミン系物質と構造が類似している。

マジック・マッシュルームとシロシビン

中央アメリカにおけるマジック・マッシュルームの使用は，紀元前 500 年に遡る。当時のメキシコインディアンはこれを「神々の食物」と呼んでいた。食べることによって神からの預言が得られるからである。これはちょうど，夢が，聖書以前の世界から現在へのメッセージとみなされていたことに符合する。

高名な植物学者のリチャード・シュルテス Richard Schultes と生化学者のアルバート・ホフマン（LSD で有名）は，著書『神々の植物 Plants of the Gods』に，この種の様々な物質を紹介している。私が最初にシュルテスに会ったのは 1986 年の夏で，イタリアのベガリオのロックフェラー研究センターだったが，その時に聞いた話では，彼は多くの植物による幻覚を自ら体験しているが，自然な夢は 1 つも見たことがないということだった。

ゴードン Gordon とヴァレンチン・ワソン Valentine Wasson はマジック・マッシュルームを発見し，ホフマンはそこから後にシロシンとシロシビンを抽出した。彼らはメキシコインディアンの聖なるキノコの儀式に自ら参加することで信用を勝ち取り，キノコの一種であるテオナナカトルをもらいうけた。ロジャー・ヘル Roger Herr はテオナナカトルの有効成分を同定し Psilocybe Mexicana と名づけ，ホフマンに生化学的分析を依頼した。テオナナカトルからの抽出物の分析法を確立できなかったホフマンは，自らシロシンとシロシビンを飲み，生き生き

15 カルトからラボへ：マッシュルーム，サボテン，コカ

した幻覚体験を報告した。それはLSDの幻覚に類似したものであった。LSDとシロシンとシロシビンの構造式は，どれもセロトニンに類似していた。

ハインリヒ・クリューバー，メスカリン，側頭葉

メスカリンなどによる幻視と，側頭葉を実験的に損傷した時の症状。一見すると無関係に思えるこの2つの現象の関係を最初に示したのがハインリヒ・クリューバー Heinrich Klüver である。さらにいえば，この2つの現象は，人間の心と行動に，脳と化学物質が深くかかわっていることを雄弁に暗示している。現在では，メスカリンの作用は側頭葉に強く関係しているという説がきわめて有力である。クリューバー自身はそこまで考えが及ばなかったが，彼の仕事がこの説への出発点になったのである。

メスカリンの化学構造は，アドレナリンやノルアドレナリンやドーパミンに似ている（図12.1参照）。メスカリンの幻覚作用は，主として視覚系への作用によるものである。夢も一種の幻覚である。実際に存在しない物が見える。睡眠中にはノルアドレナリンなどの神経調整物質が活動していないからである。これはメスカリンによる精神病に似た状態である。メスカリンの化学構造を解明したのはドイツの生化学者スペス E.Spaeth で，1918年のことであった。さらに彼は，これこそがペヨーテに含まれている薬理活性物質であることを解明した。ペヨーテはメキシコインディアンのシャーマンが何世紀も前から幻視を誘発するために用いたサボテンである。

9章で述べた通り，側頭葉は前脳の深部に位置し，特に発作の原因になりやすい部位である。側頭葉てんかんの発作には，夢のような状態や宗教的なものもある。ドストエフスキーが『カラマーゾフの兄弟』の中に描写している体験が有名である。ドストエフスキー自身が側頭葉てんかんであったので，彼の描写は迫真力がある。ドストエフスキー後になされた描写で最もよく知られているのは，カナダの脳外科医ワイルダー・ペンフィールド Wilder Penfield が行った，てんかん患者の側頭葉の直接の電気刺激による夢に似た記憶や感覚の誘発であろう。現在では側頭葉の活性化はレム睡眠で生理的に起きていることがわかっている。これらの事実をパズルのピースのように組み合わせると，心と行動にかかわる脳と化学物質について，重要なことが見えてくる。

ハインリヒ・クリューバー（図15.1）は，科学者としての最初の仕事が知覚のメカニズムの研究だったことから，化学物質による知覚の変容に興味を持った。

図15.1 ハインリッヒ・クリューバー　Heinrich Klüver（1897-1979）
アルバート・ホフマンと同様，自己の幻覚剤体験を詳細に記載したことで知られている。クリューバーは実験心理学者で，直感像に興味を持ち，メスカリンによる幻覚誘発実験を行い，自らもその被験者となった。動物実験のデータと照合し，幻覚の脳内メカニズムを解明しようとしたのである。クリューバーのメスカリンによる幻覚体験は本書に引用した通りである。クリューバーは，夢と幻覚剤体験の類似性にいち早く注目していたのである。
（シカゴ大学図書館より許可を得て転載）

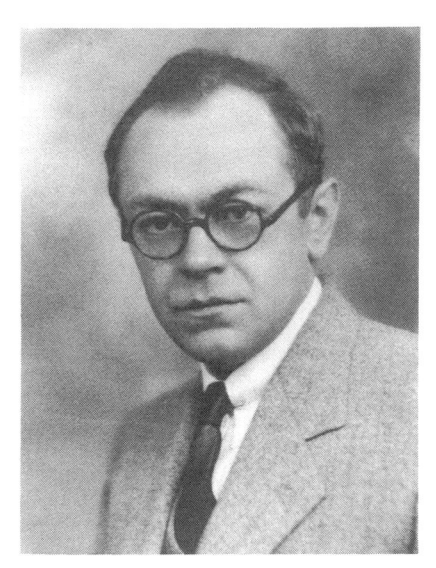

彼は1897年に生まれ，メスカリンが発見されたのは21歳，そして入手できるようになった23歳に，早速自分で試してみた。そして以後の10年間で，メスカリンの効果を系統的に研究し発表した。（『メスカルと幻覚のメカニズム』1928年）

　クリューバーはまずメスカリンの視覚系への影響の記録を過去の文献から調べ上げ，次いで幻視に共通するメカニズムを提唱した。これはメスカリンによる幻覚と夢の類似性に鋭く重点をおいたものであった。夢における幻視が，脳内の視覚中枢に強く関係しているとクリューバーは考えた。きわめて斬新な説だった。当時，視覚のすべては網膜にありと考えられていたからである。しかし網膜が損傷された人でも夢を見るという事実が，クリューバーの説を支持した。彼の本の一節である。

> この点で，夢の生理学的・心理学的研究に関して興味深いある事実に目を向けるべきである。それは，大部分の夢において，視覚的要素が優勢であること，そしてメスカリンの効果において，視覚の著しい変容が特徴であることである。しかしながら，現存するデータによれば，大部分の被験者はメスカリン摂取した日の夜には夢を見ないと報告している。見たとしても「普通の夢」である。夢を見なかった場合にでも，翌日にもまだ視覚変容体験は残っている。この文献中で著者は「普通

15　カルトからラボへ：マッシュルーム，サボテン，コカ

と同じ可塑性のある色彩ある夢」について1つだけ述べているが，その本態については述べていない。したがって，常識に反して，メスカリンは夢を増強しないと思われる。逆に抑制すると推定できる。これは現時点での仮説にすぎない。このテーマ全体の系統的な研究が未施行だからである。メスカリン慢性摂取の効果については何も知られていない。(p. 86)

　メスカリンが夢を抑制する。一見矛盾するこの説は，覚醒の意識を調整する物質に類似した化合物の多くがレム睡眠と夢を抑制するという現代のデータと符合する。メスカリンの効果が徐々に弱まり，レム睡眠の抑制が外れてくると，幻想的な夢を見るのである。クリューバーが自らの夢を記載している。

大きなホールでベッドに寝ていた。そのホールには同じようなベッドがたくさんあるようだった。右を見ると大きな窓があった。目をこらして見てみた。黒いRESTAURという文字がはっきりと見えた。驚きだった。文字が読めるとは思わなかった。最後のRのさらに右にはパイプがあった。その下に文字がいくつか隠れているのが私にはわかっていた。窓には赤い液体の入った瓶があった。瓶には3つの単語が書かれていた。意味のある言葉になっていた。だが私は3つ目の単語には不満だった。短すぎると感じたのだ。3つの単語は網目模様に囲まれていた。模様の色は繊細な緑で，綺麗なラベルになっていた。と，情景は急に変わり，私は一軒の家の灰色の壁を見ていた。非常に細やかで崩れそうな，ピーナツに似た粒が一面に格子模様に分布していた。どれも45度の角度で立っていた。紫の雲が表面を通り過ぎた。これはすべて単なる幻覚かと私は思った。確かめるため目を閉じてみた。が，紫の雲はそれでも見えていた。家とピーナッツ格子模様は現実で，紫の雲は幻覚だと私は結論した。(pp. 87-88)

　クリューバーは，メスカリンは網膜と脳の両方に影響すると考えた。その理由は，彼が「一定形式」と呼んだメスカリンの最初の視覚効果，すなわち格子模様などのパターンは，視覚プロセスの早期の段階の神経細胞が活性化されることで視覚体験されることだからである。ジョン・ドウリング John Dowling が示したのは，ドーパミンが網膜のガングリア細胞の生理学において重要な役割を持っているということである。この細胞は光のフォトンのエネルギーを神経のシグナル

に変換する。このシグナルは，視床の外側膝状体に達するとそこで対象物のエッジとバーを表象する。外側膝状体は，夢の生成に関係する神経調整物質のノルアドレナリンとセロトニンが，網膜からのシグナルと最初に出会う部位である。

　メスカリンを摂取した人がまず体験する幻視は，螺旋やトンネルや漏斗や列のようなパターンである。次いで，ちょうど夢と同じように，視覚的なエピソードが関連して連なってくる。睡眠初期の体験とほとんど同じパターンで進行する。幾何学的な形から始まり，合成され，建築的な視覚になる。注意が外界の刺激から内界に向く時のパターンである。さらに，ホスゲンや入眠時幻覚のような正常な体験も，夢とメスカリンの幻視に共通している。メスカリンを大量に摂取すると，まぎれもない精神病状態になる。感情に満ちた顔，時間の歪曲，イメージの不連続，強い情動などに圧倒された状態になるのである。

　メスカリンに惹起される情動は常に快いとは限らない。多幸感や宇宙的超越を感じることもある一方で，グロテスクな顔やこびりつく恐怖感を知覚することもある。この時点では，メスカリンの脳への影響は視覚系のレベルを超えて拡大しているのである。もっと具体的にいえば，辺縁系に達しているのである。そしてこれはクリューバーの次の研究テーマになった。

　クリューバーは，シカゴ大学（1933年にクリューバーは教授になった）のパウル・ビューシー Paul Bucy との共同研究で，サルの側頭葉損傷によって，探索行動が解放されることを発見した。探索行動とは，なめたりにおいをかいだりすることである。また，何でも口に入れる傾向も認められた。同時に，損傷前は攻撃的だったサルが，非常におびえて従順になることも認められた。このような効果はクリューバー・ビューシー症候群の第二の要素である。クリューバー・ビューシー症候群は，辺縁系の神経科学の歴史の一里塚であるといえる。クリューバーとビューシーの発見によって，脳そのものが情動体験の臓器であることがわかり始めたのだ。ウィリアム・ジェイムズ William James が述べたように，身体からのサインは，確かに不安や怒りの感情に関係しているが，本質は身体からのサインではなく脳にあったのである。

　夢についての最近の研究が，クリューバーとビューシーの主張を証明するところとなった。脳そのもの（具体的には辺縁系）が，恐怖（夢の感情として最も多い）や宇宙的高揚感（2番目に多い）や怒り（3番目に多い）を生成するという仮説がデータにより裏づけられたのである。さらには，これらの情動の強化が，側頭葉てんかん患者の夢に影響していることも明らかにされている。レム睡眠で

は，心拍数の増加，血圧上昇，呼吸の乱れなどが実際に認められるが，これらは夢の中で主観的には感じ取れない。

クリューバーが，メスカリンの研究に基づいて，幻覚の「一定形式」を強調し，次いでサルの脳損傷研究で情動をテーマにしたプロセスは，科学的探究のモデルとなっている。形式の要素は個人によって大きく異なる。その夢への影響も異なる。しかし，形式そのものは普遍的で，これは精神病と夢の知覚や情動の科学理論では常におさえておかなければならない。クリューバーやホフマンのような科学者の仕事は，幻覚剤を常用するカルトにおける雑な記載に対位するものとして非常に重要である。

夢のカルト，幻覚剤のカルト

夢のカルトについてはどうだろうか。セロトニン神経細胞とノルアドレナリン神経細胞が休止しコリン系が解放された時，夢の崇拝者は，自然に発生した幻想の波に乗ってどこまで行けるのだろうか。カルロス・カステネーダ Carlos Castenedaのように，空を飛ぶことを好む。色情狂のように，性交を好む。薬を用いた時とは違って，禁断の快楽を体験しても，後に影響は残らない。例外はある。エマヌエル・スウェデンボルグは，夢の天使からの指示でニュー・エルサレム教会を設立した。ウィリアム・ブレイク William Blakeは，夢の中の先生から絵の描き方を習った。

自分の見た夢について報告する手紙を私はたくさん読んでいる。それを書いた人々が固く信じているのは，夢が未来を予言し，過去の意味を明確にし，宇宙の営みを説明し，神の意志を告げ，さらには死後の世界とのコミュニケーションまでもができるということである。こうした確信に満ちた主張に接すると，実はレム睡眠こそが宗教の生理学的基盤であるとさえ考えたくなる。夢の報告者の上記のような確信は，幻覚剤使用者も持っているものである。夢を強化するため幻覚剤を使用する人もいる。そして啓示を得ようとするのである。

ウィリアム・ジェイムズの非凡な点は，このような主張にも耳を貸したことである。そしてその内容を客観的に分析して，人間の精神のモデルを作った。理性的・論理的・分析的になることは，物事を科学的に解明するための良い方法であると思われる。一方，想像的・直感的・信仰的になることは，科学がまだ解明していないか，永遠に解明できない多くの物事についてのわれわれの無知を扱うための良い方法なのかもしれない。脳を持つ存在であるわれわれの2つの極として，

第V部　幻覚剤と意識

覚醒と夢は，精神について実に様々な意匠を見せてくれる。だから私は，精神病や幻覚剤や霊魂の世界に傾倒する気にはなれない。ほんのわずかでも正気から外れることをおそれているというわけではない。そんな物がなくても満足を得ることができるという単純な理由である。それを読者に納得していただき，そして読者が幻覚剤に手を出さなくてもいいように，私が見たある幻想的な夢をここに紹介しよう。

ある幻想的な夢

　最初見たとき，テーブルの上の花にはこれといった特徴は感じられなかった。もっとも，その花は本物であると同時に造花であることは確かだった。東洋の花に似ていた。私はその名前を思い出そうとしていた。ジンジャーだったか？　確かハワイのマウイやメキシコのカンクンのホテルで見たことがある。ボストンのコプリ・プラザでも見た。赤とピンクの間のとてもどぎつい色の花だ。葉は深い緑でつやつやしている。花びらには白も混じっている。

　私はこのエキゾチックな花を，娘のジュリアと一緒に見ていた。ジュリアは私の横に腰掛けていた。面白いことに，その花は4回にわたりサイズが大きくなり，色も生き生きとしたものに変わった。中国に，水に入れると急速に咲く紙の花があるが，あれとよく似た変身だと思った。中国の紙の花は，単に紙が水を吸ってふくらみ，紙の色は水に溶けて鮮やかになるのだ。

　この狂った園芸場面は唐突にスキーの滑降の快感に変化した。私は旧友のピーター・トムプソンに，1回目の滑降があまりに怖かったので，2回目はちょっと・・・と説明していた。しかし，いつもの例にもれず，私は2回目の滑降をし，コースをそれ，ジャンプし，新たな自分のコースを，春の新雪を滑っていた。ピーターはもう何年もスキーをしていないと言った。しかし昔いっしょに滑ったことを覚えていて，また連れて行ってほしいと言った。「もちろん」と私は言った。

　例の花の置いてあるテーブルの席を立った時，私は自分が少しおかしいと感じた。いままでの出来事はどこで起きたのだろうか。私はいつも出かける時のように，財布を入れている左のポケットを探ってみた。驚いた。財布がなかった。財布があれば鎮められたはずの不安が急速に高まった。だが財布は右のポケットに無事におさまっていたことに気づいて，不安は直ぐに消えた。それから私は迷路のように入りくんだフェンスの囲みから脱出することができた。

15　カルトからラボへ：マッシュルーム，サボテン，コカ

　目が覚めると朝の6時58分だった。部屋には窓からの春の光が溢れていた。私の双子の息子たち，アンドリューとマシューの声が隣の部屋から聞こえた。私の頭には眠気が重くのしかかり，夢の世界に戻りたいと思った。しかし，手洗いに立ち，庭にスイセンが咲いているのを見た時には，起きることに決めた。歯を磨き，息子たちにも歯を磨くよう言いつけている間に，大変な精神的努力によって，この3つの夢の断片を忘却の彼方から取り戻したのだった。

　どうしてあんなに深く眠っていたのだろう。私は考えてみた。2日前の春分の日に，サマータイムのため時計は2時間進められた。だから一種の軽い時差ぼけがあった。そして，イースターの週末に園芸を集中的にやった後で，5マイルの道を自転車をこいで職場から帰宅した。しかしそれにしてもあの眠りは深すぎた。夢の内容を思い出すことの難しさは異常だった。

　あとになって私は気づいた。この夢は，アルダス・ハクスリーの『天国と地獄』の影響だったのだ。この薄い本を私はその前日，自転車で帰宅する前に読んだ。ハクスリーは，天国は幻想的な経験の絶頂感の象徴として，地獄は精神病の苦悩の象徴として描いていた。ハクスリーはこの絶頂感も苦悩も，脳内の化学的変化によって生まれることを知っていた。しかし，脳に対しては，さらに高みからの影響があると信じていた。ハクスリーは，絶頂感や苦悩は，脳のメカニズムだけでは説明できないと考えていたのである。

　ハクスリーがそう考えた理由は，夢の内容をよく思い出せないために，夢と現実の知覚は質が違うと彼が信じていたことに関係していると思われる。たとえばハクスリーは，色つきの夢は3つに1つであると信じていた。もしハクスリーが夢を思い出すことにもっと懸命に努力していれば，「超自然的に鮮やかな」色彩は，メスカリンのような薬や，催眠・瞑想などに特有のものではなく，夢にもしばしば見られることを認めたであろう。

　私は特に意識して今朝の夢の派手な色彩のジンジャーの花のことを考えていたわけではないが，この花は明らかに，そして直接的に，ハクスリーだけでなく，夢に色がないのは夢の記憶が曖昧なためだという説明を認めないすべての人への反論になる。夢には鮮やかな色彩があり得，私の夢の中で急速に拡がった花のような変身がありありと示したように，薬による幻想的な視覚体験と夢には質的な違いはないのである。

　中世に信じられていた，夢とは霊界からの放浪する精霊（睡眠中に脳のバルブを締める）が見せるという仮説を別にすれば，最も単純明快な仮説は（そして私

にはこれが完全に適切な仮説に思える），夢と，幻覚剤の視覚体験と，精神病は，どれも脳の機能的変化によって引き起こされているというものである。

　幻想的な夢は，薬による人工的・病的な視覚体験と同じように，楽しく魅力的なことも，そうでないこともある。それはともかく，夢には無数の利点がある。無料である。毒性がない。簡単である。安全である。いつでも終わらせることができる。それに，長期運用による副作用もないのである。

　もちろん，すべての夢が楽しいわけではなく，実際のところ，悪い夢のほうがずっと多い。財布をなくしたという私の夢は，これまで見た夢のうち最悪というわけではない。殺されかかるという最悪の夢を見たこともある。夢ではわけがわからず不安でパニックになり，しかもそれが続くこともある。

　したがって，夢はグッドトリップ（私がスキーの夢で体験した恍惚とした高揚感は稀でない）になることもバッドトリップ（不安や恐怖や怒りのようなネガティブな情動が突出する）になることもある。夢は天国であり地獄でもあるのだ。（あるいはそもそも天国や地獄は，夢で体験するヴァーチャルリアリティから生れた概念かもしれない）。つまり，夢についてのハクスリーの見解は誤っている。幻覚剤体験も，夢も，脳幹の化学コントロールシステムによる意識状態の変容なのである。

　ハクスリーの見解は，これと全く異なるというわけではない。夢のことを除けば，むしろかなり近いといえる。すなわち彼は，西洋文化の黎明期に数多く記述されていた視覚体験の本質は，生理的な現象であると考えていたのである。霊能者を目指す人物が来世との接触を試みようとする時の方法を思い起こしてみよう。社会からの孤立（錬金術師の隠遁）。断食（聖なる日々には推奨された）。徹夜の祈り（まじないの儀式に伴う）。舞踏，歩行，鞭打ち（肉体的なストレスを嘆願者に与える）。詠唱（トランスを誘導する）。強烈な暗示（司祭やシャーマンによる）。どれも剥奪の色彩を持ったテクニックである。

　私自身，睡眠剥奪だけが原因でトリップした経験がある。スリープラボで，被験者として椅子に腰掛け，ポリグラフの単調な音にうとうとしていたときに，侵入者の一団に襲われたのである。この暴漢たちは，私がカリフォルニアから東に向かう飛行機で徹夜した後に，小屋で薪を積んでいたところに侵入してきた。そして想像上の副操縦士が私に，眠気を誘う深夜の単調なハイウェイドライブの間，寝ないで起きているよう告げた。

　招かざる登場人物は，誰も私を救済してはくれなかった。科学的な秘術を教え

てくれることもなかった。しかし，登場したという事実が，1つのことを明らかにしていた。すなわち，睡眠剥奪だけでハクスリーが愛した知覚の扉を大きく開くことができるのである。もし私が来世との交信を信じ求めていたら，私は疑いなく，私が見た人物に私が望んだ通りの言葉を言わせていたであろう。ここでのポイントは，薬は必要ないということである。他のどんな物も必要ない。魂の世界が必要ないのも当然である。私が夢で見たエキゾチックなジンジャーの花と激しいスキーの滑降。この2つだけからも，アルダス・ハクスリーに対して，次のように明快に反論できる。「夢についてのあなたの考えは誤りである。夢は超自然的な色彩が溢れると同時に，恍惚的なまでに生き生きとしている」。メスカリンやLSDなしでも，もちろんコカインもなしでもである。否，こうした薬は逆に幻想的な夢を抑えてしまうのである。

フロイトの愛した薬

　夢を見ないようにする確実な方法は，アミン系神経調整物質の作用を強めることである。コカインやアンフェタミンを摂取すればこれが可能である。どちらもシナプス前終末から神経調整物質を放出させたり，再取り込みを阻害することで同様の効果を有する。ADHDやナルコレプシーの治療薬として用いられることもある。

　コカインやアンフェタミンが夢を抑えるのはノルアドレナリンの作用を強めるためである。ノルアドレナリンはアミン系の神経調整物質の1つで，覚醒を促し，睡眠を抑制する。特に抑制されるのがレム睡眠である。レム睡眠が生成されるためには，青斑核のノルアドレナリン系が遮断されなければならない。また，縫線核のセロトニン系も同様に遮断されなければならない。薬によって脳内でノルアドレナリンを放出させることによって，脳内の化学バランスは睡眠から覚醒に傾くのである。

　こうした薬物の不法な使用は後を絶たない。精神的なエネルギーを強め，気分を高揚させ，肉体的パワーも強め，性的能力も最大にするからである。まさに夢のような薬なのである。そして実際に夢ではこのような経験ができることがある。しかし夢の特徴であるネガティブな情動は，コカインやアンフェタミンを摂取しても出てこない。摂取により精神病状態が引き起こされても出てこない。図15.2に示したように，コカインはドーパミンによく似た構造を持っている。

　コカインといえば，偉大な夢博士の言葉がある。ジグムント・フロイトがコカ

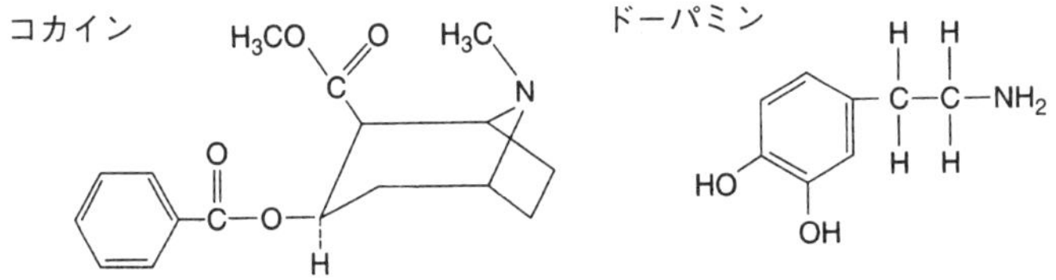

図 15.2 コカインとドーパミン
コカインもドーパミンも気分の高揚と多幸感をもたらす。このことはフロイトをはじめとする多くの人が体験している。

インを好み,婚約者のマルタ・ベルナイスに宛てた手紙にこう書いている。

> いとしいぼくの王女さま。君が真っ赤になるまでキスして,君がはちきれそうになるまで食べさせてあげよう。見てごらん。大いなる野生の男を。コカインをやってるんだ。
> (S. H. Snyder,『薬と脳 Drugs and Brain』サイエンティフィックアメリカンライブラリー,1986 年)

　実際,大いなる野生の男である。神経衰弱のフロイト。心気症のフロイト。弱虫のフロイト。そのフロイトが,ひとかけらの化学物質で疲れを知らない絶倫男に変貌したのである。のみならずフロイトは,性的な成果に加えて「コカ」に対して学問的な強い興味を持った。自分自身の体験から,患者の症状にもコカが効くのではないかと考えたのである。1884 年には「コカについて」という論文を書き,そこで次のように述べている。「私はコカの効果を試してみた。空腹,眠気,疲労が吹き飛ばされた。そして知的能力が高まった。何十倍にも高まった」。
　重要なことは,ここで吹き飛ばされた空腹や眠気や疲労は,本来いずれも,元気回復・エネルギー回復のために必要なものであったということである。この回復機能をウォルター・ヘス Walter Hess は,トロフォトロピック trophotropic(成長を促進するという意味)と呼んだ。ヘスの考えは正しかった。これらの機能は脳のコリン系によるものであった。コカインが強めるアミン系に対して,コリン系は常に拮抗的に働いているのである。トロフォトロピックと対照的に,エネルギーを強める機能をヘスはエルゴトロピック ergotropic と呼んだ。そしてこれが交感神経系の活動であると鋭く指摘していた。しかしヘスのいうエルゴトロピック-トロフォトロピックのバランスシステムに関連する脳の細胞と化学物質が

15 カルトからラボへ：マッシュルーム，サボテン，コカ

発見されたのは，はるか後の1960年代のことであった。

　コカインやアンフェタミンを使用すれば，目先のエネルギーという夢を買うことができる。代償として支払うのは慢性の健康障害である。リスクをとるか安全をとるか。野心家の常どおり，フロイトはコカインで目先の成功をとった。しかし彼はコカインの脳への作用を軽視した。コカインの常用により脳が影響を受け，晩年には判断力に疑念を持たれる結果になったのである。フロイトの処方は，彼の有名な患者フレイシェルをコカイン中毒にしてしまった。フレイシェルはコカインによっていったんは気分が高揚したものの，最終的には当初よりずっと重いうつ病を誘発し，最後には精神病になってしまったのである。

　コカインとアンフェタミンの精神病がまさに幻想的であることは注目に値する。一般に意識変容は夢に似た状態とそうでない状態があることの神経生物学的な基盤を知るヒントがここにある。コカインとアンフェタミンはドーパミン系を極限まで高めるが，レム睡眠に関連した系であるノルアドレナリン，セロトニン，アセチルコリンなどの系には影響しない。このためきわめて特異な意識状態が生まれる。夢よりも統合失調症に似た状態である。

　第一に注目しなければならないことは，精神病では夢と違って意識はくもらないということである。薬物によって引き起こされた精神病では見当識は障害されず頭は清明で，いまがいつで，ここがどこで，自分が誰であるかははっきりとわかっている。これはおそらく，脳-心の状態が，AIM空間のレム睡眠領域とは離れた領域にあるためと思われる。

　第二の主要な相違は，幻覚と妄想の形式と内容である。幻覚剤体験と夢では幻視が中心であるのに対し，精神病では幻聴が中心である。声が聞こえるのだ。多くは自分を責めたり脅かしたりする声である。妄想についていえば，精神病では誇大妄想より被害妄想がはるかに多い。特に多いのは追跡されているという妄想である。夢ではそれが少ないことが私にとっては常に驚きである。恐怖や怒りといった強いネガティブな情動が色濃くても，夢では被害妄想が構築されることはない。夢には悪漢やヒーローがたくさん出現するが，精神病の妄想のようにFBIやCIAやIRSは登場しないのが普通である。

　スナイダーによれば，多くの幻想的な意識状態は「いわゆる」器質性精神障害に似ており，精神刺激薬による意識状態は「いわゆる」機能性精神障害，特に統合失調症に似ているという。私も同意見だが，私はさらに，器質性精神障害に似ている意識状態の中に，夢も加えたい。精神刺激薬の効果と統合失調症が類似し

ているのは，症状だけではない。どちらも抗ドーパミン薬で治療できることも共通している。さらにいえば，これらに似ていない夢には，ドーパミンは関係ないとされている点も，合理的である。

　ところでいま私が「いわゆる」器質性精神障害,「いわゆる」機能性精神障害という表現をとったことには理由がある。精神刺激薬による精神病と統合失調症は，いずれも機能性であると同時に器質性に違いないからである。せん妄とは違った種類の器質性精神障害というのにすぎないのである。ではなぜ違った種類なのか。精神刺激薬（コカイン，アンフェタミンなど）はレム睡眠を抑制する。したがって夢を抑制する。逆に幻覚剤（LSD など）はレム睡眠（あるいは少なくともそのプロセスの一部）を強化するのである。

　ひとつ重要なことがある。覚醒とレム睡眠が，意識状態の両極端の現象であるのと同じように，はっきりした器質性精神障害とはっきりした機能性精神障害は，精神障害の両極端に位置するものだということである。トラウマや虐待のような一見純粋な心因があっても，その心への影響は脳を介している。そうでなければ説明がつかない。そしてここでもわれわれの言語は，古代からの心と脳の二元論にこだわっている。問題は，まだわれわれには思考や感覚と脳の関係についての十分な知識がなく，両者の生理学的な因果関係について十分な説明ができないということである。

　ところで，ここで重要な問いは，アミン系に作用する精神刺激薬が，エネルギー感と覚醒度を高め精神病症状を惹起するメカニズムは何かということである。そしてその精神病症状はなぜ統合失調症に似た形を取るのか。第一の問いに対しては，一応の答がある。それは，アミン系とコリン系のバランスがくずれれば常に精神病症状が生まれるというものである。アミン系が強まれば，精神病症状は「機能性」と呼ばれる色彩を持つものになる。アミン系が弱まれば,「器質性」と呼ばれる色彩を持つものになる。第二の問いに対しては，幻聴や被害妄想のような，精神刺激薬によって引き起こされる精神病症状は，実際には統合失調症だけでなく気分障害（特に躁病）のものでもあるということが指摘できる。そして躁病はアミン系の強度という点では統合失調症を上回っているのである。

　したがってここまでの議論から言えることは,脳の覚醒度システムのレベルは，高まることも低まることもあるということである。高まった時，幻聴や他者の意志作用の感知という体験が生まれる。低まった時も幻覚につながるが，その発生メカニズムは高まった時とは全く異なり，短期記憶が障害されるために認知機能

15　カルトからラボへ：マッシュルーム，サボテン，コカ

の統合がくずれることによるのである。
　人が狂わずにいられるのは，脳内のアミン系（エルゴトロピック）とコリン系（トロフォトロピック）が微妙なバランスを保っているからである。このバランスは常に変動しているが，健常者では一定の枠内にとどまっている。化学物質を摂取すればその枠内から外れる可能性が出てくる。だからドラッグにはノーと言わねばならないのである。たとえそれが人の良さそうな精神科医の処方であっても。

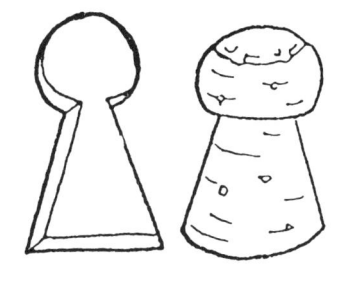

第 VI 部　こころと薬

16 脳を動かす。心を動かす。

　夢は脳内の化学メカニズムによって生れる。だとすれば，遺伝子と生活史の両方が夢を形作っているはずである。すなわち，脳内に何らかの形で刻まれている人の心の形式（遺伝子により決定される）と内容（生活史により決定される）が，夢という特殊な言語で読み出されるのである。そのために必要なのは眠るという単純な行為だけである。しかし，薬物を使って読み出すこともできる。夢にかかわる脳内のシステムを，薬物で刺激するのである。また，覚醒している時に，意識を変容させて夢の要素を組み込むこともできるし，逆に夢の要素を覚醒の領域に引き出すこともできる。では薬物を用いず純粋に心理学的な手法で，このシステムを変容させることがどこまでできるだろうか。これが本書の最終章のテーマである。

　現代の脳研究によって，夢など意識状態の変容についての化学は相当なレベルまで解明されたが，その結果，心理的な介入は軽視されるようになった。特に精神療法の地位が失墜しかかっている。精神療法を受ければ，自己の洞察を深めることができる。心理社会的機能の改善が期待できる。行動パターンも変えられる。こうした効果が精神療法にあることが忘れられかけている。夢の内容にはその人の経験が反映されていることに疑いがないのと同様，夢について話し合うことが啓発的で有用なことも疑いない。夢は脳‐心の機能の科学を知る糸口になる。それに加えて，現実についての洞察を深め，精神生活における情動のインパクトについての理解も深めてくれる。

　夢についての脳科学の知見を利用すれば，より洗練された精神療法が開発できるのではないだろうか。この問いに答えるために，私は，本章でまず神経力動的心理学と呼ばれる理論を提唱する。そしてこれを精神療法家としての私の仕事のガイドラインとしていたものと統合する。その結果，いまでもなお貴重な精神分析の名残と，新たな脳科学に基づいた心理学を結合させることができる。そして本章の後半では，心への介入である精神療法などの手法が，心と同時に脳や身体

に影響していることを示す。意識という経験の本質はまだわからない。しかし，意識に脳の活動が関連していることは間違いない。したがって，精神療法で心に働きかけることによって，脳や身体を変化させることが可能なのである。

神経力動的心理学の基本原理

　人間の脳‐心は複雑で動きのあるシステムである。脳‐心は，様々な意識状態内のモジュール間の微妙なバランスのうえに平衡状態が成り立っている。これまでの章で述べてきた通り，この平衡がくずれるのは健常者でも普通にあることである。睡眠覚醒サイクルの各段階での正常な変化がそれにあたる。そして，これらの変化を，精神病における変化や薬物による変化と比較すれば，理解はさらに深まる。

　自己というものがいかにして成立しているかは，脳‐心の作り出すいまだ解明しえない最も大きな謎だが，自己の成立のための脳‐心の統合プロセスが，記憶と情動にかかわっていることは明らかである。そして記憶と情動はいま最も注目されている機能である。記憶と情動が意識状態によって変容することが明らかになった現在，記憶と情動へのアクセス，解釈，操作についてのアプローチ方法は革新的に変化した。これは個人の満足や社会での成功につながるものである。

　神経力動的精神療法とは，情動と記憶についての最新の知見で武装した精神療法である。ここでまず非常に重要なことは，脳‐心から生み出される意識的・無意識的な情報に関して取る立場をはっきりさせておくことである。神経力動的精神療法では，ボトムアップの立場から始める。それは次の5つを前提としている。

1. 脳‐心の中の情報の大部分は無意識である。

　そして，無意識であるほうが望ましいのである。神経生理学者にとっては，神経細胞や神経調整物質について知ることは重要だが，一般の人にとっては，心について細密に考えても何もならない。そして誰にとっても最も重要なことは，脳‐心の神経細胞や神経調整物質は本人が意識しなくても活動している，つまり脳‐心が自己調整しているということである。したがって，脳‐心の健康のためには，栄養をやり，冷えないようにし，十分な睡眠を与えることが基本である。そうすれば脳‐心はよく育つ。植物と同じ原理である。そして植物と同じように，脳‐心システムは，自らがいま何を必要としているかがわかっていて，それが満たされない時には明確なシグナルを発する。親や，治療者や，それから自分自身は，

このシグナルを適切に感じ取り，明快かつ直接的に反応することが望まれる。

 2.*意識にのぼるのは，脳-心の情報のうちのごくごく一部である。*
 ただし，そのごくごく一部の情報は非常に重要である。なぜなら，無意識の領域にコンタクトできる唯一のチャンネルが意識だからである。自分の意志で影響をおよぼすことができるのもこのチャンネルしかない。言語という複雑なコミュニケーションツールが出入りできるのもこのチャンネルしかない。無意識という相対的に強大な力が，弱小な意識を圧倒的な力で導くと考えることもできる。しかし，精神分析はこの考え方を強調しすぎた。当初は，意識と無意識の違いを明快にするという点で，強調することには意味があったが，この目的を達成した後には，無意識の力の過剰な強調は意味を失った。意識はそれなりの自律性を持っているのだ。それが神経力動モデルの考え方である。

 3.*意識と無意識には力動的な関係がある。*
 ここに，精神分析的なモデルと神経力動的なモデルの最も際立った相違がある。精神分析では，無意識を敵とみなす。無意識とは，常に，手なずけ，鎮め，なだめなければならないものである。欲望でさえも，恐怖を惹起する原始的な衝動である。人間とは性的執着となわばり争いにとらわれた哀れな奴隷であって，それは無意識の中に棲み，常に近親相姦や父親殺しなどの忌まわしい強迫観念の根源になっている。こうした衝動は，満足させられない限り，暴れまわり，失策行為につながったり，神経症という形の防衛に姿を変えたりする。そしてこの症状はカタルシスという方法でしか治癒させることができない。これがフロイトの説であった。

 4.*神経力動的心理学は，無意識の力を認め一目置く。*
 しかし，神経力動的心理学では無意識の力を恐れるのではなく，感謝する。非常にたくさんの生物学的に重要な仕事が無意識のおかげで自動的になされるからである。無意識を，てなづけることのできない怪物とみなし，大きな代償を払って妥協しようとするのではなく，野生馬であるとみなす。野生馬は時には手に負えなくなることももちろんある。囲いの中に入れ，訓練し，賢明で忍耐強いカウボーイが乗る必要がある。このカウボーイが意識である。意識には，無意識にはない強大なパワーがある。すなわち，自分で考え，決定し，活動することができ

る。そうして幸福を目指すことができる。

5. *不安・怒り・欲望などの情動を，病理としての側面ではなく，健康なものとしての側面に重点をおく。*
　これは，精神分析の運命論・不可避論から，神経力動心理学の自由と可変へのシフトに付随する重要な点である。不安・怒り・欲望などは，度を超せば自己破壊的になることは否定できないが，中庸であれば適応的であるということもまた真である。神経力動的心理学はこれを重視する。だから基本理念は自然主義と共通している。それは現実的な意味で楽観的・実存的で，その結果われわれは，自分自身の複雑さと共存しつつ穏やかに生きることができるのである。

　私は十分にわかっている。上記の5つの点については賛否両論が膨大にあり，まだまだ検討し洗練していかなければならないことを。ただ私は，私のゴールが心理学の再構築であることをここに示しておきたかった。私は，時代遅れになった理論にとらわれている精神療法を，現代の脳-心のモデルに基づいた精神療法に変革することを目指しているのだ。

神経力動的心理学のガイドライン
　私はここに，現代の脳-心の科学に基づいた精神療法のガイドラインを示そうと思う。このガイドラインには，従来の精神療法の特長である，個人的介入や，鋭い理論や，深い洞察が十二分に生かされている。こうした特長が，頭脳明晰で才能ある多くの人々を精神分析に導いてきた。このガイドラインでは，私はまず一連の基本原則を定めた。これは私自身の役に立ったものでもある。精神分析的傾向から現在の私のスタイルである神経力動的見地への移行がスムースになったのは，この基本原則によるところが大きい。

治療的結びつき：同盟と中立
　人は人とのふれあいを求める。人とのつながりを求める。精神療法を受けに来る人には，求めたのに満たされなかった過去がある。まずこれが治療のポイントになる。精神分析では，自由連想によって問題を明らかにすることから始める。そして人間関係の再構築を，転移分析によって行う。そのためには，治療者は中立でなければならない。真っ白なスクリーンでなければならない。そこに患者は

無意識の想いを，特に問題な両親や兄弟についての想い映し出すのである。それがうまくいかない場合（そういう場合はよくある），夢が利用される。夢こそが無意識の究極のロゼッタストーンであるとみなすのである。

このように，精神分析のアプローチは，きわめて人工的・抽象的で，推定にあふれた不透明な要素が強い。これとは対照的に，神経力動的心理学は，透明性が高く，積極的に患者をサポートする。以下がその基本理念である。(1) 精神療法において，治療者が中立の立場をとるというのとは達成不可能なものであり，かつ，望ましくないものである。(2) 人には，自分の価値や存在を承認してくれる集団の一員になったり，自分に好意や安心を与えてくれる他者と一緒にいたいという「所属」の欲求がある。患者は過去にこの「所属」に問題を持っているが，それは直接観察すれば容易に気づくことができるものである。(3) この所属の問題は直截的な病歴聴取によって容易にたどることができる。(4) 連想のプロセスは常に文脈依存性である。(5) いかなる連想も完全に自由ではあり得ない。(6) 幼少期の記憶は永遠に失われるものだが，暗示などによって容易に創作される。(7) 夢は，病歴そのものと同様に，直接に恐怖・怒り・痛みを明らかにする。これらの情動は，上記の所属の問題の修復に影響するために，必要な信頼と接近を阻むものである。

精神療法における治療同盟の構築はアクティブなプロセスであるべきである。すなわち，治療者が主導権を握り，その一方で，転移が重要で自明な側面であるという認識は持ち続けているべきである。この望ましい観点から，神経力動的精神療法においては，最初のセッションから直ちに修正プロセスを開始する。具体的な修正モデルを呈示するのである。それは，患者にとって苦痛となるものではなく，わかりやすいものである。このような治療は，いまここで生起する。意識の中で行われる。所属の限界を取り除き，所属の能力を高めていくものである。

治療プロセス：協力と抵抗

神経力動的精神療法の治療同盟の基本にあるのは協力である。この点でフロイト流の精神分析の持つ宿命的な欠点は排除されている。たとえば，エセ自然的で，治療者が受動に徹することに起因する緊張は排除されている。抵抗や退行といった概念も排除されている。どちらも不要だし，役にも立たないからである。

患者の抵抗というものは，実は精神分析の副作用であると見ることもできる。精神分析では，その出発点から，患者の持つ病理とは不明確なものであるという

ことを前提とし，これを知るには，顎鬚を生やした偉そうな先生による象徴の脱コードによる以外ないとしている。これでは患者に抵抗が生れるのは当然であろう。私の経験では，現代の患者の大部分は，両親の養育の問題点をわかりすぎるくらいわかっている。精神分析のお陰で，これはよく知れ渡っているのである。夢における情動の重要性と同じくらいには知れ渡っている。そのため，複雑な解釈なしでも，退行なしでも，転移なしでも，幼少期の体験と現在の夢のテーマを結び付けることができるのである。

　親の養育問題について明らかにしようとすることへの抵抗と戦う代わりに，私が多くの患者の治療で経験したのは，患者自身がそうした問題にこだわり続けることとの戦いである。このこだわりこそが抵抗と呼ぶにふさわしい。

　幼少期に退行することで，より健全な所属行動を再構築しようなどと無駄な努力をするのとは全く違って，私は退行を防止しようとしていた。それによって患者が過去の不健全な対人関係を現在の健全なものに置き換えることができるようにした。そのためには教えることを躊躇しなかった。導くことも躊躇しなかった。ポジティブな精神行動の手本を見せることさえ躊躇しなかった。また，他人からの助言を最大限に活用して，能動的なアプローチ行動や所属実験も大いに推奨した。

　もちろんこれらはどれも認知療法の定法であって，私は何も自分の発明だなどと言うつもりはない。私に貢献できる唯一のことは，この方法がいかに脳-心の科学にしっくりと一致するかを示すことである。そして同時に脳のレベルでの変化を推定する。すなわち，これまで本書でたびたび述べてきた，バランスのシフトと，前頭葉外側穹隆部と辺縁系の関係である。

治療モデル：再構築　対　カタルシス

　脳-心の中の無意識の領域は，固定されている部分と柔軟に変化する部分があると考えられる。固定されているのは本能的欲動の強さと情動の力で，これらは生涯のあらゆる場面における所属行動を動機づけ形づくる力になる。柔軟に変化するのは本能と情動の結びつきである。患者が治療者に最初に出会った時から「所属」が開始されれば，情動の変化も開始される。それはたとえば恐怖と怒りから喜びと感謝への変化である。これは，患者の幼少期の家族関係についての分析を治療者とともに開始する前であっても生ずるものである。

　神経力動的精神療法の焦点は，「いま，ここ」という明快なポイントである。

一方精神分析では,このポイントを強調しないため,過去を振り返るとか退行するとか抵抗するといった傾向が必然的に生まれてしまう。精神分析は誤った夢理論に基づいており,性的トラウマを明らかにして,病的なコンプレックスを解放し意識を解放しなければならないとしている。一方,神経力動的精神療法では,より一般的で幅広いトラウマへの意識的なアクセスを進めていく。トラウマの無意識への影響を,治療者と患者の共同作業によって修復していくのである。

神経力動的精神療法には,もう1つ重要な前提がある。それは,葛藤と不安は至るところにあり,消えることはなく,繰り返すものだということである。それは無意識の強迫があるからではない。生きるということは常に競争であり,人知の及ばない変数との先の見えない複雑な相互作用だからである。脳 - 心にも,世界にも,複雑さは必須である。この複雑さを振りほどこうとすれば,治療は「果てしない」ものになる。その底に達しようと空しい努力をするのではなく,その頂点に居続けようと最善を尽くすべきである。その一方で認識していなければならないことは,どんなに敏捷にバランスを取る努力をしても,時にはそれをしくじるということである。

夢の内容を細部に渡り正確に予測することは不可能である。しかし確かにいえることは,次の5つの特徴が夢にはあるということである：(1) 生き生きとした知覚運動意識がある (2) 最近や遠い過去に関係している (3) 様々な情動が混在している。そこには快も不快もある (4) 時には空しい努力が伴っている。すなわち,自信を持って話せるようなまとまったストーリーとして理解しようとする努力である (5) 内容の一部は覚えているが,大部分は忘れてしまう。

心を変える。そして身体を変える。

脳 - 心の状態は,言葉や視覚イメージによって変えることができる。したがって,暗示によって思考経路や行動を変えることができる。したがって,脳 - 心と身体には明らかに相互関係がある。催眠や明晰夢に至るあらゆる意識状態における脳機能に注目することで,身体の脳 - 心への影響(たとえば,筋肉のリラクゼーションや閉眼など)を見ることが容易になっている。そして逆に,脳 - 心が変化すれば(たとえば精神療法による変化),身体も変化することになる(たとえば,疲労回復,血圧低下,成長ホルモンの分泌など)。

16　脳を動かす。心を動かす。

リラクゼーション反応

　睡眠や催眠では，筋肉の緊張は緩み，リラックスしている。筋肉のリラクゼーションには，脳 - 心をリセットする力がある。したがって，リラクゼーション反応のメカニズムが注目されるのは自然である。私の同僚のハーバート・ベンソン Herbert Benson がこの研究の第 1 人者である。リラクゼーション反応は，脳 - 心のメカニズムからすっきりと理解することができる。人は覚醒していれば筋肉の緊張を感じ取る。緊張を自分の意志で弱めることもできる。筋肉の緊張を弱めることの効果は 2 つある。全身のエネルギーをセーブすることと，脳 - 心に余計な負担をかけないことである。不安は生きるために必要なものだが，情動が不安に影響されすぎると逆に生きるための障害ともなる。明晰に考えることができなくなり，快適な気持ちが失われ，コミュニケーションが損なわれる。そうならないためのメカニズムに，リラクゼーション反応は関係している。

　筋肉を緊張状態に保つということは，身体を「戦うか逃げるか」の準備状態にするということである。しかし現代社会の生活においては戦う・逃げるといった極端な反応は不適切であるのが普通である。筋肉の緊張が緩み始めると，AIM 空間内の座標は睡眠の方向に動く。しかし睡眠に至る境界線を越えることはない。リラックスした覚醒状態は，いろいろな意識状態への中継点である。この中継点から，催眠，想像，ファンタジー，自由連想などに行くことができる。精神分析の安楽椅子が生れたのはまさにこの理由による。行動主義者の一酸化窒素が生れた理由も，瞑想者のマントラが生れた理由もこれである。

　筋肉が緊張しているということは，筋肉は脳からの強い興奮性の活性化シグナルを受けているということである。同時にポジティブフィードバックとして，筋肉からは脳へ興奮性の活性化シグナルを送っている。筋肉が緊張するのは，たとえば不安を感じている時である。この場合は，このポジティブフィードバックループに扁桃体が関わってくる。そして相対的に背外側前頭前野の関与は弱まる。そうなると遂行機能が損なわれてくる。記憶もブロックされることがある。意志決定も危うくなることがある。創造性も損なわれることがある。かくして不安と緊張は「フロー」の敵になる。「フロー」とは Czychszentmihali の素晴らしい造語で，心が解放され，主観的に快適であると同時に洗練された情報収集が可能な状態を指している。

　ここまででわかっていただけたことと思う。緊張という現象において，筋肉はターゲットにもなるし出発点にもなるのである。したがって筋肉は二重に貢献し

ている。すなわち，AIM空間内のインプット‐アウトプット（I）のコントロール機能を元に戻すと同時に，活性化レベル（A）を右側の極限まで動かすのである。辺縁系，特に扁桃体の関与によってポジティブフィードバックのループができる。このループはアミン系調節（M）のレベルを上げ，AIM空間の天井にまで到達させる。

　AIM空間におけるこの位置は「極限の緊張による逸脱」と表現できる。そして，極限の緊張に対するカリフォルニア流の治療プログラムの成果物は「くつろぎ」である。どちらの言葉も，AIM空間の中心への動きの感覚にぴったりの表現である。もちろん，同時に姿勢についての表現にもなっている。顔を上げ，眼をこらし，歯をくいしばり，椅子の端に腰掛け，前傾姿勢で抜け目なく周囲を見渡しているのが「緊張」で，ゆったり座ってぼーっと思いにふけっているのが「くつろぎ」である。

　思いにふけると一言でいっても，その思いの内容はいろいろである。リラクゼーションのポイントの1つは，自然の視覚イメージ（たとえば美しい景色）を，心の中の単調なノイズの繰り返しに置き換えることである。週末に田舎を散歩している感覚に似ているといえるかもしれない。ここでも，催眠や明晰夢と同じように，単純な自己暗示によって，脳‐心の焦点や活動や主題を変化させる。ただし，その変化が無意識の中で熟成して，将来効果を発揮することを期待するようなことはしない。ただ枝葉末節への強迫から心を外すだけである。ひとたびそれができれば，さまざまな有効な精神活動が生まれる。その範囲は，自分の存在そのものについての実存的な満足から，知的問題の画期的な解決に及ぶ。

　脳から筋肉への興奮性シグナルを減らすことができれば，そして筋肉の緊張が扁桃体を活性化するポジティブフィードバックループを遮断することができれば，交感神経系の活動も体性神経系の活動も減少することになる。その結果心拍数は落ちる。呼吸は深く遅くなる。血圧は下がる。時間がたてば，副腎皮質ホルモンの分泌が下がる。

　このように，中枢の状態と末梢の活動を結びつけて理解することは，ハンス・セリエ Hans Selye のストレスの概念と，キャノン Cannon の「戦うか逃げるか」というパラダイムを統合することにほかならない。このようにして脳‐心の状態のコントロールシステムを追究していくことではじめて，心の健康と身体の健康の両方が見えてくるのである。

16　脳を動かす。心を動かす。

超越瞑想

　超越瞑想（Transcendental Meditation；TM）とは，マハリシ・マヘーシュ・ヨーギー（Maharishi Mahesh Yogi）が1957年に創始したもので，各人ごとに授与される独特のマントラ（呪文のようなシンプルな言葉）を唱えながら行なうものである。超越瞑想の目標は，リラクゼーションの目標に似ている。東洋の神秘的な呪術から生れたものであることから，超越瞑想は哲学的にも文化的にも特有のものを持っている。瞑想が目指すのは「無」という意識状態である。無の境地。それは存在論以前にある。あるいは存在論外にある。宇宙にも通じ，外世界のものであるとみなされている。「超越的」という言葉があてられているのはそのためである。原始的・宇宙的・言語以前的な意識との再結合こそが，超越瞑想から得られるものである。これは明らかに宗教の領域である。

　超越瞑想の信奉者の信仰に異を唱えるつもりはないが，この現象の科学的説明を試みることはできる。超越瞑想では，確かに人は覚醒した状態にある。しかしその一方で，一定の方向性を持った思考や，統合された知覚や，内言語からは，完全に離れようという努力がなされている。ここに，催眠や明晰夢との共通点がある。

　しかし相違点もある。それを理解するための鍵は，自己暗示の導入のために用いられるマントラである。マントラとはいわば半言語的なプライムである。マントラは前頭葉外側穹隆部のワーキングメモリーのネットワークを，認知下のレベルで占拠しようとする。その意味は形而上学的に，瞑想者の求める再統合状態につながりを持っている。瞑想者は，各々のマントラを見つけるよう指導される。マントラは原始的であるほど良く，非言語的であるほど良い。したがって，これはヨガでいうOM（宇宙を満たす根源的波動）にあたると言えよう。

　OMに耳を傾け，自らの深くゆっくりした呼吸にひたる時，私は言語の世界から脱し，純粋な色の海，あるいは純粋に色のない海，あるいは純粋な音の海，あるいは純粋な無音の海にひたる。快い。柔らかい。温かい。私はそのとき源泉に再結合している。瞑想において人がしばしば陥りやすい罠は，「考えないよう」と努力することである。マントラを使うことで，これを避けることができるのだ。

　そう，OMを使うことで，私の脳は音楽の領域に近づくことができるかもしれない。音楽とは元来，前言語的で前プログラム的な音の連続である。私が音楽を聴く時，特にドビュッシーやラベルの心にしみる音楽を聴く時，超越瞑想に似た意識状態に入ることがある。それはとても快い。しかしその状態を維持するのは

難しい。なぜなら普通のはっきりした覚醒状態に移行する可能性が常にあるし，逆に，リラックスしすぎて眠ってしまう可能性も常にあるからである（特に睡眠が剥奪されていて，コンサートの時間がいつものように夕方である場合がそうである）。

　決してトランスに陥らない人がいるように，決して超越瞑想に入らない人もいる。これが意味するのは，AIM 空間の中で，人が入れたり入れなかったりする領域は，個人個人によって違うということである。睡眠が長い人，短い人。エネルギーが高い人，低い人。論理的な人，論理的でない人。いずれも，遺伝的な要素と，環境・文化的な要素によって決定されている。

個人差とポジティブシンキング

　催眠，明晰夢，リラクゼーション，超越瞑想。どれも個人差がある。この個人差と脳の関係を理解するためには，性格傾向が人生のいつの時期から現れてくるか，そしてそれがどのように維持され，発展していくかを認識することが必要である。5歳の時点で外向的で，自意識が強くなく，社会的で集団を好む人物は，50歳の時点で幅広い仕事や社会事業に精力的にかかわる。一方，子どもの時にこわがりで臆病であった人物は，大人になってからも狭く輪郭のはっきりした職業や社会的役割を好み，また1人で行うことを好む傾向がある。

　個人差に関係するもう1つの強力な例として，脳の局所的活性化を挙げることができる。ここまでお読みになって来られた読者にとってはもはや驚くべきことではないと思われるが，ここでも注目される部位は前頭葉である。ただし今回は上下ではなく，左右の違いである。楽観的で，社交的で，外向的な人は，左前頭葉の活動が強い。一方，疑い深く，個人的で，控えめな人は，右前頭葉の活動が強い傾向があるのだ。

　前頭葉の活動の左右差は，脳波で測定することができる。脳の左右差については，左脳が論理的・言語的で，右脳は直感的・情動的と言われているが，前頭葉の所見はより確固たるものである。この左右差が，楽観的・悲観的という二分法とどう関係するかについてはまだわかっていない。催眠や明晰夢やリラクゼーションに，左右の脳のどちらがより関与しているかもわかっていない。しかし少なくとも確実なことは，利き手と同じように，左右差は幼少期に決定されているということである。

　では個人の能力の限界も遺伝によって決められてしまっているのだろうか。少

なくとも私のような楽観主義者には，そういう失望感は生まれない。私なら，従うのが容易な点については意識的に容認し，困難な部分については哲学的に受容する。もし私がトランスや瞑想に向いていない素因を持っていたとしたら？ その場合は自己暗示を使えば，歯科治療の麻酔に役立てるし，明晰夢を楽しむことができるだろう。自分自身の頭に埋め込まれた AIM 空間の限界に立ち向かう必要はない。流れに逆らう必要はない。私についていえば，論理的な思考をし，一方で情動にも十分目を向け，精神療法をしたり，本を書いたり，愛に満ちた人生を送ることができるのだ。

かつて，頭蓋骨の形から人の個性を知ろうとする骨相学という学問があった。現代の骨相学は，個人個人の AIM 空間の三次元のマップである。つまり，個人個人によって，空間内の移動可能な領域が異なっている。言うまでもないことだが，このマップを知ることによって，その個人の精神病へのなりやすさや，薬に対する有害反応の起こりやすさの予測までもが期待できるのである。

訳者あとがき

　たとえば,夏目漱石の『夢十夜』がある。「こんな夢を見た」で始まる「第三夜」は，こういう話である。

　　息子を背負って歩いている。その息子は目が潰れている。六歳なのに，話し方は大人で自分と対等である。そして，いまに重くなるとか，石が立っている筈だとか，鷺が鳴くとか（その直後に鷺が鳴く），もう少し行くと解る，丁度こんな晩だったな，などと謎をかけるようなことを言う。問い返すと，知ってるじゃないかと言われ，そう言われると知ってる様な気がしてくる。しかし何だか怖い。こんな子供は一刻も早く棄ててしまおうと足を早める。雨が降っている。路はだんだん暗くなる。と，此処だ，と言われ留まる。そして「御前がおれを殺したのは今から丁度百年前だね」と言われ，自分が一人の盲目を此処で殺したことを忽然と思い出し，同時に背中の子供が急に石地蔵の様に重くなる。

　『夢十夜』は 20 世紀半ばに伊藤整によって「人間存在の原罪的な不安がとらえられている」と指摘されて以来，文学者による夥しい評論の的となっている。特に有名なのは荒正人による精神分析的解釈で,目が潰れた息子は，年老いた（=生理的に去勢された）父親の象徴で，これは認知し得ぬ過去に犯した父親殺しというエディプスコンプレックスの重ね絵であるとする。逆転している父親と息子の配役は，夢でしばしば見られる人物の混同として説明する。
　ホブソンなら『夢十夜』をどう解釈するだろうか。本書の随所でフロイトを批判しているホブソンが,精神分析的解釈に賛同するとはもちろん考えられない。
　まず指摘するのは，内省する能力の欠如（本書 p.55「夢の妄想」。以下引用ページは全て本書）であろう。そもそも六歳なのに大人と対等に口をきく息子を背負っているという出発点からして，これは現実ではないと気づきそうなものだ，などというのは覚醒している意識の理屈であって，夢ではそういう洞察は皆無

訳者あとがき

で，その後の対話についても不気味とは感じても矛盾には気づかない。これは，レム睡眠では前頭葉外穹隆部が非活性化されているためであるというのが本書にそった説明になる（p.54，表 4.1）。夢を題材にした芸術作品は，どれも幻想的だが，そこには脳のこの重要な部分が機能停止しているという夢の特性が反映されているのである。

対照的に，機能が高まっているのは扁桃体である。だから夢は不安という情動が優勢なのだ。伊藤整が「人間存在の原罪的な不安」と評した『夢十夜』に溢れる不安を，ホブソンならこの扁桃体の活性化で説明するであろう（p.54，表 4.1）。

このように，夢を見ている時，のみならずあらゆる種類の意識変容において，脳内の化学バランスに変化が生じているというのがホブソンの起動統合理論である（p.141，図 9.2；p.142，図 9.3）。いや「ホブソンの」という表現は誤解を招くかもしれない。ホブソンの実験データと理論は，現在では睡眠科学の教科書にも記載されており，確固たる科学的事実として認められている。フロイトの『夢判断』にある有名な「変装検閲仮説」は消滅したと断ずるホブソンの姿勢（p.57「夢の奇怪さと情動」）は，決して独善的なものではないのである。

文学界でも『夢十夜』の精神分析的解釈には異論もあるが，共通しているのは，作品全体に流れている「不安」の指摘である。それは「漱石の不安」であると同時に，「人間の不安」でもある。そして「扁桃体の活性化」でもある（p.59，表 4.1）。「睡眠中の辺縁系の自動的な活性化による原始感情」でもある（p.57）。したがって「脳を持つ人間に共通する宿命的な不安」である。だからこそ，『夢十夜』は文学作品となり得るのだ（偉大な文学作品には，誰にとっても自分に関する内容が記されている --- p.60）。そして夢を描いた優れた芸術作品は数多い。文芸では志賀直哉の『イヅク川』，内田百閒の『冥途』。映像では黒澤明の『夢』。劇画ではつげ義春の『ねじ式』・・・。

こうした作品ではしばしば，どこまでが真の夢でどこからが創作かが問題にされる。その議論は結論に達しないまま思弁の応酬の中に消滅するのが常であるが，ここに一つ解決方法がある。それは，夢の科学との適合度をみることである。本書に記されている夢の科学によれば，夢では内省する能力が欠け，不安が渦巻き，内容は忘れやすく，しかし人は忘却した部分を埋めてもっともらしいストーリーを後から作り上げる（p.109）。とすると，逆にストーリーに脈絡がないほど，真の夢に近い記述といえるだろう。だとすれば，白い鳥をカラスと認識し，池を川と認識し，「何處（いづこ）」が出典と思われるイヅクという新語が平然と出て

くる『イヅク川』，時間，場所，人物のどの見当識もほぼ完全に失われたまま進行していく『ねじ式』の二作品は，その全篇に漂う不気味な不安とあわせ，最も真の夢に近いものであるといえるかもしれない。

　過去に戦われた論争や理論に，このように新たな角度から切り込むことが，脳の科学の進歩によって可能になることはしばしばある。この意味で，フロイトのいうイド，エゴが，脳幹，前頭葉皮質にそれぞれ適合するという解釈も，それなりに興味深いものではあるが，ホブソンはこの解釈をきっぱりと否定している（p.55「夢の妄想」）。なぜか。なぜなら，科学的解釈には，他のいかなる解釈にもない，夢があるからである。夢とはつまり，未来への希望である。しかも科学の持つ夢は地に足がついた現実的な発展性である。科学的「解釈」は，確固たる事実に基づくものであり，したがって，そこを足場に次のステップ，おそらくは非常に有意義なステップに進むことができる。夢の科学の次のステップ，それは病気の治療方法の進歩である。本書の原題『Dream Drugstore』は，脳はドラッグストアのように様々な化学物質（＝薬品）を備えていて，意識状態の変容はその化学物質が適宜用いられることによるという意味（p.52「精神分析 vs 起動統合理論」）とともに，夢の科学を基にした薬品の開発という意味も含んでいる。それが第Ⅳ部からの本書の後半である。

　後半の主題は，「幻覚剤と心の病」とまとめることができる。この関係は決して新しいものではない。というより，抗精神病薬の開発や，統合失調症の脳内メカニズム解明のきっかけが，幻覚剤体験の科学的研究であることは精神医学史では常識に属する事実である。しかしそれと夢を結びつけて語ったところに，本書の大きな特長がある。幻覚剤と精神病の関係だけでは，ともすれば限られた専門家同士の議論の枠内にとどまってしまうおそれがあるが，本書がそうならずに幅広い読者に語りかける魅力的なものになっていることの大きな理由の一つは，そこに夢という誰にとっても身近な体験が導入されていることであろう。傑出した科学者でありながら，一般向けの本も多数出版しているホブソンの真骨頂がここに表れている。

　夢をはじめとする意識変容の科学的解釈は，あらゆる種類の心の病の有効な治療薬の開発につながる。それが本書でも強調されている。それがおそらくは非常に有意義であることは先に述べた通りである。しかしおよそ有意義なものは，諸刃の剣である。精神分析のエセ科学性について歯に衣着せず批判しているホブソンだが，その一方で薬の危険性，特に長期使用の危険性についても，随所で警

訳者あとがき

告している。夢の科学の次のステップは薬の開発であった。だがホブソンは薬物療法についても懐疑的なのである（p.180）。とすると，夢の科学，意識の科学の意義は何か。それは何処に向うのか。夢のシナリオと同じように，迷走するのが科学の宿命なのだろうか。

「夢」という言葉は，常にポジティブな意味で使われる。しかし実際の夢は，不安に溢れている。ポジティブな高揚感は夢では二番目に多い情動にすぎない（p.231）。三番目は怒りである。それでも夢は，人間にとって限りない希望の象徴になっている。それは，本書が教えるように，不安こそが人間の営みの原動力だからなのかもしれない（p.57）。そして，何処に向うのかわからないシナリオにこそ，無限の希望が秘められているからなのかもしれない。

文 献

Barger, F. M. The use of antianxiety drugs. *Clinical Pharmacology and Therapeutics* 29:291, 1981.

De Quincey, Thomas. *Confessions of an English Opium-Eater*. New York: Dover Publications, Inc., 1995.

Grinspoon, Lester, and Bakalar, James B. *Psychedelic Drugs Reconsidered*. New York: The Lindesmith Center, 1997.

Grinspoon, Lester, and Bakalar, James B. (eds.). *Psychedelic Reflections*. New York: Human Sciences Press, Inc., 1983.

Hobson, J. Allan. *The Dreaming Brain*. New York: Basic Books, 1988.

Hobson, J. Allan. *Sleep*. New York: Scientific American Library, 1989.

Hobson, J. Allan. *Consciousness*. New York: Scientific American Library, 1989.

Hobson, J. Allan. Sleep and dreaming. In M. J. Zigmond and F. E. Bloom (eds.), *Fundamental Neuroscience*. New York: Academic Press, 1998.

Hobson, J. Allan. *Dreaming as Delirium*. Cambridge: MIT Press, 1999.

Hofmann, Albert. *LSD: My Problem Child*. New York: McGraw-Hill Book Co., 1980.

Klüver, Heinrich. *Mescal and Mechanisms of Hallucinations*. Chicago: The University of Chicago Press, 1966.

Schultes, Richard Evans, and Hofmann, Albert. *Plants of the Gods*. Rochester, VT: Healing Arts Press, 1992.

Snyder, Solomon H. *Drugs and the Brain*. New York: Scientific American Books, Inc., 1986.

Solms, Mark. *The Neuropsychology of Dreams*. Mahwah, NJ: Lawrence Erlbaum Associates, Inc., 1997.

Tart, Charles T. (ed.). *Altered States of Consciousness: A Book of Readings*. New York: John Wiley & Sons, Inc. 1969.

索 引

人名

ア行

アガジャニアン　191
アクセロード　173
アセリンスキー　12, 208
ヴィオラニ　144
ヴント　28, 127
エバーツ　112
エプスタイン　153
エリクソン　80, 81

カ行

カルボ　154
ガドゥム　203
キャノン　251
クーン　172
クハール　222
クライトマン　12, 208
クライン　172
クリック　94
クリューバー　7, 226, 228, 229
グリーンバーグ　144
ケクレ　207
ケティ　173
コールリッジ　217
ゴードン　227

サ行

ザルトゥリエール　217
シェンク　179
シャルギン　226

(サ行 続き)

シャルコー　65, 66
シュルテス　227
シルトクラウト　173
シルベストリ　154
ジェイムズ　12, 13, 231, 232
ジャネ　32, 65, 67, 133
ジューベ　107, 110, 135
スウェデンボルグ　4, 207, 232
ステルンバッハ　168
スナイダー　197, 222, 238
スペイツ　226
スペス　228
スヴェンソン　191
セリエ　251
ゾルムス　144, 152, 153, 185

タ行

ダーウィン　57
ダールストゥロム　109
ダマジオ　151
デビッドソン　99
ド・クインシー　217, 218, 219
ドウリング　230
ドストエフスキー　228
ドリッチ　144
ドレイ　16

ハ行

ハートレー　94
ハクスリー　80, 81, 226, 234
ハファー　226
バーガー　171
パート　222

パスツール　　173
ヒューベル　　112
ビューシー　　230
ファラー　　144
フォレンヴァイダー　　191
フクス　　109
フロイト　　12, 13, 42, 51, 65, 70, 101,
　　127, 236
ブレイク　　232
ヘス　　109, 237
ヘル　　227
ヘルムホルツ　　146
ペンフィールド　　228
ホフマン　　7, 17, 198, 227

　マ行

マウントキャスル　　15, 103
マケ　　42, 79
マック　　125
マホワルト　　179
ムラトリ　　144
ムリ　　144
メスラム　　109

　ヤ行

ユング　　127
ヨーギー　　252

　ラ行

ラバージ　　71, 91
リファ　　8
リル　　188
レーヴィ　　207
ワインバーガー　　187
ワソン　　227

事項

AIM 空間　　30, 31, 78, 103, 105, 112
DOET　　227
DOM　　227
GABA　　191
LSD　　3, 16, 25, 62, 190, 197, 204,
　　227, 239
MDMA　　3, 114, 190, 227
OM　　252
PCP　　124, 190
PGO システム　　105
PGO 波　　107, 113, 151, 152, 155, 193
SSRI　　29, 95, 114, 135, 164, 176, 178,
　　179, 184
TMA　　227

　あ

アセチルコリン　　69, 162
アセチルコリン神経調整システム
　　26
アトロピン　　162
アヘン　　217
アミン仮説　　172
アルコール　　154
アンフェタミン　　190, 227, 236, 239

　い

意識空間　　30, 31, 103, 105, 112, 115
意識変容　　12
イソニアジド　　172
イソモルフィズム　　8
イド　　51
意味記憶　　95
イミプラミン　　172
陰性症状　　188

　う

うつ病　　172, 174, 182, 189

索引

え

エクスタシー　3, 114, 190, 227
エゴ　51
エルゴトロピック　237
エルゴトロフィック　109
エルトプラジン　29
エンケファリン　215
エンジェル・ダスト　190
縁上回　144, 150
エンドルフィン　215

お

オピエート　222

か

概日周期　103, 163
海馬　96
解離　32, 65, 66
カタプレキシー　83, 129
カルバコール　113, 162
眼球運動　69
眼電位図　33
願望充足　148

き

記憶増進　83
偽覚醒　91, 121
偽記憶　84
器質性精神障害　182, 238
起動統合理論　51, 52, 141, 150
機能性精神障害　238
驚愕反応　108
共感覚　202, 205
近時記憶　44
筋電図　35

く

クリューバー・ビューシー症候群
　　231

グルタミン酸　189
クロザピン　186, 191
クロザリル　167
クロルジアゼポキシド　168
クロルプロマジン　16, 205

け

ケシ　217
ケタミン　124, 190
幻覚剤　197
健忘　77, 98

こ

抗うつ薬　172
抗けいれん薬　192
向精神薬　184
抗精神病薬　14, 16, 164, 183, 184
抗不安薬　168
コカイン　236, 237, 239
黒質線条体系　185
コデイン　222
昏睡　139

さ

サードメッセンジャー　109, 110
サイクリック AMP　175
サイクリック GMP　175
細胞膜安定性　192
催眠　65, 72, 75, 78, 79
サッケード　178
三環系抗うつ薬　184

し

視覚イメージ変換　7
自己暗示　65
視床皮質システム　95
シネスシージア　202, 205
出眠時幻覚　120
所属　247
シロシビン　226, 227
シロシン　227

深遠なる内省　　80
神経力動的心理学　　244
心身二元論　　12
振戦せん妄　　154

す

随伴発射　　141
睡眠慣性　　92
睡眠周期　　31, 93
睡眠剥奪　　176, 235
睡眠麻痺　　130
ストレス　　251

せ

精神病　　4, 181
精神薬理学　　14, 161
精神分析　　51, 127, 246
精神療法　　60, 243
青斑核　　68, 97, 103, 135
セカンドメッセンジャー　　109, 110, 175
セロトニン　　203, 204, 211
セロトニン神経調整システム　　27
前頭葉外側穹隆部　　45, 70, 151, 248
前頭葉内側基底部　　144
前頭葉白質切截術　　147
前脳　　151
せん妄　　197

そ

躁状態　　182, 189, 192
躁うつ病　　182
側頭葉　　228
側頭葉てんかん　　152

た

体内時計　　103
ダルメイン　　169
短期記憶　　207
探索行動　　230

ち

地球外への誘拐　　125
遅発性ジスキネジア　　164, 179
超越瞑想　　252
治療同盟　　247
鎮痛薬　　213

て

テオナナカトル　　227
手続き記憶　　95
転移　　247

と

等型性　　8
等型の原則　　39
統合失調症　　28, 60, 182, 184, 204, 238
ドーパミン　　16, 28, 148, 184, 190, 204, 237
ドーパミン神経調整システム　　27
ドーパミン D_2 受容体　　184
トランス　　75, 76, 77, 80, 133
トロフォトロピック　　109, 237

な

内因性オピオイド　　214
ナイトキャップ　　37, 38, 121
ナルコレプシー　　56, 120, 129, 131

に

入眠時幻覚　　118
ニューロイメージング　　79
認知療法　　248

ね

年齢退行　　84

の

脳幹　　97

索引

ノルアドレナリン神経調整システム　26
ノンレム睡眠　96

は

パーキンソン病　185
背外側前頭前野皮質　79
背外側前頭葉皮質　98
パキシル　177
バルビツレート　155
パロキセチン　177
半減期　164

ひ

非定型抗精神病薬　184

ふ

不安　168, 169
フェノチアジン系　164
フェンサイクリジン　190
プライミング　21, 74
フリーズ反応　130
フルオキセチン　177
プロザック　177
分離脳　67

へ

ペヨーテ　226
ヘロイン　221
辺縁系　99, 248
変装検閲仮説　51
ベンゾジアゼピン　168, 170
扁桃体　43, 70, 99, 151

ほ

防衛機制　51
縫線核　68, 97, 103
ポジティブシンキング　253

ま

マジック・マッシュルーム　226, 227

マントラ　252

む

夢幻様状態　137, 153
ムスカリン受容体　188
夢遊病　133

め

明晰夢　71, 78, 123
瞑想　79
メスカリン　190, 197, 226, 228
メトキシアンフェタミン　190
メプロバメート　171

も

モノアミン酸化酵素　173
モノアミン酸化酵素阻害薬　184
モルヒネ　214, 217, 221

ゆ

幽体離脱体験　124
夢の前脳仮説　140

よ

陽性症状　188
ヨガ　79, 252

り

リスペリドン　191
リラクゼーション　250

れ

レゼルピン　173
レム睡眠　14, 69, 75
レム睡眠行動障害　107, 114, 132, 165, 179
レム潜時　174

わ

ワーキングメモリー　18, 45, 74, 207

訳者略歴

村松　太郎（むらまつ　たろう）

1983 年　慶應義塾大学医学部卒業，同医学部精神・神経科入局
1984 年　国立療養所久里浜病院精神科
1990 年　米国 National Institutes of Health（Section of Immunology, Laboratory of Molecular and Cellular Neurobiology）
2000 年　慶應義塾大学医学部精神・神経科専任講師（現職）

訳書
ブレインワイズ　脳に映る哲学　（2005）　創造出版刊

ドリームドラッグストア
意識変容の脳科学

アラン・ホブソン　著　村松太郎　訳

2007年5月10日第1版第1刷発行

発行者　秋元波留夫
発行所　社会福祉法人新樹会　創造出版
〒151-0053　東京都渋谷区代々木1-37-4 長谷川ビル
電話 03-3299-7335　FAX 03-3299-7330
E-mail sozo9@gol.com　http://www.sozo-publishing.com
振替　00120-2-58108
印刷　社会福祉法人新樹会　創造印刷

乱丁・落丁本はお取り替えいたします。